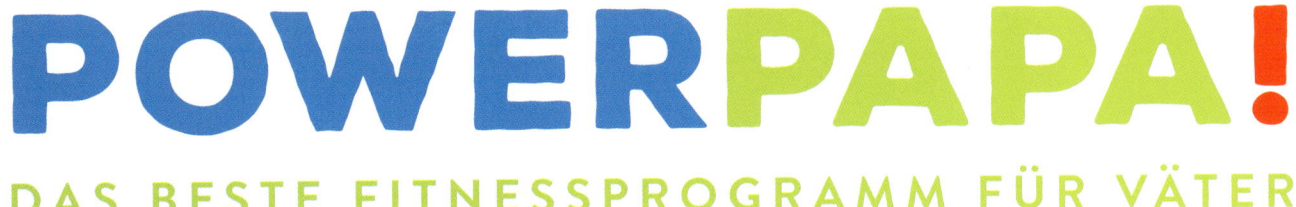

POWERPAPA!

DAS BESTE FITNESSPROGRAMM FÜR VÄTER

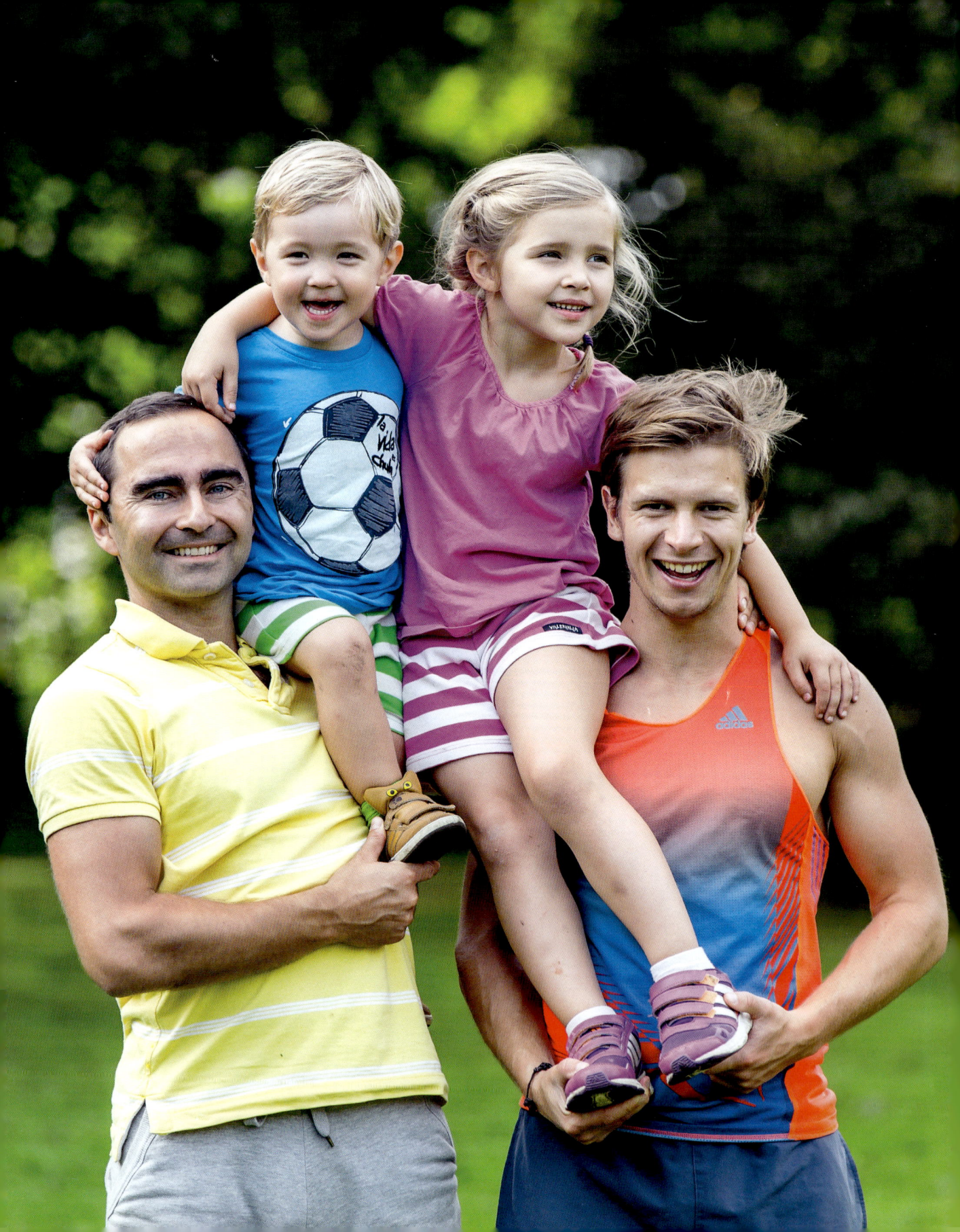

ANDREAS LOBER
ANDREAS ULLRICH

POWERPAPA!

DAS BESTE FITNESSPROGRAMM FÜR VÄTER

Werde in nur zwölf Wochen fit
Verbringe mehr Zeit mit deinem Kind
Hoher Spaßfaktor garantiert

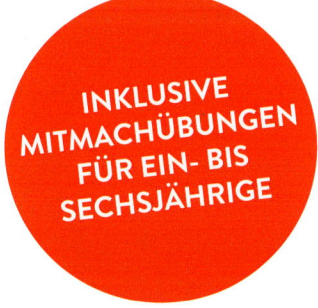

INKLUSIVE
MITMACHÜBUNGEN
FÜR EIN- BIS
SECHSJÄHRIGE

FaszinationFitness.de

INHALT

WEITERE IDEEN FÜR EUER TRAINING 165

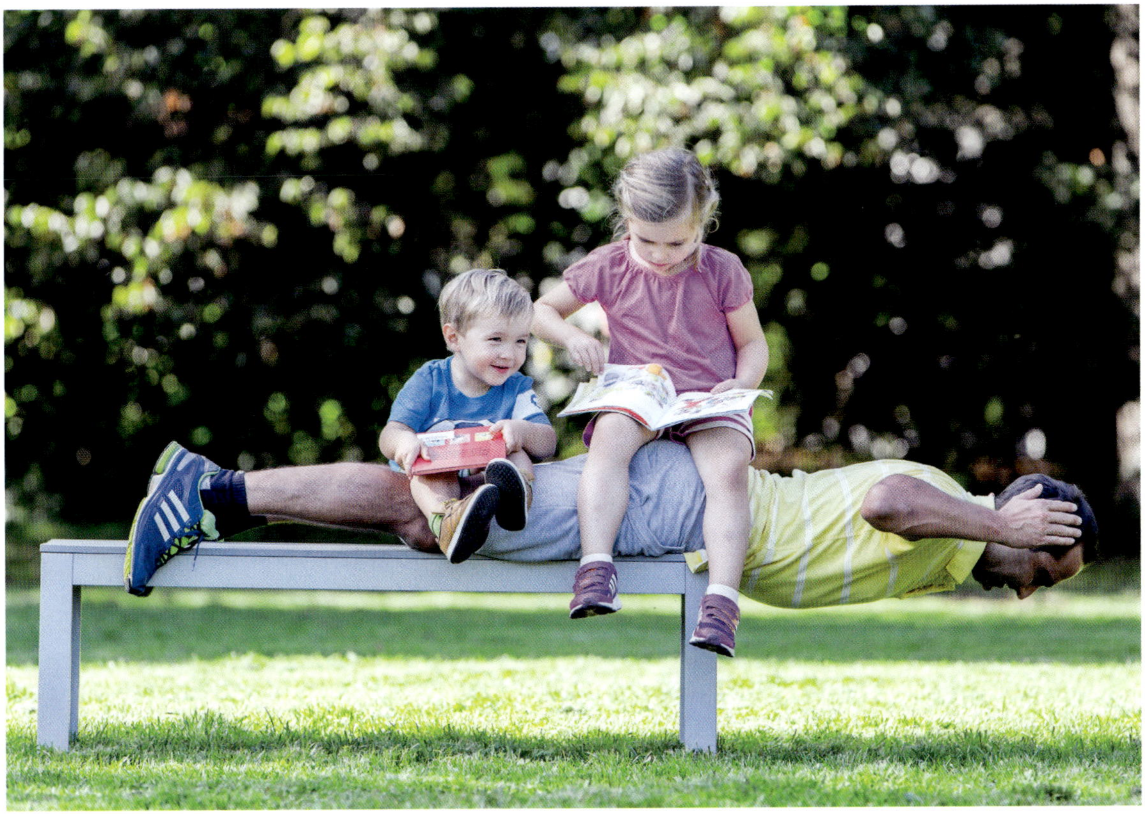

SO WERDEN VATER UND KIND GLEICHZEITIG FIT

Erfolg im Berufsleben sowie gleichzeitig qualitativ hochwertige Zeit mit der Familie, besonders mit kleinen Kindern, zu verbringen – dieser Spagat ist in der heutigen Zeit für viele nur schwer umzusetzen. Soll zudem noch sportliche Aktivität in den Alltag integriert werden, ist dies oft ein Ding der Unmöglichkeit. Doch gerade körperliche Aktivität ist neben einer ausgewogenen Ernährung ein essenzieller Grundstein für die körperliche, seelische und geistige Gesundheit und Fitness. Heute wissen wir, dass sich mit gesunder Ernährung und vor allem ausreichender Bewegung viele Erkrankungen lindern und sogar vermeiden lassen. Sie sind somit für ein gesundes Älterwerden von grundlegender Bedeutung.

Aus meiner Praxiserfahrung weiß ich, dass es immer mehr junge Eltern gibt, die überhaupt keinen Sport treiben. In einer Studie konnte zudem gezeigt werden, dass nur etwa ein Viertel der Männer und bloß ein Sechstel der Frauen die empfohlene körperliche Mindestaktivitätszeit von 2,5 Stunden pro Woche erreichen. Hierbei zeigte sich auch, dass Sportangebote von Frauen etwa doppelt so häufig wahrgenommen werden wie von Männern. Gerade aus diesem Grund erscheinen die Autoren dieses Ratgebers, der sich explizit an Väter richtet, diesen Missstand erkannt zu haben und wollen mittels eines abwechslungsreichen und fundierten Trainingsprogramms den Vätern zu mehr körperlicher Aktivität sowie einer gemeinsamen wertvollen Zeit mit ihren Kindern verhelfen. Die Kinder profitieren ebenfalls von dem „Trainingsprogramm" mit ihren Powerpapas, ist doch Bewegung nicht nur wichtig für die Entwicklung ihrer motorischen, sondern auch ihrer geistigen Fähigkeiten. Gerade im Kindesalter entstehen wichtige Prägungen für das spätere Leben und es werden Weichen für die weitere körperliche Aktivität in der Zukunft gestellt.

In dem Ratgeber „Powerpapa! Das beste Fitnessprogramm für Väter" beschreiben die beiden Autoren, wie mit einem praktikablen Trainingsprogramm in einer Zeit von zwölf Wochen der Papa zu Trainingseinheiten kommt, während ihn die Kinder gleichzeitig spielerisch unterstützen und selbst mittrainieren können. Die Übungen sind sinnvoll aufeinander abgestimmt und die Bewegungsausführungen werden genau erklärt, sodass der Trainingserfolg optimiert werden kann. Hierbei sind neben wissenschaftlichen Erkenntnissen auch die eigenen Erfahrungen, die die beiden Autoren im Rahmen ihrer Zusammenarbeit gemacht haben, in die Übungen sowie in den daraus resultierenden Ratgeber eingeflossen. Diese Mischung aus Praxisrelevanz und fundierten trainingswissenschaftlichen Methoden werden sicher dazu beitragen, dass durch das Training der Spaß nicht zu kurz kommt und in der gemeinsam verbrachten Zeit ebenso beträchtliche Trainingsfortschritte erzielt werden können.

Neben diesen erwünschten mittel- und langfristigen Effekten sind jedoch auch positive kurzfristige Auswirkungen zu erwarten. Durch die Kombination von körperlicher Aktivität sowie Zeit mit den Kindern gelingt es rasch, den beruflichen Alltagsstress hinter sich zu lassen und durch das Training die Gedanken mit Leichtigkeit auf die Familie zu richten. Es stellt ebenso eine besondere Motivation dar, das Training nach einem anstrengenden Arbeitstag nicht allein absolvieren zu müssen. Dies ist auch einer der Gründe, warum die Vorsätze zu regelmäßigem Training zwar meist vorhanden sind, aber auf lange Sicht nicht umgesetzt werden, weil der innere Schweinehund nach kurzer Zeit der Aktivität wieder siegt. Durch das gemeinsame Training mit den Kindern entsteht jedoch eine engere Beziehung zum Trainingsprogramm, da sich auch die Kinder auf die gemeinsame aktive Zeit freuen und sie sich vom inneren Schweinehund des Vaters nicht auf den nächsten oder übernächsten Tag vertrösten lassen müssen.

Dieser Ratgeber mit seinem Powerpapa-Programm zeigt eine ideale Lösungsstrategie, um in unserer heutzutage knapp bemessenen Freizeit die eigene Gesundheit durch sportliche Aktivität zu fördern – und dies alles mit dem schönen Nebeneffekt, qualitativ hochwertige Zeit gemeinsam mit seinen Kindern zu verbringen.

PRIV.-DOZ. DR. MED. JOHANNES SCHERR

WIE ICH ZUM POWERPAPA WURDE

Als die Idee zu diesem Buch entstand, ging es mir wie vielen Vätern. Ich wollte möglichst viel Zeit mit meinen Kindern verbringen, sie aufwachsen sehen und live miterleben, wie sie das erste Mal frei stehen, Papa sagen oder auf den Topf gehen. Gleichzeitig kam beruflich eine neue Herausforderung dazu, wodurch ich zeitlich mehr gebunden war und auch nicht mehr jeden Abend zu Hause sein konnte. Durch den Spagat zwischen Familie und Job kamen zwangsläufig persönliche Hobbys zu kurz. Gerade beim Thema Sport merkte ich bald, dass mir nach mehreren Tagen ohne aktive Bewegung etwas fehlte. Deshalb habe ich verstärkt begonnen, kurze Fitnesseinheiten in meinen Alltag einzubauen, und zwar mit Übungen, die lediglich mit dem eigenen Körpergewicht statt mit Geräten oder Gewichten ausgeführt werden, und somit fast an jedem Ort durchführbar sind.

Aus meiner Zeit als Leichtathlet wusste ich noch, mit welchen Übungen ich alle Muskelbereiche möglichst effizient trainieren konnte. Als ich eines Abends im Wohnzimmer einige Liegestützen machte, kam meine Tochter Lina einfach dazu und schwang sich auf meinen Rücken. Wow, dachte ich, da reichen dann auch schon ein paar wenige Wiederholungen, um an meine Grenze zu kommen. Als ich dann in den Unterarmstütz wechselte und sie immer wieder unter mir durch und über mich drüberklettern wollte, merkte ich, dass ich mich mit meiner Kleinen in wenigen Minuten noch mehr auspowern konnte als allein.

Bald darauf kam mein Sohn Luis ins turnfähige Alter und wir übten auch draußen gemeinsam. Ich joggte mit den Kleinen im Schlepptau zu den Spielplätzen der Umgebung und los ging's mit dem Powerpapa-Training. Dort trafen wir eines Tages auf Andreas Ullrich. Er erzählte mir, dass er Personal Trainer und Sportwissenschaftler sei. Wir merkten bald, dass wir trotz unseres Altersunterschieds neben dem Vornamen noch ein paar andere Gemeinsamkeiten hatten, unter anderem die Leidenschaft für effizientes Training ohne Geräte. Andi kannte noch eine Vielzahl weiterer kreativer Übungen für unser Papa-Kind-Team und zeigte uns, wie auch eine Rutsche oder eine Wippe ins Training integriert werden können.

Schon bald reifte die Vorstellung, aus den vielen Ideen gemeinsam ein Trainingsbuch für Väter zu schreiben. Auf unseren Fotos siehst du, dass die Übungen für viel gute Laune sorgen. Daneben war es mir wichtig, in diesem Buch zu schildern, wie das Powerpapa-Training auch und gerade in einem anstrengenden Familienalltag zu einem festen Ritual werden kann. Ich hoffe, deine Familie und du lassen sich von unserer Begeisterung anstecken und ihr habt viel Freude beim gemeinsamen Training.

ANDREAS LOBER

EIN GENIALES TRAININGSKONZEPT

Bevor ich Andreas Lober, unseren Powerpapa, kennenlernte, habe ich mich bereits sehr intensiv mit dem Training mit dem eigenem Körpergewicht auseinandergesetzt. Dem Fitnessstudio habe ich schon seit einiger Zeit abgeschworen. Ich bevorzuge für mich und meine Klienten eine natürlichere Trainingsform, angelehnt an die Methode des funktionellen Trainings.

Als Andreas und ich uns auf dem Spielplatz begegneten, war ich gerade dabei, neue Bewegungsformen aus den unterschiedlichsten Lehren zusammenzufügen und experimentierte herum. Sehr interessant war für mich, was Andreas mit seinen Kids auf dem Spielplatz anstellte. Sie hatten offensichtlich einen Riesenspaß, obwohl er dabei ganz schön ins Schwitzen kam. In einer seiner Verschnaufpausen kamen wir ins Gespräch und tauschten uns aus. Er begeisterte mich sofort für seine Idee, aus den vielen Übungen, die er bereits mit seinen Kindern erprobt hatte, einen Fitnessratgeber für Väter zu kreieren, was aber für mich als Trainer eine gewaltige Herausforderung bedeutete.

Im Vordergrund sollte ein sinnvolles und effizientes Training stehen, das einerseits unsere im Lauf des Erwachsenenlebens falsch angeeigneten Bewegungsmuster wieder aufbrechen, andererseits aber viel Spaß vermitteln sollte. Anfangs fühlte es sich so an, als müssten wir Kompromisse eingehen. Wir stiegen jedoch immer tiefer in die Materie ein, ich holte mir Rat bei Trainerkollegen, probierte vieles aus und begann unter anderem, eine Kindergartengruppe zu trainieren. Bald kristallisierte sich ein absolut geniales, sich ergänzendes Trainingskonzept heraus, das den Vater einerseits fordert, aber zugleich den Kindern Spaß an der Bewegung vermittelt und ihre motorischen Fähigkeiten fördert.

Bevor du dich an die Übungen machst, gebe ich dir die notwendigen Trainingsbasics mit auf den Weg, denn du solltest auch etwas über die Funktionsweise deiner Muskeln und unterschiedliche Trainingsmethoden wissen. Die Übungen selbst empfehle ich dir im Rahmen unseres 12-Wochen-Programms anzugehen, das sowohl für den Einsteiger als auch für den sportlich aktiven Vater mit Trainingserfahrung geeignet ist. Weitere Trainingspläne, passend für jedes Kindesalter und nicht zuletzt auch für ein gemeinsames Training mit deiner Partnerin, runden diesen Ratgeber ab.

Neben einer verbesserten Fitness bekommst du in jedem Fall noch etwas ganz Wichtiges gratis dazu: eine tolle Zeit mit deinem Kind. Und jetzt viel Spaß!

ANDREAS ULLRICH

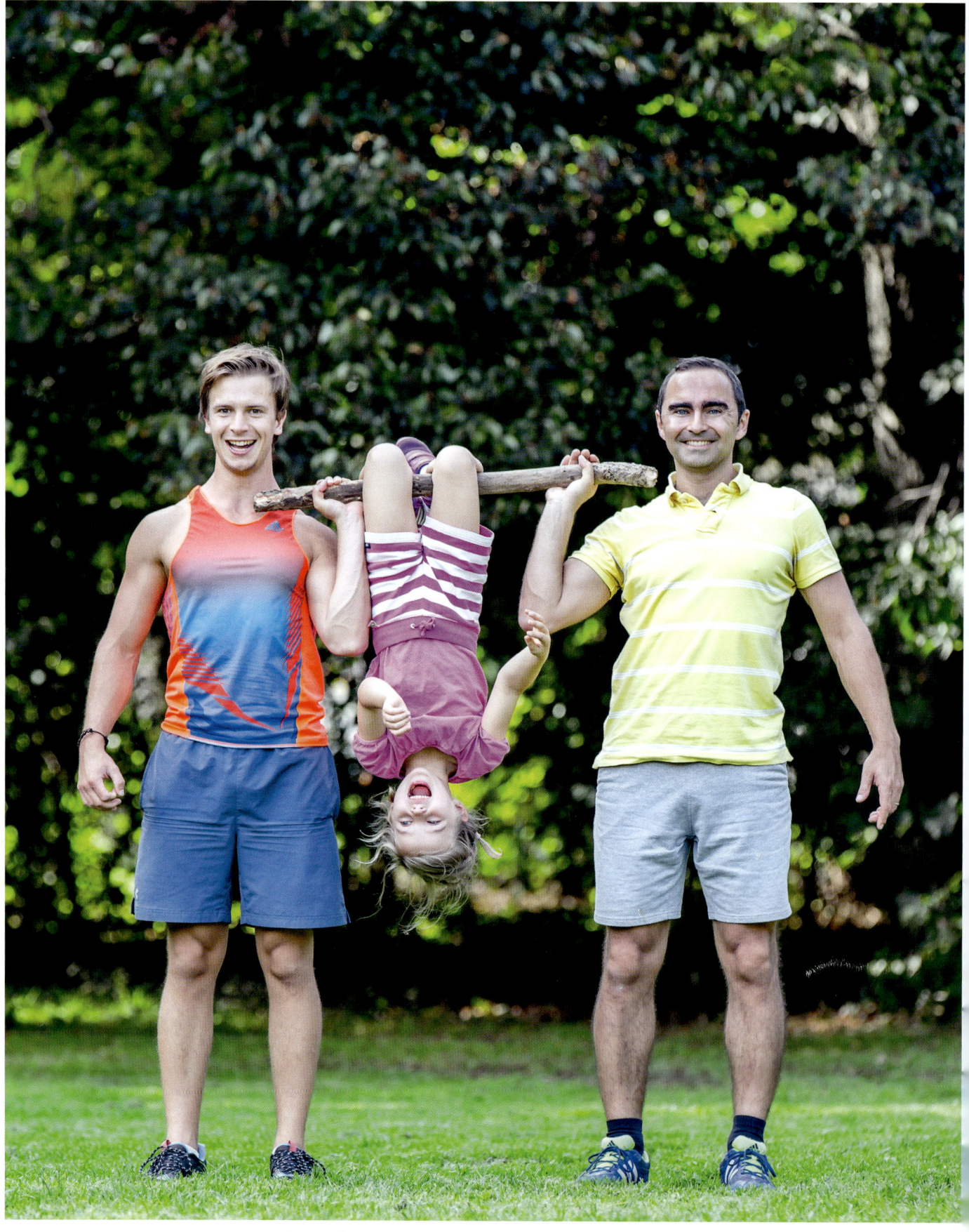

STARTSCHUSS FÜR DEN POWERPAPA

Es ist so weit. Dein neuer, fitter Alltag als Powerpapa kann beginnen. Du bist motiviert, neugierig auf das, was dich hier erwartet, und stehst sozusagen schon in den Startlöchern? Genau das ist die richtige Einstellung. Bevor es losgeht, bekommst du viele hilfreiche Tipps an die Hand, wie du dir Freiräume für dein Training und mehr Zeit mit deinem Kind verschaffen kannst. Auch wenn du es jetzt noch nicht glauben kannst: Nicht nur du wirst davon profitieren, sondern deine ganze Familie ebenfalls.

MEHR POWER, MEHR PAPA, MEHR FAMILIE

Du erinnerst dich bestimmt noch sehr genau an die Geburt deines Kindes. Plötzlich war da ein kleines Wesen, für das man Verantwortung übernehmen musste. Trotz der intensiven Glücksgefühle und des Stolzes war dir aber auch bewusst, dass jetzt ein neuer Lebensabschnitt beginnt. Denke noch einmal kurz daran, wie dein Leben aussah, bevor du Vater wurdest: Du konntest an den Wochenenden und im Urlaub ausschlafen, ausgehen und Sport treiben, wann immer du wolltest. Vielleicht hattest du einige feste Freizeittermine und Rituale, warst dienstags mit deinen Kumpels beim Kicken und anschließend Champions-League-Schauen, bist donnerstags ins Fitnessstudio oder samstags um die Häuser gezogen.

Und heute? Vieles läuft jetzt anders ab, es gibt andere Rituale, das Ausschlafen und Weggehen mit Freunden ist deutlich überschaubarer geworden. Die Prioritäten haben sich verschoben. Von dir als Vater wird mehr Flexibilität gefordert, nicht die ganze Woche ist im Voraus planbar. Dazu kommt in manchen Phasen einiges gleichzeitig zusammen: Der Grippevirus aus dem Kindergarten hat die ganze Familie erwischt. Im Job kannst du trotzdem nicht kürzer treten. Und die Schwiegereltern wollen auch mal wieder besucht werden. Zudem hält der Nachwuchs dich und deine Partnerin vor allem nachts auf Trab. Dein neues Leben kann manchmal ganz schön anstrengend sein.

Bringe frische Energie in deinen Alltag

Aber niemand von uns will die Zeit zurückdrehen. Wir genießen die wunderbaren Momente mit unserer Familie und das Lachen deines Kindes entschädigt für vieles. Jedoch genau diese Momente wünschen wir uns öfter. Vielleicht beschleicht dich ab und zu sogar das Gefühl, das Aufwachsen deines Kindes zu verpassen und zu wenig Zeit mit ihm zu verbringen. Nach Feierabend ist einfach kaum mehr etwas davon übrig, das Wochenende allein reicht oft nicht, da es auch andere familiäre Verpflichtungen zu erfüllen gibt.

Und was ist mit dir selbst? Ein neuer Lebensabschnitt bedeutet nicht zwangsläufig, dass du auf alles verzichten sollst, was dir vorher einmal wichtig war. Es muss nur manches etwas flexibler gehandhabt werden, denn es ist oft nicht einfach, die Anforderungen deines Jobs mit denen deiner Familie unter einen Hut zu bringen. Dennoch brauchst du den persönlichen Ausgleich zum Stress in Beruf und Alltag. Er zehrt mal mehr, mal weniger stark an den Nerven – und am Körper. Denn jeder von uns, der sich vorher einmal in irgendeiner Weise sportlich betätigt hat – und wenn es nur die wöchentliche Joggingrunde durch den Park nebenan oder das Kicken mit Freunden war , wird einen solchen Ausgleich vermissen. Spätestens dann, wenn dein Körper die ersten Signale sendet, solltest du aktiv werden: etwa wenn die Hose spannt, du völlig außer Puste bist, nur weil du die letzten

20 Meter gelaufen bist, um den Bus noch zu erwischen, dich wegen Kleinigkeiten mit deiner Partnerin in die Haare kriegst oder du sogar übellaunig auf die Fragen deines Kindes reagierst. Und das, obwohl du eigentlich mehr Zeit mit ihm verbringen möchtest.

Der Unzufriedenheit, die sich da schleichend breit macht, kannst du sehr wirkungsvoll und einfach entgegentreten: mit neuer Energie. Und die gewinnst du am besten durch Aktivität, durch viel Bewegung. Für Kinder, sobald sie selbstständig laufen können, ist es ohnehin das Schönste, einfach nur herumzutoben, und das möglichst stundenlang. Warum also nicht Sport und Spaß miteinander verbinden?

Das Powerpapa-Training und die Übungen in diesem Buch bieten dir zahlreiche Möglichkeiten, die wertvolle freie Zeit mit deinem Kind sinnvoll, aber dennoch bewusst aktiv zu gestalten. Es ist ein Weg für dich, fit zu bleiben oder es wieder zu werden und zugleich eine tolle und innige Zeit mit deiner Tochter oder deinem Sohn zu verbringen.

So profitierst du vom Powerpapa-Training

Die gemeinsam gestalteten Stunden mit deinem Nachwuchs, die zukünftig viel abwechslungsreicher, spannender und aktiver aussehen werden, bescheren dir zugleich allerlei Vorteile für deine Gesundheit. Jeder von uns weiß, dass man mit Sport nicht nur eine ganze Menge Fett – und damit auch Kalorien – verbrennt, sondern er dich gesund hält. Mit einer guten Ausdauer wird dein Herz-Kreislauf-System in Schwung gebracht. Dein Herzmuskel wird mit jeder Trainingseinheit kraftvoller und kann so mehr Blut und damit auch Sauerstoff durch den Körper pumpen. Das wiederum wirkt sich ideal auf den Stoffwechsel aus. Nährstoffe, die du über die Nahrung aufnimmst, werden schneller und besser verwertet – vorausgesetzt du ernährst dich halbwegs gesund. Hältst du also deinen Stoffwechsel in Schwung, kannst du damit etlichen Krankheiten wie Bluthochdruck oder Diabetes, aber auch Herz-Kreislauf-Erkrankungen vorbeugen. Eine bessere Durchblutung senkt beispielsweise bei schon vorhandenem Diabetes den Insulinspiegel. Sauerstoff ist auch die wichtigste Nahrung für unser Gehirn, benötigt es doch in Ruhe bereits etwa ein Fünftel des gesamten Bedarfs unseres Körpers. „Nur in einem gesunden Körper wohnt ein gesunder Geist", wusste schon der römische Dichter Juvenal vor 2000 Jahren.

Aber wer hilft deinem Körper, eine gute Ausdauer zu erzielen und diese auch aufrechtzuerhalten? Richtig! Deine Muskeln. Denn wenn du keine Muskelkraft besitzt, wirst du auch nicht fähig sein, deine Ausdauer zu steigern. Ohne Kraft weniger Leistung – das ist eine ganz einfache Rechnung. Die meisten Übungen des Powerpapa-Programms werden zwar mit dem eigenen Körpergewicht absolviert, das heißt aber nicht, dass sie weniger effizient sind. Ganz im Gegenteil, dadurch dass du selbst deinen eigenen Körper in den verschiedensten Positionen stabilisieren musst, arbeiten immer viele Muskeln gleichzeitig zusammen. So wird das Training anstrengend, aber gleichzeitig ist es effizient, da dir kein Gerät die Aufgabe des Stabilisierens abnimmt. Außerdem hast du noch deinen kleinen Trainingspartner mit dabei, der dich als zusätzliches Gewicht bei vielen Übungen ganz schön zum Schwitzen bringen wird oder deine Körperstabilität besonders herausfordert, indem er dich bewusst aus dem Gleichgewicht bringen darf. Deine Muskeln werden ziemlich hart arbeiten, aber es lohnt sich auf alle Fälle. Denn die Muskeln sind die effizientesten Verbrennungsmotoren unseres Körpers. Von ihnen besitzen wir schließlich über 650. Sie alle zusammen wiegen sogar mehr als das Skelettsystem und machen etwa 40 Prozent unseres gesamten Körpergewichts aus. Unsere Knochen dagegen haben nur einen Anteil von etwa 14 Prozent.

Du siehst also, dass eine trainierte Muskulatur und eine gute Ausdauer essenziell für deine Gesundheit sind. Du wirst dich nicht nur in deinem Körper wohler fühlen, weil du ihn in Form gebracht hast, du wirst auch gelassener, gesünder, glücklicher sein – und besser aussehen. Denn ist deine Haut ausreichend mit Nährstoffen versorgt, sieht man das auch. Sie wird wesentlich frischer und gesünder wirken. Außerdem wird sich deine neu gewonnene Energie in deiner gesamten Ausstrahlung widerspiegeln – ebenso in deiner Körperhaltung. Denn toll geformte Muskeln sind nicht nur schön anzusehen, sie haben auch eine wichtige Stützfunktion für dein Skelett. Mit regelmäßigem Sport und einem optimalen Training, das wir dir hier mit dem Powerpapa-Programm und der vielseitigen Auswahl an Übungen bieten, wird sich deine Körperhaltung enorm verbessern. Du wirst sprichwörtlich aufrechter durchs Leben gehen und ganz nebenbei auch noch dein Selbstbewusstsein stärken. Von Stimmungsschwankungen und negativen Gefühlen wirst du dich zukünftig nicht mehr so leicht unterkriegen lassen. Außerdem bist du mit so viel Power besser gegen Stress gewappnet als früher.

Aber neben all den positiven Auswirkungen auf deinen Körper und deine Gesundheit sowie dem gemeinsamen Spaß mit deinem Kind wird das Training auch deinen beruflichen und familiären Alltag beeinflussen und sogar verändern. Du als Vater wirst zum sportlich aktiven und fitten Vorbild. Gerade in den ersten Lebensmonaten des Babys, wenn es noch stark auf die Mutter fixiert ist, helfen die Übungen auf spielerische Art, dass auch Papa vom Nachwuchs als wichtige Bezugsperson wahrgenommen wird. Die Bindung zwischen Vater und Kind wird durch die gemeinsamen körperlichen Aktivitäten sogar noch verstärkt. Du musst dich zukünftig nicht mehr entscheiden, ob du den Samstagvormittag deinen Kindern widmest oder deine wertvolle Zeit im Fitnessstudio verbringst. Denn mit dem Powerpapa-Programm verbindest du ganz einfach beide Anliegen: Das Training wird in deinen zeitlich knapp bemessenen Alltag eingebettet, das Fitnessstudio wird durch dein Zuhause, den Park oder den Spielplatz ersetzt und dein Kind wird zum Trainingspartner und Motivator.

APROPOS GLÜCKLICH ...

Wusstest du eigentlich, dass Sport jede Menge Glückshormone freisetzt? Neben Dopamin und Noradrenalin ist Serotonin der wohl bekannteste Botenstoff. Er ist der Grund, warum wir uns nach dem Sport so gut fühlen und unsere Laune besser ist. Bewegen wir uns viel, wird die Serotoninproduktion angeregt, denn das Hormon stimuliert im Gehirn bestimmte Areale, in denen unsere Gefühlszustände reguliert werden. Serotonin löst Gefühle der Zufriedenheit, Gelassenheit, Ruhe und auch des Glücks aus. Gleichzeitig dämpft es negative und depressive Verstimmungen, lindert Angstgefühle, Kummer und sogar das Hungergefühl.

Beste Entwicklungschancen für dein Kind

Für uns Erwachsene ist Sport wichtig, um unsere Gesundheit zu erhalten und unsere Fitness zu verbessern. Bei deinem Kind geht es noch um viel mehr. Es benötigt die Bewegung zum Aufbau seiner Gesundheit. Außerdem kannst du es mit eurem gemeinsamen Training bei der Entwicklung seiner motorischen Fähigkeiten unterstützen. Biete ihm die entsprechenden Möglichkeiten und Freiräume und sei selbst das beste Vorbild: Nur wenn dein Kind sieht, dass sich auch Papa und Mama viel bewegen, wird es dieses Verhalten übernehmen.

Jede Lebensphase – vom Baby bis zum Grundschulkind – hält seine eigenen spannenden Herausforderungen für die Motorik des Kindes bereit. Wenn dein Baby im ersten Lebensjahr seine ersten Krabbel- und Gehversuche unternimmt, trainiert es viele Fertigkeiten gleichzeitig: Es schult seinen Gleichgewichtssinn, um nicht umzukippen, und seine Orientierung im Raum, wenn es sich fortbewegt. Es merkt intuitiv, was es mit Armen, Beinen und Rumpf tun muss, um vorwärtszukommen. Seine Körperwahrnehmung wird intensiver und es versucht permanent, seine Bewegungen zu koordinieren. Aber auch in der passiven Rolle mit dir erlebt es seinen Körper. Dein Baby liebt es, von Papa in die Höhe gestemmt zu werden, auf deinen Schultern zu sitzen oder „Hoppe, hoppe Reiter" zu spielen.

Im Kleinkindalter nehmen Bewegungsvielfalt und Geschicklichkeit rasch zu. Das Kind lernt, schneller zu laufen, beginnt zu hüpfen, mit Bällen zu spielen oder auf dem Lauflernrad sein Gleichgewicht zu halten. Es führt also seine Bewegungen bewusster aus und kann auch bei eurem gemeinsamen Training schon eine aktivere Rolle übernehmen.

Als Vorschul- und Grundschulkind schließlich lernt dein Kind mit Begeisterung, auch komplexere Bewegungsabläufe wie Schlittschuhlaufen oder Skifahren, Radfahren oder Seilspringen umzusetzen. Es wird immer neugieriger und möchte viele deiner Übungen aus deinem Training selbst nachahmen. Und dein Kind profitiert noch weiter: Gerade bei den Partnerübungen mit dem Papa wird das Selbstvertrauen der Kinder gestärkt: Sie merken, dass sie hier nicht nur Hilfe annehmen, sondern auch selbst geben können und so zu gleichberechtigten Partnern des Erwachsenen werden. Kinder, die sich viel bewegen, reagieren zudem in bestimmten Situationen viel sicherer. Dadurch schützen sie sich selbst und senken so das Risiko, sich zu verletzen. Sie lernen dank ihrer Bewegungserfahrung ihre Grenzen besser kennen, überschätzen sich nicht so leicht und geraten dadurch seltener in riskante Situationen.

Zudem wurde in zahlreichen Studien nachgewiesen, dass viel Bewegung bei Kindern auch wesentlich ihre geistige Entwicklung fördert. Babys besitzen bereits genauso viele Nervenzellen wie Erwachsene: mehr als 100 Milliarden. Diese Nervenzellen werden aber erst

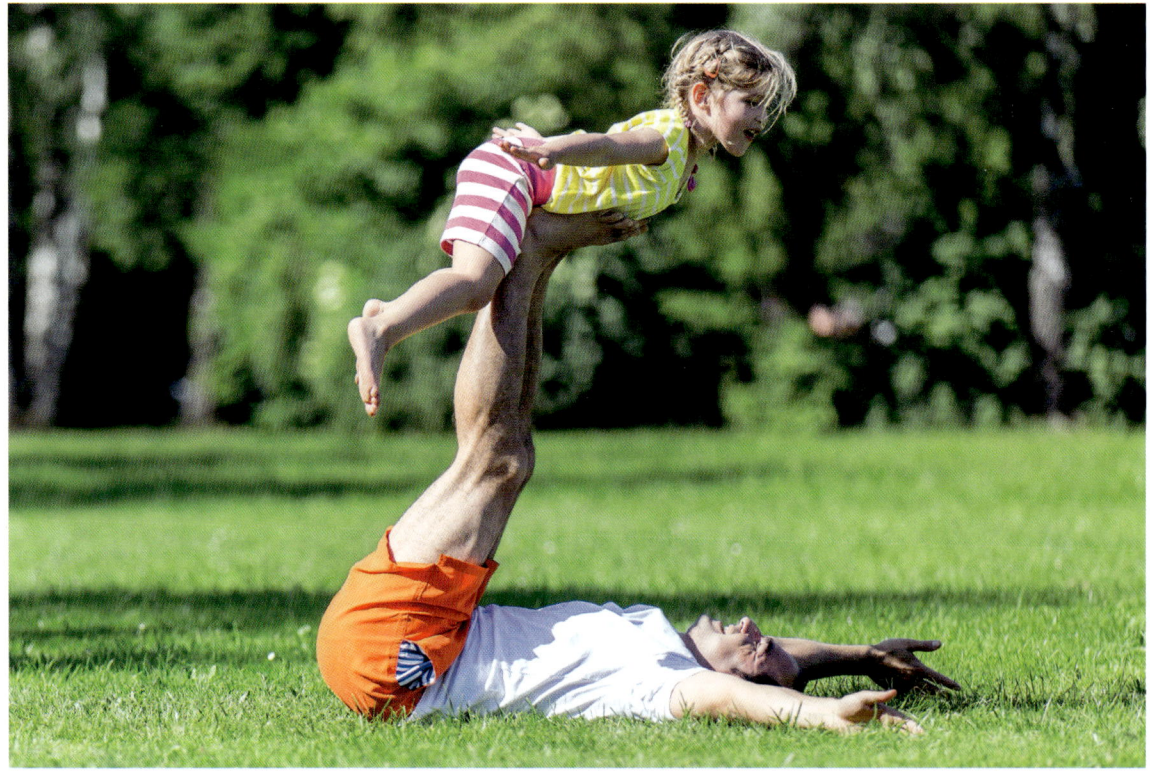

Beim Segelflieger lernt dein Kind nicht nur, sein eigenes Gleichgewicht zu halten, es ist hier zugleich dein Trainingspartner.

dann funktionstüchtig, wenn sie miteinander verkoppelt werden. Bewegung setzt dabei die notwendigen Reize, die zur sogenannten Synapsenbildung, also zur Verbindung zwischen zwei Nervenzellen, führen. Diese Synapsen wiederum sind die Basis für kognitive Leistungen wie Sprechen oder Lesen. Wenn sich Kinder draußen bewegen, setzen sie sich zudem aktiv mit ihrer Umwelt auseinander und lernen, Zusammenhänge besser zu begreifen.

Das wichtigste Argument aber, gemeinsam mit deinem Kind aktiv zu sein, ist der Spaß. Kleine Kinder müssen eigentlich nicht zur Bewegung animiert werden, wenn man ihnen die entsprechenden Freiräume lässt. Du kannst den natürlichen Bewegungsdrang deines Kindes bewusst fördern und ihm Raum geben. Babys, die sich auf dem Boden und der Krabbeldecke frei bewegen dürfen, entwickeln deutlich schneller ihre motorischen Fähigkeiten als solche, die häufig in den Kindersitz, in die Wippe oder in den Laufstall gesetzt werden. Kleinkindern sollte so oft wie möglich das Spielen im Freien ermöglicht werden. Schließlich solltest du den Konsum moderner Medien wie Tablet, Playstation oder Fernsehen auf ein Minimum beschränken, damit dein Kind nicht schon in frühen Jahren zum Stubenhocker wird, der die Lust am Herumtoben verliert. Selbst wenn bei einigen Computerspielen das „Erkunden der Welt" angepriesen wird, beschränkt sich das auf das Drücken von Tasten im Sitzen. Weitaus wichtigere Eigenschaften aber, die beim freien Bewegungsspiel gefördert werden, bleiben dabei auf der Strecke. Lebe also stattdessen deinem Kind vor, dass Bewegung Spaß macht und dem Körper guttut. Sie sollte in deiner Familie so selbstverständlich zum Alltag gehören wie Essen, Trinken und Schlafen.

Starke Familienbande

Vom gemeinsamen Training profitieren aber nicht nur du und dein Kind, es ist ein Gewinn für das gesamte Familienleben. Es lässt sich wunderbar in gemeinsame Familienaktivitäten integrieren. Bei einem Picknick im Park oder dem Ausflug auf den Spielplatz kannst du spielerisch und ohne Zeitdruck die Übungen ausprobieren. Auch zu Hause im Wohnzimmer können alle dabei sein. Ich trainiere beispielsweise oft abwechselnd mit meinen beiden Kindern, während meine Frau uns dabei manchmal filmt. Und immer öfter trainiert sie sogar mit, denn das Powerpapa-Programm enthält auch Übungen, die mit der Partnerin und einem zweiten Kind gleichzeitig möglich sind. Mir persönlich hat die gemeinsame Turnerei schließlich geholfen, eine noch engere Bindung zu meinen Kindern aufzubauen. Und meine Frau ist dankbar, dass sie jetzt öfter Zeit für sich hat, während ich mit meinen Kindern auf dem Spielplatz tobe und wir dann alle entspannt und gut gelaunt nach Hause kommen.

Die wichtigste Voraussetzung für die Integration des neuen Papa-Kind-Trainings in deinen Berufs- und Familienalltag ist jedoch, dass ausreichend gemeinsame Zeit zur Verfügung steht. Ich möchte dir gern einige Anregungen geben, wie du dir auch in einem anstrengenden Wochenalltag wertvolle Zeit mit deinem Nachwuchs verschaffen kannst.

Kleine Zeitfenster mit großer Wirkung – für die ganze Familie

Die Übungseinheiten des Powerpapa-Trainings mit teils nur 30 Minuten sind relativ kurz und sollten problemlos in deinen Alltag integriert werden können. Trotzdem solltest du dir auch bewusst zusätzliche Freiräume für die gemeinsame Aktivität mit deinem Kind verschaffen. Glaube mir, da ist bei den meisten von uns Vätern noch etwas Luft nach oben. Die folgenden Fragen helfen dir, neue Zeitfenster zu finden und sie Teil deines Alltags werden zu lassen. Am besten notierst du dir ein paar mögliche Ideen zu jeder Frage und nimmst dir vor, wenigstens drei Lösungen in einem bestimmten Zeitraum zu verwirklichen. Betrachte dabei Berufs- und Familienleben getrennt.

Fragen zum Berufsalltag

- Wie sieht mein Wochenablauf bislang aus?
- Zu welchen Zeiten bin ich zu Hause?
- Wie kann ich meine Arbeitszeit öfter so legen, dass ich zu Hause bin, wenn meine Kinder noch wach sind?
- Welche Möglichkeiten gibt es, meine Arbeitszeiten flexibler zu gestalten?
- Welche Aufgaben könnte auch ein Kollege übernehmen?
- Wie kann ich Dienstreisen reduzieren?
- Kann ich Elternzeit nehmen? Wenn ja, wie lange und wann ist dafür die beste Zeit?

Fragen zu Familienalltag und Freizeitverhalten

- Wie sehen meine Abende und Wochenenden bislang aus?
- Was tue ich als Erstes, wenn ich nach Hause komme?
- Wie viele Stunden verbringe ich von Montag bis Freitag tatsächlich nur mit meinem Kind?
- Wie viel Zeit bleibt unterm Strich für das Spielen und Rumtoben, wenn alltägliche Dinge mit dem Kind wie Anziehen, Essen oder Aufräumen erledigt sind?
- Wie viele Stunden am Wochenende verbringen wir draußen?
- Wie oft suche ich mir Ausreden, um bei schlechtem Wetter nicht nach draußen zu müssen oder weil mir der Weg zum Spielplatz zu weit ist?
- Wie oft pro Woche/pro Tag fordert mich mein Kind zum Spielen auf? Wie oft mache ich spontan mit?
- Welche Aktivität, die ich ohnehin gern mit den Kindern mache, ließe sich gut mit dem Training verbinden?

Mit Sicherheit fallen dir noch weitaus mehr Situationen ein, in denen du dich fragen könntest, ob hier Veränderungen möglich sind. Gespräche mit deinem Chef sind dann sinnvoll, wenn du konkrete Lösungsvorschläge parat hast, wie du trotz kleiner Veränderungen zugunsten deiner Work-Life-Balance produktiv bleibst und sogar noch leistungsfähiger wirst. Vielleicht lässt sich das wöchentliche Meeting um 17 Uhr ab nächsten Monat auch vorverlegen. Möglicherweise genügt es ja, telefonisch daran teilzunehmen. Statt noch eine Stunde im Büro dranzuhängen, kannst du die eine oder andere E-Mail vielleicht auch zu Hause beantworten, nachdem die Kinder im Bett sind, oder eben am nächsten Tag. Und beim Thema Familienalltag hat deine Partnerin sicher ebenfalls gute Ideen, wie du es schaffst, noch mehr gemeinsame Zeit mit deinem Nachwuchs herauszuholen.

Wenn es nun darum geht, die neu gewonnenen Zeitfenster auch konkret als Trainingszeit zu nutzen, helfen dir Rituale mit deinem Kind: Nachdem du es vom Kindergarten abgeholt hast, könntet ihr beispielsweise regelmäßig einen Zwischenstopp auf dem Spielplatz zum Trainieren einlegen, bevor es nach Hause geht. Sei aber auch mal spontan zum Training bereit. Wenn du von der Arbeit nach Hause kommst, bleibt dir vielleicht gar keine Zeit zum Durchatmen, denn dein Kind möchte sofort mit dir toben. Dann lasse dich darauf ein. Nutze die Zeit bis zum gemeinsamen Abendessen oder bevor es ins Bett geht für eine Runde Training mit Spaß. Du kannst auch mal eine Viertelstunde in der Jeans trainieren. Gerade zu Hause musst du dich nicht extra in Sportklamotten werfen. Hattest du nach der Arbeit das Gefühl, du könntest keinen Schritt mehr tun, wird deine Müdigkeit im Nu verflogen sein, denn die Bewegung verhilft dir zu einem neuen Energieschub.

Noch besser wäre es, wenn ihr euch aufrafft und noch mal gemeinsam vor die Tür geht. Euer Ziel darf dabei gern auch ein neuer Spielplatz sein, der etwas weiter weg ist. Du kannst den Weg dorthin beispielsweise joggen, während du den Kinderwagen schiebst, und bist so direkt aufgewärmt. Ist dein Kind schon älter, kann es mit dem Fahrrad neben dir herfahren. Nimm dir vor, mindestens jede Woche einen anderen Spielplatz oder Park anzusteuern. Gerade in Städten gibt es genug davon. Und deine Kinder werden es dir danken, denn sie freuen sich über jede Abwechslung.

Nicht zuletzt kannst du mit etwas Fantasie und Kreativität in verschiedenste Situationen Trainingselemente einbauen. Beispielsweise kann aus einem Fußballspiel mit deinem vierjährigen Sohn gleichzeitig ein Training für dich mit vielen spielerischen, aber fordernden Übungen werden. Nach jedem Elfmeter, den er gegen dich verwandelt, könntest du etwa mit ihm als Reiter obenauf ums Tor krabbeln. Nach jedem Schuss, den du hältst, macht ihr zusammen eine Runde Hampelmann. Nach fünf Elfern überlegt ihr euch eine neue Übungskombination. Dein Kind wird bestimmt mit Feuereifer dabei sein, wenn es darum geht, eigene Ideen zu entwickeln und sie mit Papa umzusetzen.

Vielleicht erleichtern dir diese Anregungen den Einstieg in euer gemeinsames Training. Jeder noch so kleine Fortschritt in deinem persönlichen Zeitmanagement fällt zugunsten deiner Familie aus. Betrachte die hart erkämpfte Zeit mit deinem Kind als die wertvollste Zeit. Irgendwann wirst du sie nicht mehr missen wollen – sie ist dein Energieschub.

DEIN KIND ALS SPORTLICHES VORBILD

Na, hast du bereits Zeitfenster gefunden, die du mit deinem Nachwuchs ab sofort sportlich nutzen kannst? Gratuliere! Dann kann es schon fast losgehen mit eurem Training. Man muss schließlich nicht in einem Fitnessstudio oder auf einem Sportplatz stehen, um etwas für seinen Körper zu tun. Dein Kind ist das beste Beispiel dafür: Beobachte, wie es sich in seinen verschiedenen Entwicklungsphasen nahezu unablässig und überall bewegt – und das auch noch effizient. Babys in den ersten Lebensmonaten rollen sich von links nach rechts, von Bauch- zu Rückenlage, damit sie mehr von ihrer Umgebung sehen. Dabei müssen sie unzählige Muskeln im ganzen Körper anspannen. Sobald sie das Rollen beherrschen, wollen sie mehr. Sie kriechen und krabbeln, ziehen sich mit den Armen und drücken sich mit den Beinen vorwärts. Die Muskeln, vor allem in Rumpf und Beinen, werden immer kräftiger und die kleinen „Sportler" dringen langsam in die Welt der Erwachsenen vor. Schließlich folgen irgendwann das Aufstehen und das Laufen. Bis dahin muss erst die Stabilität in den einzelnen Gelenken entwickelt und das effizienteste Bewegungsmuster zum Aufstehen erprobt werden. Die Kleinen sitzen dabei oft in der Hocke und richten sich – mit oder ohne fremde Hilfe – immer wieder in den Stand auf. Dieser ganze Bewegungsablauf wird von den Kindern, angetrieben durch ihre beständige Neugierde und den Spaß an der Bewegung, durch unzählige Versuche immer weiter optimiert, und zwar so lange, bis die Technik perfekt ist. Wie schnell geben wir heutzutage auf, wenn wir etwas nicht sofort beim ersten Mal schaffen? Hier können wir tatsächlich etwas Wichtiges von unseren Kindern lernen: Übung macht den Meister.

Und was konnten wir von solchen Bewegungsmustern ins Erwachsenenleben retten? Nicht viel, würde ich sagen. Das Aufstehen ist für uns zwar heute kein Problem mehr, aber beobachte einmal kleine Kinder dabei, wie sie aus der Hocke in den Stand kommen. Es ist eine sehr tiefe Hocke mit beiden Füßen fest auf dem Boden, denn sonst würden sie umfallen. Versuchen wir uns als Erwachsene daran, heben wir unsere Fersen an und wackeln trotzdem noch. Und warum? Weil unser Körper verlernt hat, eine solche Position entsprechend auszubalancieren. In Asien oder Afrika wird in der tiefen Hocke gegessen, es werden Unterhaltungen geführt, es wird so gekocht und auch so auf die Toilette gegangen. Nur in unserer westlichen Kultur erscheint uns das zu unbequem. Schuld daran ist unser angepasster Lebensstil. Durch das lange Sitzen in Schule, Universität und dann später im Job haben wir viele grundlegende Bewegungsmuster wieder verlernt. Auf einem Bein zu stehen, ausgelassen zu hüpfen und zu springen, einen Purzelbaum oder gar ein Rad zu schlagen, bereitet nicht nur uns Erwachsenen große Probleme, es fängt bereits bei den Schülern an. Aber genau solche Grundbewegungen bescheren uns ein hohes Maß an Lebensqualität und Freude. Im Powerpapa-Programm sind bewusst Übungen mit solchen Elementen enthalten, denn das Beherrschen dieser Bewegungen ist auch die Basis, um

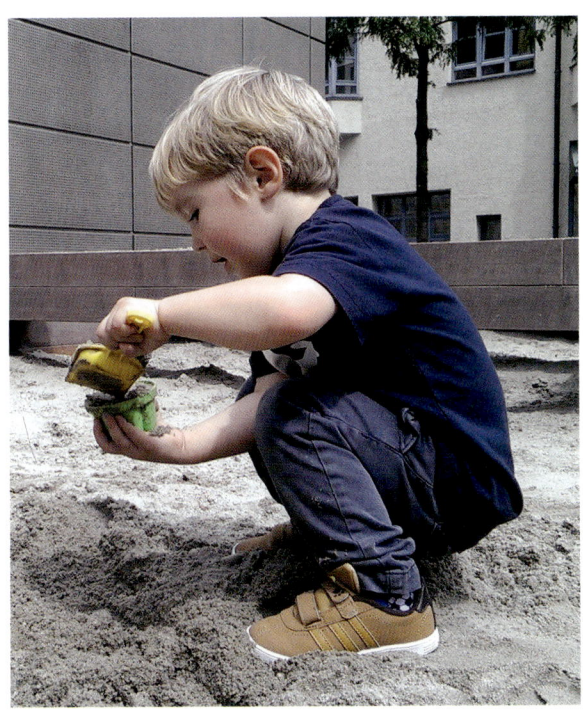

Kleinkindern fällt es leicht, in der tiefen Hocke zu bleiben und dabei die Füße fest auf dem Boden zu lassen.

Sportarten wie Fußball, Joggen oder Tennis erfolgreich und verletzungsfrei auszuüben.

Nimm deshalb dein Kind als sportliches Vorbild, aber auch als deine Motivation. Es kann dir helfen, die in deiner eigenen Kindheit erlangten Bewegungsmuster wieder abzurufen. Sei du selbst wieder mehr Kind! Wenn ihr das nächste Mal zusammen auf den Spielplatz oder in den Park geht, übe mit deinem Kind das Balancieren und Springen oder klettere mit ihm auf Bäume. Toben mit deinem Kind heißt für dich ab jetzt: Bewege ich mich intensiv, verbessere ich dadurch meine körperliche Fitness ganzheitlich, tue etwas für meine Gesundheit und bleibe beweglich und voller Energie. Mit anderen Worten: Fange endlich damit an, für deinen Körper ebenso selbstverständlich die Verantwortung zu übernehmen wie für dein Kind. Das Powerpapa-Programm ebnet dir dafür den Weg und du wirst schon nach kurzer Zeit erstaunt feststellen, wie einfach es eigentlich ist, diesen Weg zu gehen.

Das passende Alter des Kindes zum Mittrainieren

Etwa drei Viertel der Übungen in Kapitel 3 (ab Seite 43) sind am besten für Kinder von etwa zwei bis sechs Jahren geeignet. Einige davon können als Variation aber auch mit jüngeren Kindern durchgeführt werden. Bei Übungen mit dem Kind auf deinen Schultern könnte etwa ein Baby, das noch nicht gut sitzen kann, auch alternativ in der Babytrage sein. Zudem wird einige Male die Babyschale als zusätzliches Trainingselement eingesetzt. Und auch nach oben ist die Altersgrenze offen – je länger die Kinder Spaß am gemeinsamen Training haben, desto besser für dich als Vater. Mit zunehmendem Alter wird dein Kind öfter seine Kräfte mit dir messen und beweisen wollen, was es schon kann. Wenn dein Kind bereits in der Schule oder im Verein Sport treibt, wird es einige der Bewegungen schon kennen oder dir vielleicht sogar neue Übungen zeigen. Sei offen für die Vorschläge und Ideen deines Kindes und binde sie in dein Training ein. Je nach Situation und Alter kann dein Kind bei den Übungen eine unterschiedliche Rolle einnehmen, für Abwechslung ist also gesorgt.

Rolle 1: Du trainierst und dein Kind macht's dir schwerer

Bei einem Großteil dieser Übungen wirst du körperlich ganz schön gefordert und oft an deine Grenzen gehen müssen. Aber das ist auch gut so, denn nur so steigerst du deinen Trainingseffekt. Dein Kind erschwert dir so manche Übung, indem du es als zusätzliches Gewicht tragen, heben oder stemmen darfst. Stabilisierungsübungen wie beispielsweise die Brücke (Seite 84/85) oder der kleine Stütz (Seite 81) werden schwieriger und dadurch intensiver, weil du deine Körperspannung und die Position halten musst, während dein Kind dich kitzeln, schubsen oder über dich drüberklettern darf und sich dabei köstlich amüsiert. Bei diesen Einheiten bist meist du derjenige, der nach einigen Wiederholungen eine Pause benötigt, obwohl die Kids dich mit „Noch mal, Papa! Weitermachen!" anfeuern. Manche wiederum spielen gern auf deinen Schultern sitzend den Motivator und zeigen dir, dass sie schon bis 50 zählen können, während dir bei den Kniebeugen bereits nach der Hälfte der Wiederholungen die Oberschenkel heftig brennen. Bei diesen Übungen werdet ihr gemeinsam viel Spaß haben. Du wirst dabei aber auch sehr effizient trainieren und erstaunt darüber sein, bei wie vielen Übungsvarianten dich dein Sohn oder deine Tochter auf diese Weise intensiv fordern kann.

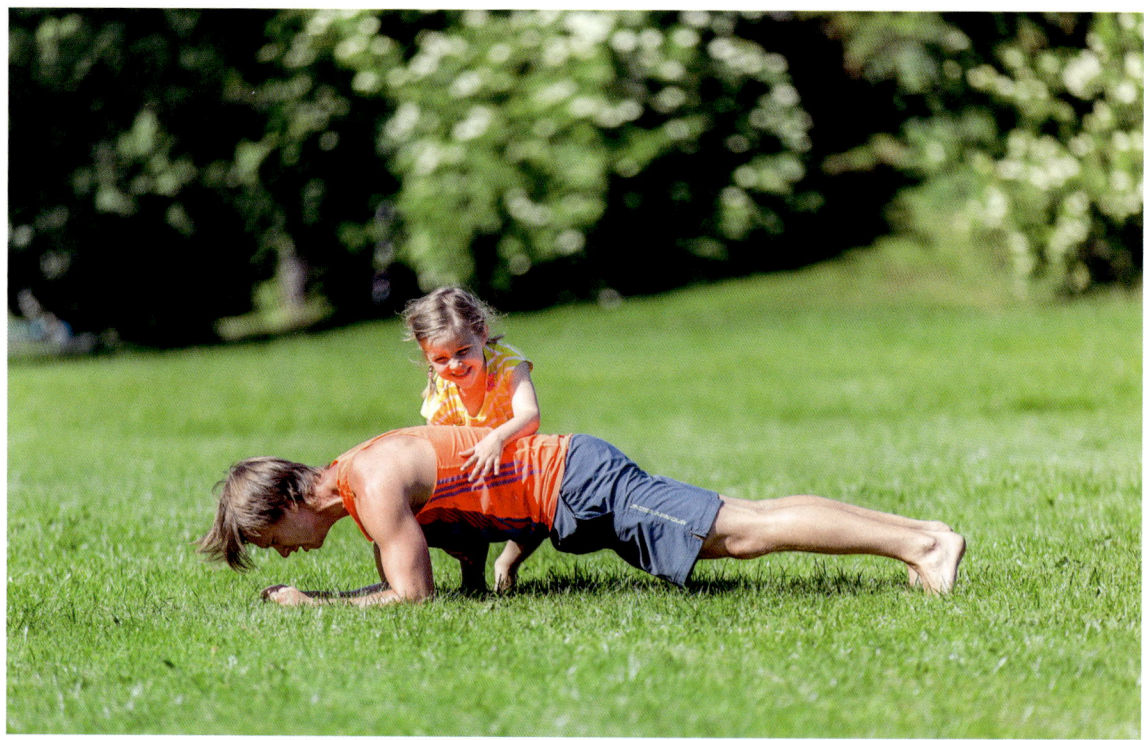

Haltepositionen, wie hier der kleine Stütz, werden viel intensiver, wenn dein Kind dich kitzelt, schubst oder über dich drüberklettert..

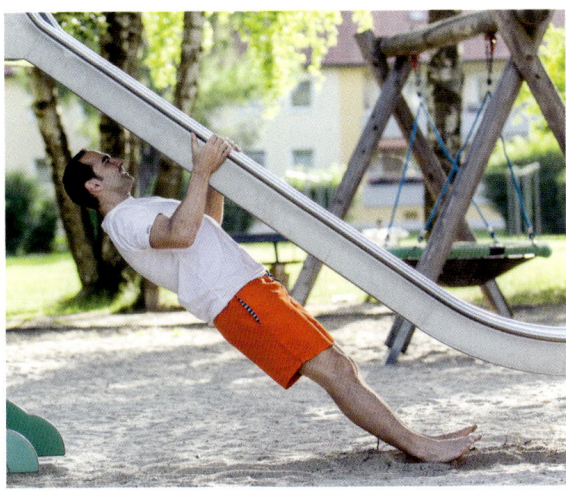

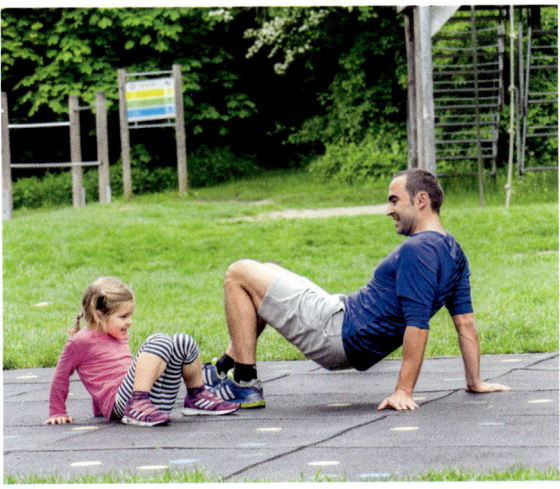

Während dein Kind sich vielleicht gerade allein auf dem Spielplatz vergnügt, kannst du eine Rutsche zu einem idealen Trainingsgerät für dich umfunktionieren.

Bei der Krabbe werdet ihr mit Sicherheit viel Spaß haben, denn deinem Kind wird es bestimmt sehr leicht fallen, sie zu imitieren.

Rolle 2: Du trainierst und dein Kind spielt

Nicht jedes Kind will auf Kommando mit dem loslegen, was Papa möchte. Vielleicht beobachtet es dich zu Beginn des Trainings lieber ein paar Minuten, bevor es sich dazu begeistern lässt, selbst mit einzusteigen. Oder ihr habt bereits einige Übungen zusammen absolviert, aber dann möchte dein Kind zwischendurch plötzlich etwas Zeit mit Mama verbringen oder auf dem Spielplatz mal auf den Turm klettern statt auf dich. Diese Situationen sind ganz normal, sollten dich aber nicht davon abhalten, intensiv mit dem Training fortzufahren. Zahlreiche Übungen des Powerpapa-Programms bieten dir Varianten, die du auch allein ausführen kannst. Außerdem ist ein Spielplatz geradezu ideal, um ihn in ein Fitnessstudio zu verwandeln, denn Schaukel, Rutsche, Wippe oder Bank werden ganz einfach zu Trainingsgeräten umfunktioniert. So kannst du weitertrainieren, während dein Kind immer in deiner Nähe ist.

Rolle 3: Dein Kind macht dieselben Übungen wie du

Gerade zum gemeinsamen Aufwärmen haben wir einige Übungen so adaptiert, dass sie teilweise von Kindern ab zwei Jahren schon wunderbar imitiert werden können. Vielfach bekannt dürften der Hampelmann (Seite 53) oder der Frosch (Seite 47) sein, bei anderen Übungen wie der Krabbe (Seite 86) oder der Rolle (Seite 49) wirst du die Neugierde deines Kindes wecken. Es muss dabei nicht wie du die Übungen absolut korrekt ausführen, sondern kann sich intuitiv bewegen. Ohne dich macht es das ohnehin so. Ist dein Kind aber interessiert und will es, dass die Übung genauso aussieht wie bei dir, kannst du es gern anleiten.

TIPPS FÜR EUER GEMEINSAMES TRAINING

Mit meinen beiden Kindern habe ich bereits unzählige Trainingseinheiten hinter mir. Mit jedem Mal bin ich etwas schlauer geworden, wie ich nicht nur für mich am meisten aus dem Training heraushole, sondern auch, wie ich die Kinder am besten motiviere und sie mit Spaß dabeibleiben. Ich möchte dir meine Erfahrungen nicht vorenthalten und bestimmt wirst du im Lauf deines Trainings noch weitere sammeln. Bevor ihr also loslegt, solltest du dir die folgenden Tipps zu Herzen nehmen. Dabei hat Sicherheit oberste Priorität.

1. Findet für die gemeinsame Toberei zunächst einmal euren Lieblingsplatz, sowohl drinnen als auch draußen. Zu Hause kann es das Wohnzimmer oder das Elternbett sein, im Freien der eigene Garten, der Lieblingsspielplatz oder eine nahegelegene Wiese. Auch im Urlaub musst du nicht auf dein Training verzichten. Hier kann der Sandstrand zu eurem Übungsgelände werden.

2. Wenn ihr draußen auf neuem Terrain seid, beispielsweise im Urlaub oder auf einem anderen Spielplatz, mache dich zunächst mit dem Gelände vertraut: Gibt es Löcher oder Unebenheiten, über die ihr stolpern könntet? Liegen Glasscherben, Kronkorken, größere Steine oder andere Dinge herum? Wie ist die Bodenbeschaffenheit? Je weicher der Untergrund, desto besser. Am besten geeignet sind Rasen, Sandflächen oder Gummibeläge auf Spiel- und Sportplätzen. Asphalt und Pflasterflächen sind tabu!

3. Wenn ihr nach draußen geht, sorge dafür, dass ihr nicht zu stark abgelenkt seid. Auf einem Wasserspielplatz mit Riesenrutsche wird es schwer, permanent die Aufmerksamkeit deines Sprösslings auf dich zu lenken. Nimm auch kein zusätzliches Equipment wie Bälle oder Schläger von zu Hause mit. Du wirst sehen, dass 30 Minuten im Nu vorbei sein werden, ohne dass dein Kind nach irgendeinem Spielgerät verlangt.

4. Achte darauf, dass genügend Platz um euch herum ist. Wenn ihr zu Hause trainiert, räume notfalls Möbelstücke beiseite. Tischkanten und Glasschränke sollten ebenso wenig in eurer Nähe sein wie Spielzeugautos oder andere harte Gegenstände, mit denen man sich wehtun kann.

5. Nimm einen sicheren Stand ein, wenn du dein Kind hältst oder trägst. Am besten trainierst du immer in Sportschuhen, vor allem wenn ihr draußen seid. Barfuß wäre ebenfalls möglich, vorausgesetzt der Untergrund ist weich und enthält keine gefährlichen Gegenstände (siehe Tipp 2). Auf Grünflächen solltest du bedenken, dass hier auch Bienen und Wespen lauern können.

6. Wenn du mit dem Powerpapa-Programm beginnst, achte darauf, Schwierigkeitsgrad oder Variante einer Übung so zu wählen, dass dein Kind entsprechend seines Alters und seiner Fähigkeiten mitmachen kann.

7. Jedes Kind hat einen individuellen Charakter. Dem einen kann es gar nicht wild genug sein, ein anderes ist etwas vorsichtiger. Beginne deshalb erst mit den einfacheren

Varianten, bevor du dich steigerst. Gerade wenn du noch nicht viel Trainingserfahrung hast, ist das auch für dich als Trainierender die richtige Herangehensweise.

8. Beginne jede Übung behutsam, sodass dein Kind verinnerlichen kann, welcher Bewegungsablauf nun mehrmals wiederholt wird. Höre auf die Signale deines Kindes. Brich die Übung sofort ab, wenn es anfängt zu weinen oder sich unbehaglich fühlt.

9. Kinder lieben Action ohne lange Pausen. Je mehr Übungen du aus dem Effeff beherrschst, also ohne lange zu überlegen oder nachzulesen, desto flexibler kannst du dein Training auf die Wünsche deines Kindes ausrichten, ohne aber dein Trainingsziel aus den Augen zu verlieren.

10. Zeige deinem Kind, dass dir das Training wirklich Spaß macht. Das weckt Interesse und Begeisterung. Kinder interessiert nicht, ob etwas gut für ihre Gesundheit ist, aber sie ahmen Erwachsene nach. Beim Essen funktioniert „Mmmh, lecker!" auch besser als „Iss mehr Obst, das ist gesund!". Allerdings sind Kinder sehr feinfühlig und merken sofort, ob uns Erwachsenen etwas wirklich schmeckt oder Spaß macht oder ob wir es nur vorgaukeln.

11. Auch mit unseren Übungsnamen kannst du dein Kind begeistern. Mit Frosch, Kran oder Krabbe können Kinder mehr anfangen als mit Deep Squat oder diagonalem Crunch. Verwende immer denselben Namen für eine Übung. Wenn du mit deinem Kind neue Übungen kreierst, denkt euch eigene lustige Namen aus.

12. Zu guter Letzt sei dir bewusst, wie wertvoll die Zeit mit deinem Kind ist. Nutze also die gemeinsamen Minuten und Stunden intensiv. Integriere dein Training in lieb gewonnene, gemeinsame Rituale und sei auch stets bereit, spontan zwischendurch zu trainieren, wenn dein Kind Lust dazu hat.

Du wirst schon nach wenigen Trainingseinheiten feststellen, wie diese einfachen Tipps zur Selbstverständlichkeit werden. Bevor du jedoch mit dem Powerpapa-Programm und den dazugehörigen Übungen loslegst, solltest du dir noch das nächste Kapitel durchlesen. Dort bekommst du beispielsweise wertvolle Informationen, wie du richtig trainierst, welche Funktionen unsere Muskeln und Gelenke haben oder was es bedeutet, funktionell und ganzheitlich zu trainieren.

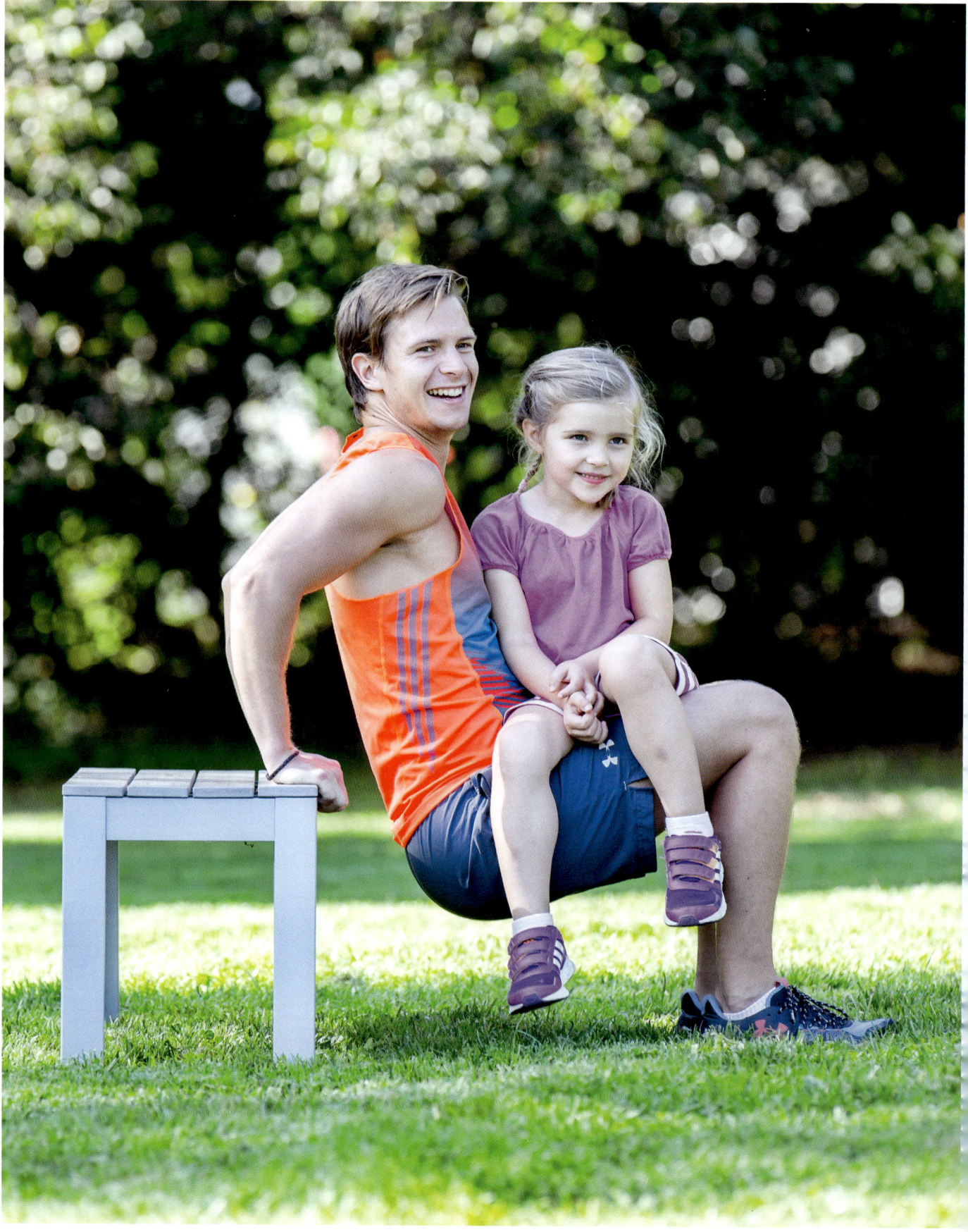

2

DEINE
TRAININGS-
BASICS

Bevor du ins Training einsteigst, helfen wir dir zuerst, deinen aktuellen
Fitnesszustand einzuschätzen und sinnvolle Ziele zu setzen,
die du auch erreichen kannst. Außerdem zeigen wir dir anhand
des funktionellen Trainings, welche unterschiedlichen Trainingsmethoden
es gibt, was sie bewirken und wie du deinen Körper darauf vorbereitest.
Außerdem machen wir einen kleinen Ausflug in die Anatomie,
damit du weißt, welche Muskeln du beanspruchst. Denn deine Ziele
und eine gute Vorbereitung garantieren dir ein erfolgreiches Training.

WIE DU DEINE ZIELE VERWIRKLICHEN KANNST

Beruflich hast du sicher ein klares Ziel vor Augen und weißt, was du in den nächsten ein, zwei oder fünf Jahren erreichen willst. Dasselbe gilt auch für deinen Körper – im übertragenen Sinn. Jeder, der eine neue Sportart beginnt, verfolgt damit zunächst eine bestimmte Absicht. Für den einen ist es der Spaß und die Abwechslung, für den anderen steht ganz klar ein Fitnessziel im Vordergrund. Aber wie werden diese Ziele, die du dir im Hinblick auf deine sportliche Fitness setzen möchtest, nun Realität? In der Regel überschätzen wir das, was in einem Monat zu schaffen ist, und sind enttäuscht, wenn sich vier Wochen wenig bis gar nichts getan hat. Schuld daran ist zum Teil auch die Werbeindustrie, die mit großen Versprechungen lockt, die so ähnlich klingen wie „Bauch weg in drei Wochen". Andersherum unterschätzen wir wiederum, was in beispielsweise drei Monaten wirklich möglich ist. Fit zu werden und es zu bleiben, ist kein Crashkurs, sondern vielmehr eine Lebenseinstellung. Wie heißt es so schön? „Use it or loose it." So schnell du deine Fitness verbesserst, so schnell kann sie auch wieder abbauen. Unser Ziel ist es, dir mit unserem 12-Wochen-Programm wöchentlich kleine Erfolgserlebnisse zu bescheren, sodass du auch Lust hast, langfristig mit deinen Kindern aktiv zu sein.

Wie könnten deine Ziele aussehen?

Das könnte zum einen sein, Gewicht zu verlieren und schlanker zu werden, aber auch Muskeln aufzubauen. Damit verbunden ist oft der gute Vorsatz, regelmäßig zu schwitzen und somit Kalorien beziehungsweise Fett zu verbrennen. Das sollte aber nicht dein einziges Ziel sein. Bestimmt möchtest du doch auch zukünftig fit bleiben und deine verlorenen Pfunde dauerhaft los sein. Bei vielen Trainierenden besteht oft die Gefahr, dass sie das Training bereits schleifen lassen oder ganz damit aufhören, sobald die ersten Kilos weg sind. Das wird dir nicht passieren, denn allein der Spaß, den du mit deinem Kind durch unser Powerpapa-Programm haben wirst, treibt dich immer wieder an weiterzumachen. Ist eines deiner weiteren Ziele beispielsweise, deine Ausdauer zu verbessern, können wir dir getrost versichern: auch dieses Ziel wirst du erreichen. Falls du zu denjenigen Vätern gehörst, die nebenbei vielleicht noch Tennis oder Fußball spielen, könntest du dir vornehmen, darin deine Leistungen zu steigern oder weniger verletzungsanfällig zu werden. Denn die eigene Fitness ist die Basis für solche sportartspezifischen Anforderungen.

Die folgenden Stichpunkte sollen dir helfen, konkrete Ziele zu definieren. Überlege dir, in welchen Bereichen du dich verbessern möchtest. Schätze deine jetzige Situation jedoch realistisch ein. Um es dir zu vereinfachen, kannst du Punkte vergeben. Drei Punkte bedeuten, du bist sehr zufrieden, bei zwei Punkten sind noch Verbesserungen möglich, bei einem Punkt besteht dringender Nachholbedarf. Überprüfe am Ende des 12-Wochen-Programms, in welchen Bereichen du dich tatsächlich verbessert hast. Wenn du bei Ausdauer einen Punkt vergeben hast, wirst du nach den drei Monaten feststellen, dass du beim Treppensteigen deutlich weniger aus der Puste kommst. Bei Kraft oder Koordination sollte ein Ziel sein, dass du nach einigen Wochen auch unsere schwierigen Übungen meisterst. So wie deine Ziele verankere auch dein Training fest in deinem Alltag und mache es zu einer neuen Gewohnheit.

- Zeit mit meinem Kind
- Kraft und/oder Ausdauer
- Flexibilität (Beweglichkeit)
- Koordination und Balance
- Verletzungsanfälligkeit
- Leistungsfähigkeit in meiner angestammten Sportart
- allgemeines Wohlbefinden, Ausgeglichenheit, innere Zufriedenheit
- Aussehen (Körperhaltung, Figur)

TRAINIERE FUNKTIONELL

Nur wenn du deinen Körper kennst, weißt du auch, wie du trainieren sollst, was du dir zumuten kannst oder welche Voraussetzungen du für bestimmte Sportarten mitbringen solltest. Wir möchten dir auf eine einfache Art und Weise grundlegende Informationen vermitteln, die dir helfen, bestimmte Bewegungsabläufe besser zu verstehen – und eben auch deinen Körper. Viele Trainierende, die sich wenig bis gar nicht mit Bewegung und Training auseinandersetzen, überfordern sich oft. Verletzungen oder chronische Überlastungen können die Folge sein. Schuld ist im seltensten Fall ein einzelner Muskel, weil er etwa zu schwach ist. Der Grund ist vielmehr die Bewegungsqualität – sowohl beim Training als auch im Alltag. Wir möchten dir helfen, mit unseren Übungen und dem Powerpapa-Programm auf der Basis natürlicher Bewegungen konstante sportliche und gesundheitliche Erfolge zu erzielen – und das langfristig.

Muskeln ganzheitlich statt isoliert trainieren

Vielen Trainierenden fehlt oft das Wissen darüber, wie man richtig trainiert oder sich bewegt und wann welche Muskeln zusammenarbeiten. „Funktionell" ist hierbei ein wichtiges Stichwort. Es bedeutet zunächst einmal „auf die Leistung bezogen", es bezieht sich aber auch auf „die Leistungsfähigkeit eines Organs". Funktionell kann deshalb auf sämtliche Muskeln und Gelenke übertragen werden. Demnach fordert funktionelles Training die Muskeln nicht isoliert, sondern es werden dabei komplexe Bewegungen ausgeführt, sodass mehrere Muskeln gleichzeitig stimuliert werden. Unser Körper kann also nur im Zusammenspiel „funktionieren" – und nur so kann auch die sportliche Leistung verbessert werden. Funktionelles Training dient sogar der Verletzungsprävention, denn in vielen Sportarten muss sehr schnell mit extremen Bewegungen reagiert werden, etwa im Tennis oder beim Fußball. Im Alltag müssen wir ebenso schnell reaktionsbereit sein und führen täglich komplexe Bewegungen aus, an denen immer mehrere Muskeln und Gelenke beteiligt sind.

Damit du eine Vorstellung davon hast, wann eine Übung funktionell ist, hier ein Beispiel: Nehmen wir an, du möchtest deine Oberschenkelmuskeln und dein Gesäß trainieren. Wenn du im Fitnessstudio bist, wirst du dafür Beinstrecker-Maschine, Beinpresse und Beinbeuger-Maschine benötigen. Dabei haben deine Beine keinen Bodenkontakt, du sitzt oder liegst und die Stabilisationsarbeit übernimmt für dich die Maschine statt deine Rumpfmuskeln. Das hat aber wenig mit den Anforderungen an deinen Körper in der Realität gemein, denn bei nahezu allen Sportarten und Alltagssituationen müssen wir unseren Körper selbst stabil halten. Anstatt der Maschinen könntest du also weit effizienter die Kniebeuge – mit oder ohne Gewicht – ausführen. Im Fitnessstudio würde ein Trainierender hierfür zusätzlich noch die Multipresse nutzen – wieder eine Maschine, bei der das Gewicht geführt wird. Bei der freien Kniebeuge dagegen stehst du und musst dich selbst stabilisieren, zum einen durch die Beine, zum anderen über deinen Rumpf, um das Gleichgewicht zu halten, während du das Gewicht stemmst. Dabei werden zahlreiche Muskeln aktiviert: Waden, vordere und hintere Oberschenkelmuskeln, Gesäß- und Hüftmuskeln, mit Gewicht musst du zusätzlich deine Brust-, Rücken- und Bauchmuskeln anspannen. Die Kniebeuge ist im Alltag permanent vertreten: beim Aufstehen, Setzen, Treppensteigen oder Bücken. Für Mütter und Väter mit kleineren Kindern ist sie sogar noch viel relevanter. Denn dein Kind möchte vom Boden hochgehoben, aus dem Kinderbett genommen oder auf eine Schaukel gesetzt werden. Solche komplexen Bewegungen führst du im dreidimensionalen Raum aus. Hebst du zum Beispiel dein Kind aus dem Kindersitz deines Autos, bewegst du dich in drei unterschiedliche Richtungen gleichzeitig: Wenn du frontal zur geöffneten Rücksitztür stehst, beugst du dich zuerst nach vorn, dann hebst du dein Kind hoch und schließlich drehst du deinen Oberkörper mit Gewicht zur Seite, um dein Kind in den Kinderwagen zu setzen oder auf den Boden zu stellen. Soll dieser Bewegungsablauf effizient und möglichst schonend für die Gelenke ausgeführt werden, müssen die beteiligten Muskeln gut aufeinander abgestimmt zusammenarbeiten. Viele unserer Übungen simulieren im Alltag häufig genutzte Bewegungen, bei denen immer mehrere Muskeln gleichzeitig beteiligt sind, zum Beispiel beim Riesenschritt mit seinen Varianten (Seite 58–61) und beim Bergsteiger (Seite 63).

Der Rumpf als wichtigste Basis

Die Stabilisierung des Rumpfes, zu dem anatomisch betrachtet Brustkorb, Bauch, Rücken und Becken gehören, hat für das funktionelle Training eine enorme Bedeutung. Nur wer über eine kräftige Körpermitte und eine gute Stabilität in diesem Bereich verfügt, kann effektiv Kraft auf Arme und Beine übertragen, also schnell laufen oder einen Ball mit voller Wucht werfen. Die Rumpfstabilität ist aber auch für eine aufrechte Körperhaltung und die Körperspannung verantwortlich, denn jeder Muskel besitzt eine gewisse Grundspannung. Im Alltag benötigst du sie, um dein Kind oder andere schwere Dinge hochzuheben. Verfügst du über eine starke Körpermitte, sind auch gleichzeitig deine Wirbelsäule, die zentrale Achse all unserer Bewegungen, und damit deine Bandscheiben besser vor Überlastungen geschützt. Die stabilisierende Funktion übernehmen zu einem Großteil die tief liegenden Rumpfmuskeln, die sich unter und zwischen den großen Muskeln verstecken. Werden diese im Training ständig miteinbezogen, wirst du nach ein paar Wochen bereits deutliche Verbesserungen bei deiner Körperspannung und auch Körperhaltung feststellen.

In unserem 12-Wochen-Programm und bei vielen Übungen spielt die Körpermitte eine wichtige Rolle. Bei Übungen, bei denen dein Kind dich schubsen und aus dem Gleichgewicht bringen darf, lernt dein Körper zudem, sich in verschiedenen Positionen stabil zu halten, auszubalancieren und somit reaktionsbereit zu bleiben, wenn es darauf ankommt. Bauch und Gesäß müssen hier die Spannung halten, damit das Becken aufgerichtet ist. Diese Fähigkeit hilft, bei Ballsportarten rasch auf neue Spielsituationen zu reagieren. Im Alltag können dadurch Stürze und Verletzungen besser vermieden werden, wenn man beispielsweise plötzlich stolpert oder auf Glatteis strauchelt. Das Wichtigste für eine stabile Körpermitte ist, das Becken zu stabilisieren. Die Rumpfspannung sollte demnach zwischen Brust- und Schambein entstehen. Das Brustbein beginnt dort, wo die beiden etwa waagrecht verlaufenden Knochen des Schlüsselbeins zusammenlaufen. Die Rumpfspannung umfasst die gesamte Körpervorder- und -rückseite ohne Arme und Beine. Ein häufig zu starker oder zu sehr verspannter Rückenmuskel sowie ein zu schwacher Bauch- und Gesäßmuskel heben die Rumpfspannung auf, wodurch die Körpermitte nur noch wenig stabil ist. Aktiviere deshalb beim Training Bauch- und Gesäßmuskeln ausreichend.

Verbessere Koordination und Balance

Eine weitere wichtige Komponente des ganzheitlichen Trainings ist Koordination, um komplexe Bewegungsabläufe zu verbessern. Hiermit ist vor allem die Zusammenarbeit zwischen Muskeln und zentralem Nervensystem gemeint, also die neuromuskuläre Ansteuerung. Dabei werden innerhalb eines Bewegungsablaufs ständig Nervenimpulse über die Muskeln an das Gehirn weitergeleitet. Es werden zwei Formen der Koordination unterschieden: Die intramuskuläre Koordination bezieht sich dabei nur auf einen einzelnen Muskel. Hier werden möglichst viele Muskelfasern innerhalb eines Muskels gleichzeitig aktiviert. Bei der intermuskulären Koordination arbeiten mehrere Muskeln gleichzeitig zusammen. Wenn dieses Zusammenwirken funktioniert und regelmäßig trainiert wird, werden viele Bewegungen effizienter und harmonischer ablaufen. Gleichzeitig fällt es leichter, beispielsweise bei einbeinigen Übungen die Balance zu halten.

MEHR HALTUNG, BITTE!

Wie sieht es generell mit deiner Körperhaltung aus? Gehst du aufrecht oder ist dein Rücken rund? Sind deine Schultern nach vorn gerollt oder nach hinten gezogen? Viele technische Errungenschaften, wie Fahrstuhl oder Rolltreppe, nehmen uns heute Bewegungen ab. Arbeiten vor dem Computer ist selbstverständlich. Durch das viele Sitzen leidet jedoch die gesamte Körperhaltung. Damit deine Muskeln und Gelenke in einem optimalen Verhältnis zueinander stehen, benötigt dein Körper die bereits erwähnte Grundspannung. Das bedeutet, deine Muskeln besitzen von vornherein eine Spannung, damit du eben aufrecht stehen und gehen kannst und die Gelenke von den Muskeln geschützt und nicht unnötig belastet werden.

Bei vielen Übungsbeschreibungen wirst du deshalb immer wieder aufgefordert, diesen oder jenen Körperbereich oder Muskel anzuspannen, so zum Beispiel den Trapez- oder Kapuzenmuskel, der aus drei Teilen besteht und wichtig für einen starken Rücken ist. Zudem mindert der trainierte untere Trapezmuskel Nackenverspannungen, indem er dem oberen Trapezmuskel die Spannung nimmt. In der Illustration auf Seite 41 siehst du, wo er liegt. Es gibt zwei Möglichkeiten, ihn gezielt anzusteuern: zum einen mit unserer Affenschaukel (Seite 95), zum anderen mithilfe eines Stabs oder Besenstiels: Stelle dich aufrecht hin. Halte den Stab mit etwas mehr als schulterbreit geöffneten Händen und gestreckten Armen über deinem Kopf. Ziehe jetzt die Schultern ganz bewusst nach hinten und unten und konzentriere dich ausdrücklich auf deinen Rücken.

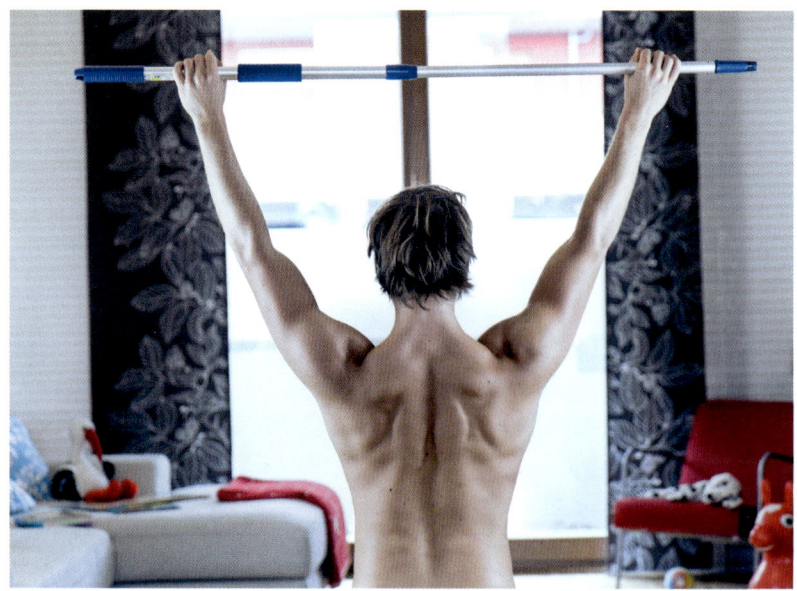

Trainierst du den Trapezmuskel regelmäßig, bleiben Schultergürtel und -blätter beweglich und deine Haltung aufrecht.

VON MUSKELN UND GELENKEN

Bei jeder Gelenkbewegung sind mindestens zwei Muskeln oder Muskelgruppen beteiligt. Beugst du beispielsweise den Unterarm, etwa beim Bizeps-Curl, zieht sich der Bizeps mit weiteren Muskeln, die ihm helfen, zusammen, er kontrahiert. Der gegenüberliegende Muskel ist der Trizeps auf der Oberarmrückseite. Er wird in die Länge gezogen. Der Bizeps ist der Spieler, der Trizeps der Gegenspieler. Nun arbeiten noch viele weitere Muskeln zusammen, damit wir unsere Gelenke richtig bewegen. So sind Bauchmuskeln die Gegenspieler zu den Rückenmuskeln, die Hüftbeugemuskeln die Gegenspieler zu den Gesäßmuskeln. Im Sitzen arbeiten aber relativ wenig Muskeln, außer diejenigen, auf denen eine ungewohnt lange Spannung einwirkt. Sitzen wir zu lange und zu oft – bei Menschen mit einem Bürojob sind das sehr viele Stunden pro Tag –, werden die Rücken- und Hüftbeugemuskeln zu sehr belastet, während Gesäß- und Bauchmuskeln relativ entspannt sind. Hüftbeuge- und Rückenmuskeln sind aber enorm wichtig, um das Becken zu kippen, während Bauch- und Gesäßmuskeln das Becken aufrichten. Wer nach langem Sitzen sofort anfängt loszulaufen, kann dies in aller Regel nicht mit gestreckter Hüfte. Dadurch können auch die Gesäßmuskeln nie in ihrer ganzen Stärke arbeiten. Diese haben aber wiederum die Aufgabe, die Hüfte zu strecken, damit du aufrecht gehst. Beides – das Aufrichten und das Kippen des Beckens – benötigen wir aber, um die Hüfte in ihrer Beweglichkeit voll zu fordern. Bei vielen Übungen ist beides notwendig, um eine Position stabiler einnehmen zu können, etwa beim Liegestütz. Hier wird das Becken aufgerichtet, damit der Rücken gestreckt bleibt und nicht durchhängt. Bei der Kniebeuge etwa wird das Becken leicht gekippt, indem das Gesäß nach hinten geschoben, aber die Bauchspannung gehalten wird. Stelle dir bei der Beckenkippe einfach eine Schüssel mit Wasser vor, die du nach vorn auskippst. Genau diese Bewegung machst du mit deinem Becken. Beim Aufrichten drehst du die Schüssel Wasser wieder nach oben.

Steigere Bewegungsqualität und Flexibilität

Damit deine Muskeln und Gelenke geschmeidig bleiben, beweglicher werden und du dich auch im Alltag besser bewegen kannst, ist ein strukturiertes Warm-up, also ein Aufwärmen vor deinem eigentlichen Training, essenziell. Durch ausgewählte Bewegungen werden Muskeln, Bänder und Gelenke auf die kommende Belastung vorbereitet. Die Mobilisation, das Durchbewegen der Gelenke, schützt diese vor Abnutzungen, indem sich die sogenannte Synovialflüssigkeit, die Gelenksflüssigkeit, bildet. Sie wirkt zwischen Knorpeln und Gelenken wie ein Polster, federt zu hohen Druck ab und vermindert die Reibung. Zudem wird die Körpertemperatur erhöht, um die allgemeine Leistungsfähigkeit zu verbessern. Es werden Muskeln aktiviert, die im Alltag wenig aktiv sind. Sie werden gedehnt und aufgelockert. Außerdem werden die neuronalen Strukturen im Gehirn angeregt. Du bist während des Trainings aufmerksamer und konzentrierter, führst die Bewegungen bewusster aus.

DEHNEN – JA ODER NEIN?

Es gibt unterschiedliche Meinungen, ob klassisches statisches oder aktives dynamisches Dehnen sinnvoller ist und ob vor oder nach dem Training gedehnt werden soll. Wir haben uns bewusst für die zeiteffiziente Methode entschieden, den Körper mit dynamischen Übungen wie Raupe oder Katze in Warm-up und Cool-down zu mobilisieren. Damit löst du nicht nur verklebte Faszien, sondern sorgst direkt beim Training für mehr Beweglichkeit und regelmäßig angewandt langfristig für geschmeidige Muskeln. Nicht zuletzt finden auch Kinder diese Übungen deutlich spannender zum Mitmachen. Sorgst du mit unserem Warm-up vor dem eigentlichen Training für etwas mehr Bewegungsspielraum, profitiert dein gesamtes Training davon. So entwickelst du spielerisch mehr und mehr Beweglichkeit und ein langes statisches Dehnen nach dem Training ist nicht mehr notwendig.

Ein weiterer Aspekt für mehr Beweglichkeit ist die sogenannte ROM, die Range Of Motion. Das bedeutet: Trainiere immer mit dem größtmöglichen Bewegungsspielraum. Machst du eine Kniebeuge oder einen Liegestütz, komme so tief du kannst. Nutze jedes Mal die volle Beweglichkeit deiner Gelenke aus. Nur so wirst du die Qualität deiner Bewegungen und die Flexibilität verbessern. Mit dem folgenden Selbstcheck, der lediglich aus zwei grundlegenden Bewegungen besteht, kannst du dich selbst einschätzen.

Der Selbstcheck

Jetzt wird sich zeigen, wo deine Schwachpunkte liegen. Arbeite daran, damit du dich effizienter und gesünder bewegst, schneller läufst oder schwimmst, mehr Liegestütze, Klimmzüge oder schwierigere Übungsvarianten schaffst und mit deinen Kindern verrücktere Dinge machen kannst. Es gibt nun mal gewisse grundlegende Bewegungsmuster, wie Rollen, Krabbeln oder in die tiefe Hocke zu gehen, die wir uns als Kleinkind Stück für Stück erarbeitet haben. Dadurch haben wir gelernt, unseren Körper zu beherrschen und Kraft aufzubauen. Die beiden folgenden Übungen imitieren solche Basisbewegungen. Solltest du diese gut beherrschen, bist du funktionell schon einmal prima eingestellt und wirst die meisten unserer Übungen gut umsetzen können. Wenn es noch nicht auf Anhieb klappt, ist unser Warm-up für dich umso wichtiger. Es hilft dir, diese Basisbewegungen wie bei einem Softwareupdate wieder zu aktivieren.

Vorbeuge: Sie ist eines der elementarsten Bewegungsmuster, die ohne Schonhaltung beherrscht werden sollte. Dabei wird die Oberschenkelrückseite gezielt gedehnt, verklebtes Fasziengewebe (Info Seite 37) auf der Oberschenkelrückseite und in den Rückenmuskeln aufgelockert und die Beweglichkeit der Wirbelsäule, der Hüfte und der rückwärtigen Faszien und Muskeln verbessert. Die Raupe (Seite 51) hilft dir, dich in den genannten Bereichen zu verbessern.

Stelle dich mit geschlossenen Füßen aufrecht hin, die Fußspitzen zeigen nach vorn, die Arme sind locker. Beuge dich nun über die Hüfte nach vorn, indem du die Wirbelsäule abrollst, und versuche, mit den Fingerspitzen die Zehen zu berühren, ohne dabei die Knie zu beugen. In der Endposition sollte die Wirbelsäule eine gleichmäßige Rundung aufweisen.

Tiefe Kniebeuge mit Stab: Ziel ist es, mit gestreckten Armen so tief wie möglich zu kommen. Als Hilfsmittel benötigst du einen Besenstiel oder Skistock. Die Kniebeuge verbessert vor allem die Beweglichkeit in Sprung- und Kniegelenk sowie in der Hüfte, mit dem Stab zusätzlich in Oberarm, Schulter und Brustwirbelsäule. Zudem wird die Stabilität in den Gelenken trainiert. Tänzer (Seite 46), Frosch (Seite 47), Hund (Seite 54) und Katze (Seite 55) helfen dir, dich in den genannten Bereichen zu verbessern.

Die Füße sind schulterbreit geöffnet und parallel. Halte den Besenstiel mit geöffneten und gestreckten Armen über dem Kopf. Dein Blick ist nach vorn gerichtet. Jetzt kommst du möglichst langsam in die tiefste Position. Halte den Besenstiel über dem Kopf, während der Oberkörper aufrecht und die Wirbelsäule gestreckt bleiben. Ziehe die Schultern nach unten. Die Fersen halten den Bodenkontakt. Die Knie sind in einer Linie mit den Füßen, die Hüfte wird tiefer als die Knie abgesenkt.

Vorbeuge

Tiefe Kniebeuge mit Stab

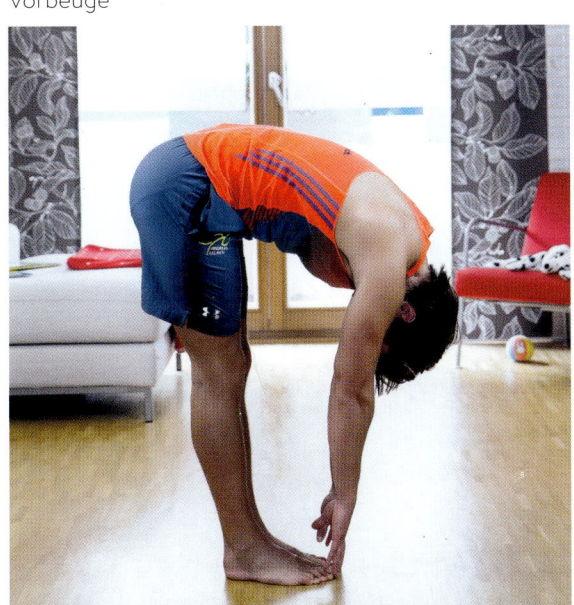

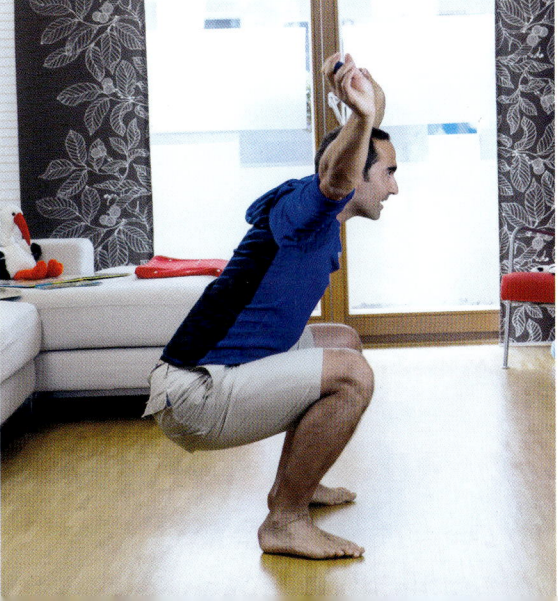

Setze immer wieder neue Trainingsreize

Ziel eines jeden Trainings ist die stetige Weiterentwicklung und Leistungssteigerung. Dafür benötigen wir sogenannte überschwellige Reize. Du verlässt quasi die Komfortzone und forderst deinen Körper über das normale Maß hinaus, damit er sich durch immer neue Trainingsreize verbessern kann. Diese können durch schwierigere Übungen, mehr Gewicht oder einen Methodenwechsel beim Training hervorgerufen werden. Irgendwann passt sich nämlich dein Körper an und verlangt nach Neuem. Innerhalb einer Trainingseinheit spielt die Anzahl der Wiederholungen und Sätze aber eine ebenso wichtige Rolle. Dabei besteht ein Satz aus einer bestimmten Anzahl an Wiederholungen einer Übung. Sind zum Beispiel von zwei Übungen jeweils drei Sätze vorgegeben, kann die erste Übung mit Satzpause absolviert werden oder die beiden Übungen werden ohne Pause im Wechsel durchgeführt. Wichtig dabei ist, dass unterschiedliche Muskeln trainiert werden und du nach einem anstrengenden Satz wirklich pausierst, damit sich die Muskeln erholen können. Ein weiterer Faktor, der Einfluss auf den Trainingsreiz hat, ist die Intensität einer Übung. Beim Laufen ist die Geschwindigkeit der Maßstab, bei Kniebeugen entweder das Zusatzgewicht oder eine schwierigere Variante. Einbeinige Kniebeugen sind intensiver als beidbeinige, da du dein Körpergewicht aus nur einem Bein drücken musst. Je höher die Intensität ist, desto weniger Wiederholungen werden dir möglich sein.

Um dein Training zu unterstützen, kannst du bewusst die Atmung einsetzen. Grundsätzlich gilt: Bei der leichteren Bewegung oder auch der Entlastung wird ein-, bei der Belastung ausgeatmet. Wenn du dich beispielsweise beim Liegestütz absenkst, atmest du ein, beim Hochdrücken aus. Bei Haltepositionen lässt du die Atmung gleichmäßig fließen.

Die Superkompensation

Unser Körper speichert jeden Trainingsfortschritt ab. Das Stichwort dafür ist „Superkompensation". Führst du beispielsweise Klimmzüge aus, werden deine Muskeln von Satz zu Satz müder. Du hast deinen Körper aus dem Gleichgewicht gebracht und er ist schwächer als zu Beginn. Jetzt musst du dich ausreichend erholen. In dieser Phase (die mindestens einen Tag dauern sollte) passt sich dein Körper an diese neuartige Belastung an. Er sorgt zum Beispiel für eine verbesserte Durchblutung oder für einen Zuwachs an Muskelgröße, sodass er beim nächsten Mal besser auf die Belastung vorbereitet ist und leistungsfähiger wird. Es findet also eine Anpassung über das vorherige Leistungsniveau statt.

Schmerz oder Anstrengung?

Es gibt unterschiedliche Arten von Schmerzen beim Training. Das Brennen deiner übermüdeten Muskeln am Ende einer Übungseinheit ist Anstrengung. Dazu gehört auch Muskelkater, den du ein, zwei Tage später vielleicht spüren wirst. Schmerzen, die während deines Trainings oder hinterher immer wieder an der gleichen Stelle, etwa an Sehnen oder im

FASZIEN – DIE UNBEKANNTE DIMENSION

Bei jeder Bewegung von Muskeln und Gelenken sind Faszien beteiligt. Zudem hat man herausgefunden, dass sie auch bei der Muskelkräftigung beteiligt sind. Faszien sind unser Bindegewebe, zu dem auch Sehnen, Bänder und Gelenkkapseln gehören. Sie halten Haut und Muskeln in ihrer Form, umhüllen Knochen und Organe und stützen somit unseren gesamten Bewegungsapparat. Zudem enden enorm viele Nerven im Fasziengewebe. Bewegen wir uns nicht ausreichend, können diese Faszien verkleben. Die meisten Schmerzen im Rücken rühren nach neuesten Studien wohl eher aus Verklebungen des umliegenden Fasziengewebes als durch Verspannungen der Rückenmuskeln oder Problemen mit der Wirbelsäule. Beides kann reduziert werden, indem wir uns viel bewegen und vor allem nicht allzu lange in einer Position verharren, wie beispielsweise bei der Schreibtischarbeit.

Schultergelenk, aufgrund einer Verletzung oder permanenter Überlastung auftreten, sind dagegen unbedingt zu vermeiden. Schmerzen kann unser Körper kompensieren: Bewegungen werden nicht mehr perfekt ausgeführt, bestimmte Körperbereiche beim Training ausgelassen oder mit weniger Power trainiert. Dieses Schema überträgt sich auch auf den Alltag. Unser Körper nimmt eine permanente Schonhaltung ein. Schmerzt beispielsweise ein Gelenk, muss ein anderes an anderer Stelle ausgleichen. Dadurch verändert sich unsere Körperhaltung, was sich auf unseren gesamten Bewegungsapparat auswirkt. Früher oder später führt dies zu Verletzungen oder chronischen Leiden und der Trainierende kommt an einen Punkt, an dem kein Fortschritt mehr möglich ist. Begib dich mit einem kompetenten Trainer, Physiotherapeuten oder Arzt auf die Suche nach der Ursache für deine wirklichen Schmerzen. Nur wenn du lernst, Anstrengung von echtem Schmerz zu unterscheiden, wirst du wirklich schmerzfrei trainieren können.

Unterschiedliche Kraftarten

Kraftausdauer: Sie hat zum Ziel, den Ermüdungswiderstand der Muskeln zu erhöhen. Das bedeutet, dass eine maximale Kraftleistung über einen längeren Zeitraum gehalten werden muss, bevor die Muskeln ermüden. Das kann sowohl eine dynamische als auch statische Kraft sein. Wird dynamisch trainiert, liegt die Wiederholungszahl zwischen 16 und 25 Wiederholungen pro Satz. Bei statischen Übungen dagegen spielt die Haltezeit eine Rolle, also wie lange der Muskel in einer festgelegten Zeit belastet wird. Bei vielen unserer Übungen trainierst du sowohl dynamisch als auch statisch vorwiegend im Kraftausdauerbereich. Hierbei werden zwischen zwei und vier Sätze absolviert und mit etwa 60 Prozent der Maximalleistung trainiert.

Hypertrophie: Der Begriff beschreibt zunächst die Größenzunahme eines Muskels oder Organs. Beim klassischen Hypertrophietraining wird deshalb das Dickenwachstum der Muskeln angestrebt. Ein typischer Wiederholungsbereich für dieses Training liegt zwischen 6 und 15 Wiederholungen. Hypertrophie entsteht durch kleine Verletzungen in den Muskeln, die im Anschluss an das Training repariert werden. Dabei wird zusätzlich Eiweiß eingelagert, es werden neue Zellen gebildet oder die Zellen verdicken sich. Das Ergebnis ist ein größerer Muskel. Hier wird mit einer Intensität von 70 bis 85 Prozent der Maximalleistung trainiert und es werden zwischen drei und vier Sätze absolviert.

Maximalkraft: Sie beschreibt die maximal zu realisierende Kraft, die du willkürlich gegen einen Widerstand aufbringen kannst. Beim klassischen Maximalkrafttraining wird mit sehr hohen Gewichten trainiert (die Intensität liegt zwischen 80 und 95 Prozent). Eine entsprechende Powerpapa-Übung wäre der Liegestütz mit Kind auf dem Rücken, aber auch Klimmzüge können dich an deine Grenze bringen. Es werden zwischen 1 und 5 Wiederholungen und zwei Sätze absolviert. Ziel ist, innerhalb kürzester Zeit möglichst viele Muskelfasern zu aktivieren und dich durch Gewicht oder Übungsform wirklich ans Limit zu bringen.

Schnellkraft und Explosivität: Schnellkraft bedeutet, dass du dich oder einen Gegenstand mit Maximalkraft explosiv, also sehr schnell, bewegst. Dabei wird zwischen Anfangs- und Endgeschwindigkeit unterschieden. Entweder ist das Ziel, eine hohe Endgeschwindigkeit zu erreichen, oder eine explosive Bewegung in möglichst kurzer Zeit auszuführen. Sprünge, Sprints oder auch unser Banksprung (Seite 74/75) werden explosiv ausgeführt. Schnellkraft entwickelst du bei den Skifahrersprüngen (Seite 68).

BEWEGUNGSFORMEN UND WICHTIGE MUSKELN

Damit du weißt, wo sich die Muskeln, die du trainieren wirst, befinden, möchten wir dir einen Überblick über die einzelnen Körperbereiche geben. Zusätzlich erfährst du, für welche Bewegungen die Muskeln verantwortlich sind.

Die Muskeln des Unterkörpers
Ein sinnvolles Unterkörpertraining besteht aus knie- und hüftdominanten Übungen mit ein- und beidbeinigen Varianten. Außerdem sind Sprünge wie der Skifahrersprung (Seite 68) hervorragend geeignet, deine Explosivität, Sprungkraft und Kniestabilität zu verbessern.

Bei kniedominanten Übungen wie der Kniebeuge (ab Seite 64) stehen die Streckung des Kniegelenks und die Kräftigung der Oberschenkelvorderseite im Vordergrund. Bei hüftdominanten Übungen wie dem Kreuzheben (Seite 70 und 122) und der Standwaage (Seite 96) wird vorwiegend die Körperrückseite gestärkt. Neben der Beugung und Streckung werden bei der Abduktion Beine, Arme oder ein Muskel oder anderes Körperteil abgespreizt, etwa bei der Schere (Seite 50), bei der Adduktion zur Körpermitte herangezogen, wie beim Heranziehen des Beins beim Schlittschuhschritt (Seite 69). Grundsätzlich sind alle Muskeln beteiligt. Wichtig ist jedoch auch, dass du weißt, wo die Schwerpunkte liegen.

Muskel, der verstärkt bei kniedominanten Übungen trainiert wird:
Quadrizeps (vierköpfiger Oberschenkelstrecker)

Muskeln, die verstärkt bei hüftdominanten Übungen trainiert werden:
• Oberschenkelrückseite (ischiokrurale Muskulatur)
• großer, mittlerer und kleiner Gesäßmuskel

Muskeln, die verstärkt bei einbeinigen Übungen und seitlichen Bewegungen trainiert werden:
• Abduktoren und Adduktoren des Oberschenkels
• Wadenmuskeln

Die Muskeln der Körpermitte

Mit der Körpermitte steht oder fällt deine Power und Athletik. Vereinfacht kann man sagen, es gibt eine vordere und eine rückwärtige Muskelkette, die gekräftigt werden muss. Für die vordere Kette, also die Bauchmuskeln, können Stützübungen ausgeführt werden, etwa kleiner und großer Stütz (Seite 81) sowie Crunch- und Sit-up-Varianten, wie der Schwitzkasten-Crunch (Seite 76) und die Schneckenrolle (Seite 91). Die rückwärtige Kette wird beispielsweise mit Brett (Seite 99), Kreuzheben (Seite 70 und 122) oder Brücke (Seite 84/85) gekräftigt, wobei hier auch meist das Gesäß fleißig mitarbeitet. Denke dabei immer an deine Rumpfstabilität.

Vordere Muskelkette:
• gerader Bauchmuskel
• äußerer und innerer schräger sowie quer verlaufender Bauchmuskel
• Hüftbeuger

Rückwärtige Muskelkette:
• Rückenstrecker
• quadratischer Lendenmuskel

Die Muskeln des Oberkörpers

Um die Muskeln des Oberkörpers ganzheitlich zu trainieren, sind Drück- und Zugübungen unerlässlich. Bei Drückübungen – wie der Name schon sagt – drückst du ein Gewicht oder dich von etwas weg. Hier trainierst du vorrangig den Trizeps, die Oberarmrückseite, Brust- und Schultermuskel. Bei vertikalen Drückübungen drückst du ein Gewicht, hier dein Kind, über den Kopf. Dazu gehören aber auch der Handstand (Seite 116–119) und das Schulterdrücken auf der Bank (Seite 111), bei denen einfach nur die Richtung, in die du deinen Körper drückst, verändert wird. Die bekannteste horizontale Drückübung ist der Liegestütz (Seite 106/107 und 112).

Bei Zugübungen ziehst du etwas zu dir oder deinen Körper an etwas heran. Dabei trainierst du hauptsächlich die Rückenmuskeln und den Bizeps. Zugübungen sind besonders wichtig, um den oberen Rücken ausreichend zu kräftigen. Dabei kann ein Zusatzgerät – Gewicht, Stange oder Seil – benutzt werden, das man an seinen Körper heranzieht. Oder du führst eine Adduktion nur durch eine bestimmte Bewegung aus, zum Beispiel bei unserem Brett mit Schulterblattadduktion (Seite 100) das Zusammenziehen der Schulterblätter im Rücken. Das ist wichtig zu wissen, da genau diese Muskeln oft vernachlässigt werden. Der Gegenspieler, der große Brustmuskel, wird gerade von Männern gern gequält und gut trainiert. Dabei belohnen Zugübungen mit einer tollen Haltung und weniger Rückenbeschwerden. Zum Aufbau eines starken Oberkörpers benötigst du Zugübungen in der Vertikalen, wie den Klimmzug (Seite 115), und in der horizontalen, etwa das schräge Ziehen (Seite 108).

Muskeln, die bei Zugübungen aktiviert werden:
• großer und kleiner Brustmuskel
• Schultermuskel
• Trizeps (dreiköpfiger Armstrecker)

Muskeln, die bei Drückübungen aktiviert werden:
• Latissimus (großer Rückenmuskel)
• großer und kleiner Rautenmuskel
• Rückenstrecker (eine Gruppe von Muskeln entlang der Wirbelsäule)
• Trapezmuskel mit seinen drei Teilen
• Bizeps (zweiköpfiger Armbeuger)

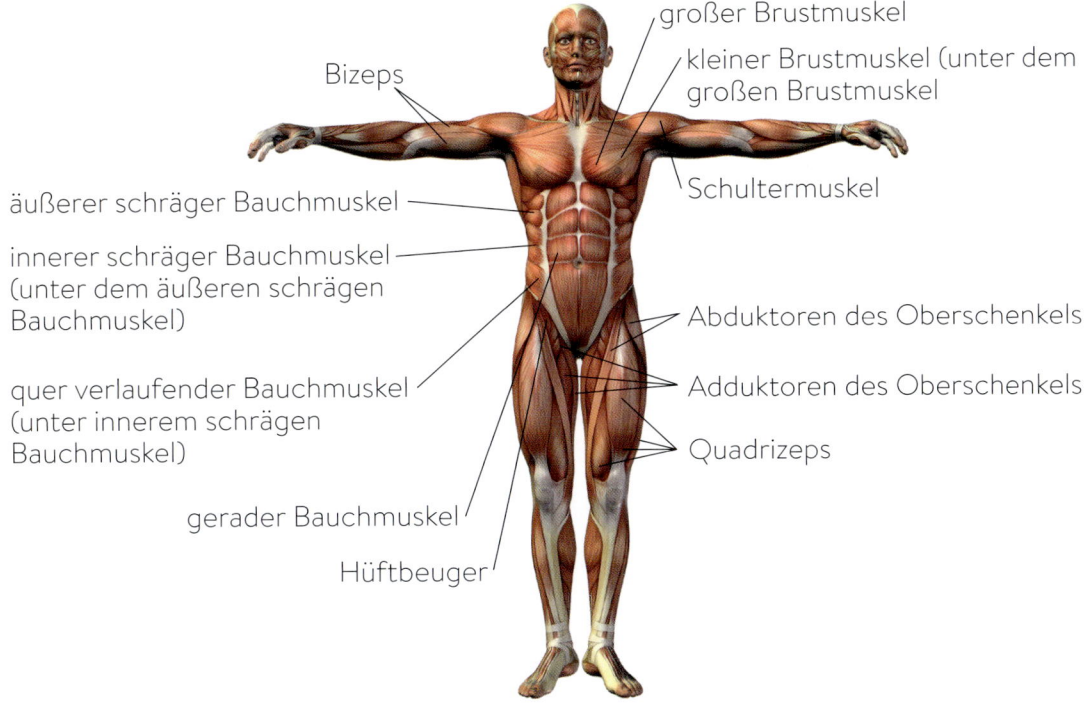

Bizeps

großer Brustmuskel

kleiner Brustmuskel (unter dem großen Brustmuskel

Schultermuskel

äußerer schräger Bauchmuskel

innerer schräger Bauchmuskel (unter dem äußeren schrägen Bauchmuskel)

quer verlaufender Bauchmuskel (unter innerem schrägen Bauchmuskel)

gerader Bauchmuskel

Hüftbeuger

Abduktoren des Oberschenkels

Adduktoren des Oberschenkels

Quadrizeps

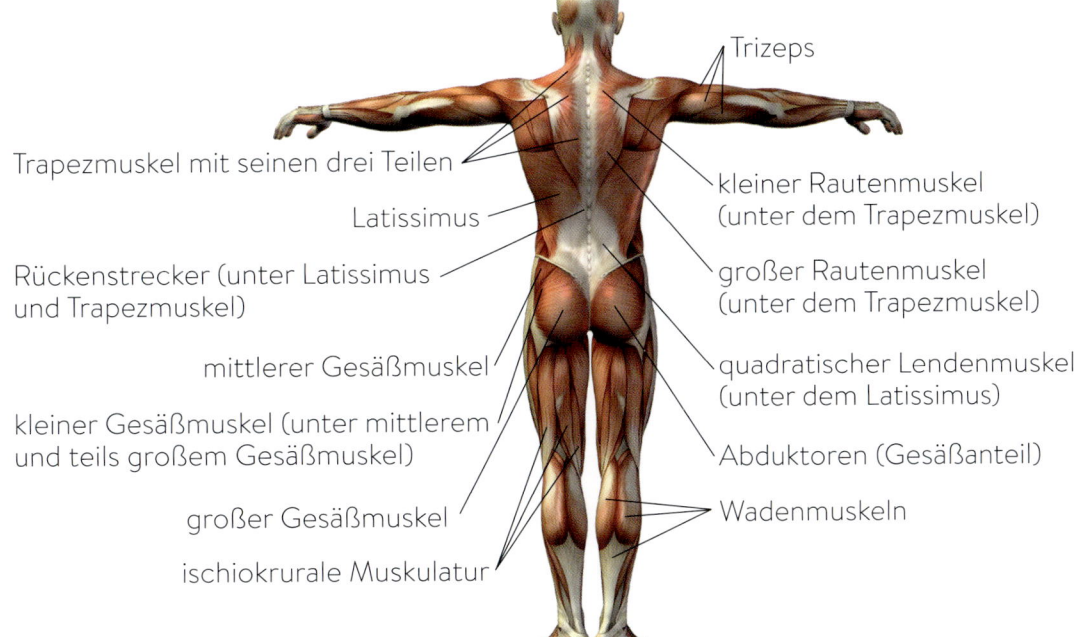

Trizeps

Trapezmuskel mit seinen drei Teilen

Latissimus

Rückenstrecker (unter Latissimus und Trapezmuskel)

mittlerer Gesäßmuskel

kleiner Gesäßmuskel (unter mittlerem und teils großem Gesäßmuskel)

großer Gesäßmuskel

ischiokrurale Muskulatur

kleiner Rautenmuskel (unter dem Trapezmuskel)

großer Rautenmuskel (unter dem Trapezmuskel)

quadratischer Lendenmuskel (unter dem Latissimus)

Abduktoren (Gesäßanteil)

Wadenmuskeln

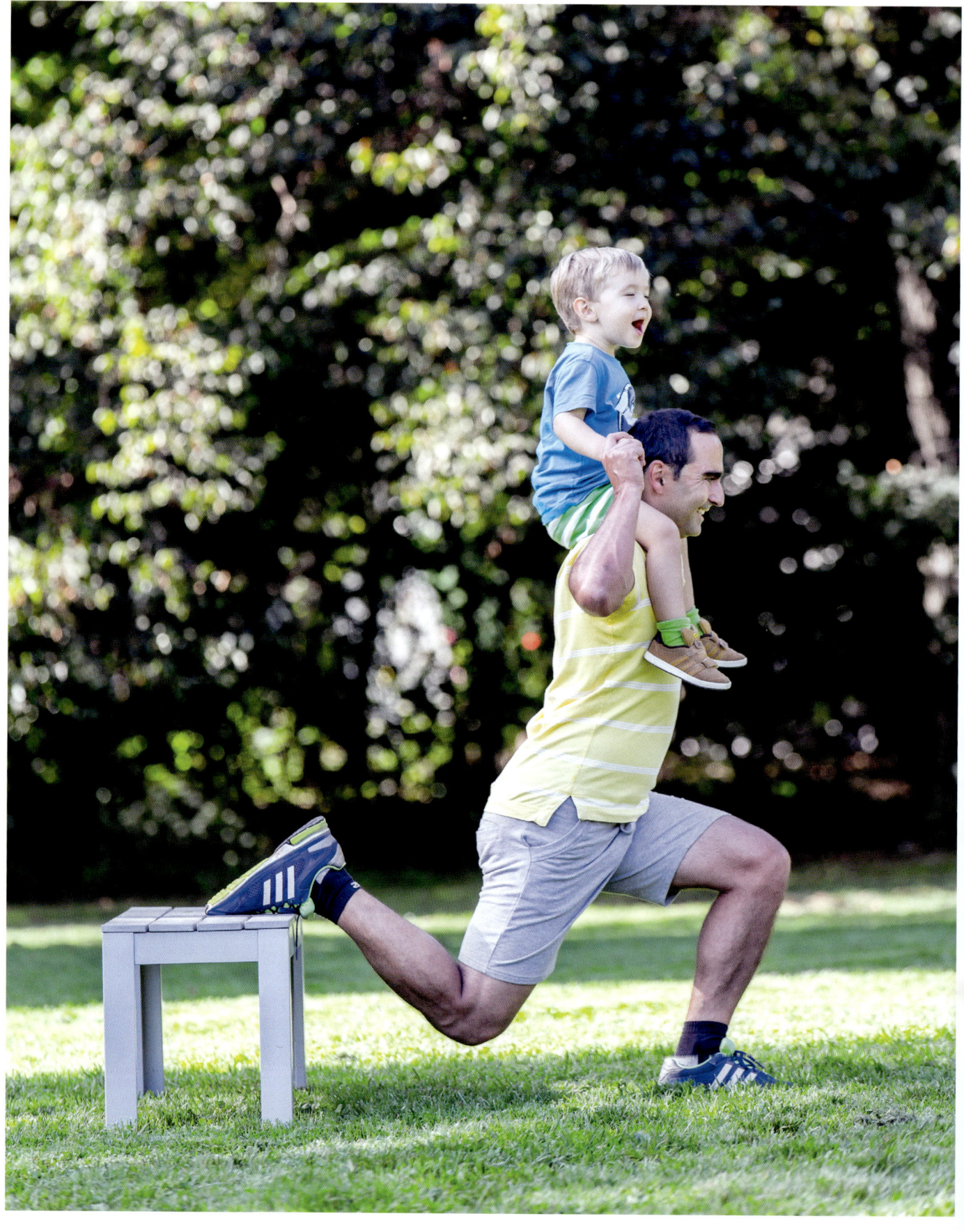

3

ÜBUNGEN MIT SPASS UND POWER

Hier sind sie: unsere Übungen für euch. Blättere mit deinem Kind ruhig schon einmal ein bisschen und lasst euch von den Fotos animieren. Gefällt euch eine Übung, probiert sie einfach aus – aber mit Betonung auf ausprobieren. Denn du weißt ja mittlerweile: ohne Warm-up kein Training! Bevor ihr also richtig loslegt, solltest du wissen, wie die Übungen ausgeführt werden und was es dabei zu beachten gibt. Denn nur wenn du optimal vorbereitet bist, steht einem gelungenen Training mit hohem Spaßfaktor nichts mehr im Weg.

WAS DU NOCH WISSEN SOLLTEST

Bevor du dich an die Übungen machst, nimm dir für die folgenden Hinweise noch ein paar Minuten Zeit. Zusammen mit den Trainingsbasics in Kapitel 2 ab Seite 27 und den zwölf Tipps aus Kapitel 1 (Seite 24/25) sind sie deine perfekte Grundlage, damit du für das Training mit deinem Kind optimal vorbereitet bist.

An erster Stelle steht die Gesundheit – sowohl die deines Kindes als auch deine. Wenn du irgendwelche Vorerkrankungen, wie Bluthochdruck, Herz-Kreislauf-Beschwerden oder Beschwerden an Gelenken oder Bändern hast, suche vorher einen Arzt auf, frage einen Physiotherapeuten oder erfahrenen Trainer. Sie werden dir sagen, ob und welche unserer Übungen für dich geeignet sind und ob du überhaupt dieses Programm durchführen kannst. Ob dein Kind von irgendwelchen Erkrankungen betroffen ist, weißt du sicherlich. Wenn dir dein Arzt oder Physiotherapeut grünes Licht geben, solltest du trotzdem eine Regel immer beherzigen: Jede Erkältung muss auskuriert werden! Wenn du deinen Körper in einer Phase, in der er gerade geschwächt ist, zusätzlichen Anstrengungen aussetzt, kann das negative Auswirkungen, zum Beispiel auf dein Herz, haben. Dasselbe gilt auch für dein Kind. Mit Sicherheit wird es aber gar keine Lust auf die Turnerei haben, wenn es ihm schlecht geht. Kinder folgen noch wesentlich bewusster ihren natürlichen Instinkten als wir Erwachsene.

Lies dir zunächst die Ausführung jeder einzelnen Übung genau durch und sieh dir die Bilder dazu an. Denn nur wenn du die Technik beherrschst, wird auch dein Training am effizientesten sein. Unabhängig von deinem persönlichen Fitnessgrad solltest du jede Übung erst einmal ohne Kind ausprobieren. Achte dabei auf eine saubere Ausführung und verinnerliche die Abläufe. Zu Hause kannst du deine Ausführung auch vor einem Spiegel korrigieren. Idealerweise kontrolliert dich jemand – entweder deine Partnerin oder ein anderer Powerpapa – zu Beginn und achtet besonders auf Haltung und Übungsausführung. Wenn du mit dem 12-Wochen-Programm beginnst, präge dir vor deiner jeweiligen Trainingseinheit die Übungen genau ein, damit du während des Trainings nicht allzu viel Zeit mit Nachblättern oder Nachlesen verlierst.

Zum Übungsaufbau

Zur besseren Orientierung haben wir alle Übungen nach Körperbereichen sortiert, und zwar nach Unterkörper, Körpermitte und Oberkörper, innerhalb dieser Bereiche von einfach bis schwer. Danach folgt noch eine kleine Kategorie „Partnerübungen". Die Übungen zu Warm-up und Cool-down haben wir separat an den Anfang gestellt. Der Einfachheit halber entsprechen sie der Reihenfolge der Ausführung. Für einen schnellen Überblick haben wir alle Übungen noch einmal in einer Tabelle auf Seite 172 zusammengestellt.

Bei jeder Übung siehst du sofort, ab welchem Kindesalter sie geeignet ist. Punkte geben dir den Schwierigkeitsgrad an: von einem Punkt ●○○ für eine einfache Übung – besonders geeignet für Einsteiger – bis drei Punkte ●●● für den höchsten Schwierigkeitsgrad.

 Durch das Papasymbol erfährst du, wo der Trainingsschwerpunkt des Vaters liegt.

 Der kleine Junge zeigt dir an, welche motorischen Fertigkeiten bei deinem Kind gefördert werden.

Deine Bewegungsausführung: Diese Rubrik ist das A und O für dich. Es wird hier immer eine Wiederholung beschrieben, bei einseitiger Ausführung inklusive Seitenwechsel. Die Beschreibung bezieht sich rein auf deinen Bewegungsablauf. Auch wenn der Großteil der Übungen mit Kind bebildert ist, gibt es ein paar wenige ohne Kind. Oft kann es dich einfach nur nachahmen. Bis auf die Partnerübungen kannst du jederzeit allein trainieren.

Dein Kind trainiert mit: Hier erfährst du, wie du dein Kind bei einer Übung miteinbeziehen kannst, wie es selbst mitmachen kann oder dir eine Übung schwerer macht. Abhängig von Alter und Gewicht deines Kindes wird so aus einer einfachen Übung schnell eine schwierigere Variante.

Varianten: Hier geben wir dir Ideen, wie du eine Übung noch intensiver gestalten kannst und somit deinen Trainingseffekt steigerst. So kann zum Beispiel der Fokus mehr auf Kraft, Ausdauer oder Schnellkraft gelegt werden, in dem das Tempo der Wiederholungen ein anderes ist, du Sprünge integrierst oder aus einer beidbeinigen eine einbeinige Variante wird.

Hinweise: Diese Rubrik ist wichtig für die Ausführung. Hier steht, was es Besonderes zu beachten gibt, etwa zur Ausgangsposition oder Ausführung selbst, zu bestimmten Muskelfunktionen während des Bewegungsablaufs oder wie dein Kind am besten auf dir platziert wird.

Tipp des Trainers: Hier geht Andreas Ullrich etwas mehr in die Tiefe und gibt dir zusätzliche Hintergrundinformationen, Tipps und Tricks nicht nur zu den Übungen. Solche Tipps findest du im gesamten Buch vor. Das können alle möglichen Themen sein: von der unterschiedlichen Arbeitsweise der Muskulatur bei bestimmten Übungen oder Bewegungen bis zu nützlichem Trainingsequipment.

TÄNZER

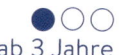

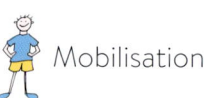 Mobilisation der Brustwirbelsäule   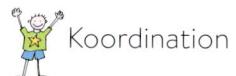 Koordination

Diese Übung erinnert tatsächlich an einen Tänzer, ist aber optimal, um deine Wirbelsäule zu mobilisieren.

Deine Bewegungsausführung

1. Stelle dich mit etwas mehr als hüftbreit geöffneten Füßen aufrecht hin. Aktiviere die Bauch- und Gesäßmuskeln. Ziehe den Bauchnabel etwas nach innen. Nun nimm die Arme leicht gebeugt so weit nach oben, dass die Hände etwa auf Schulterhöhe sind, die Ellbogen jedoch etwas darunter. Halte sie vor deinem Körper.
2. Drehe dich so weit wie möglich zur linken Seite. Lasse dabei die Arme vor der Brust und den Oberkörper aufrecht. Die rechte Hüfte und die rechte Ferse drehen mit, der linke Fuß bleibt fest auf dem Boden. Komme zurück zur Mitte und drehe dich jetzt nach rechts. Führe die Bewegung in einem moderaten Tempo, aber nicht zu schnell aus.

Dein Kind trainiert mit

Dein Kind kann den Tänzer einfach nachahmen oder selbst kreativ werden.

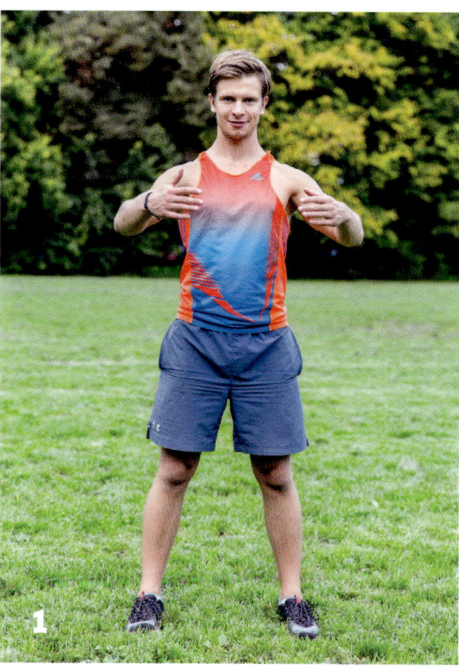

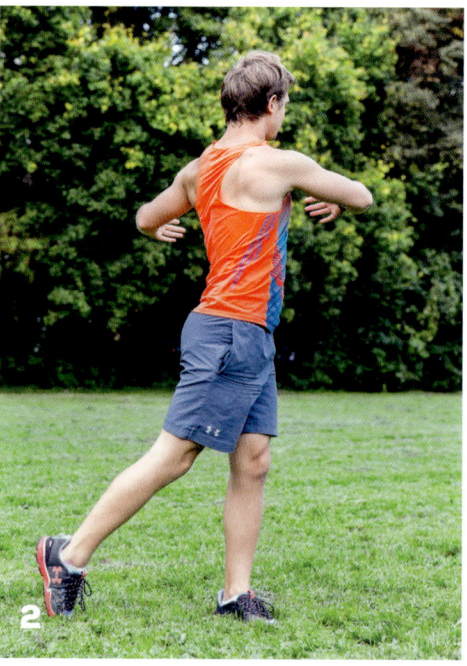

PAPA FANGEN

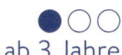
ab 3 Jahre

 Ausdauer, Koordination, Aktivierung
aller Muskeln, vor allem in den Beinen

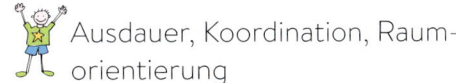 Ausdauer, Koordination, Raum-
orientierung

Bei diesen Warm-up-Übungen habt ihr unzählige Möglichkeiten, um euch so richtig
auszupowern. Lege vorher eine Spielfläche fest, in der ihr euch bewegt, zum Beispiel fünf
mal fünf Meter. Wenn die Kinder schon fitter sind, kann die Fläche gern größer sein. Um
das Spiel spannender und für dich anstrengender zu machen, kannst du dich beim Fangen
beispielsweise wie ein Frosch, Gorilla oder einbeiniger Storch fortbewegen.

Frosch

1. Komme in eine tiefe Hocke und setze die Hände zwischen den Füßen vor dir auf dem
   Boden auf. Die Knie zeigen wie bei einem Frosch nach außen. Lasse den Rücken möglichst gerade.
2. Springe aus dieser Position mit beiden Beinen an den Händen vorbei.
3. Die Füße sollten nah an den Händen landen. Bleibe während der gesamten Ausfüh-
   rungsdauer in der tiefen Hocke und lasse die Arme gestreckt zwischen den Beinen.

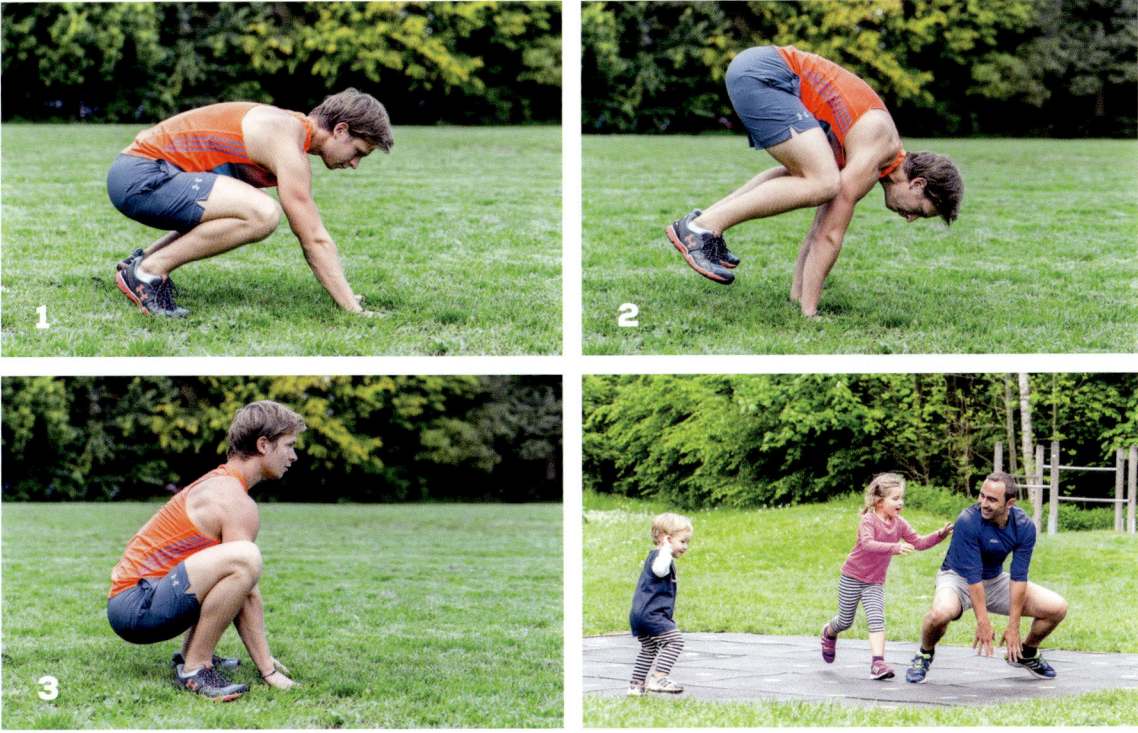

Gorilla

Starte im Vierfüßlerstand. Setze die Hände wie ein Gorilla auf dem Boden auf. Drücke dich dann nach oben, bis die Beine nur noch leicht gebeugt sind. Das Gesäß ist der höchste Punkt. Rücken und Arme sind gestreckt und bleiben es auch während des Fangspiels. Jetzt bewege dich so vorwärts, dass du immer eine Hand und einen Fuß diagonal anhebst und wieder absetzt.

Einbeiniger Storch

Verlagere das Gewicht auf ein Bein und hebe das andere leicht angewinkelt nach hinten an. Das Sprungbein ist leicht gebeugt. Mache jetzt kleine Sprünge nach vorn und bleibe möglichst auf dem Fußballen. Halte den Oberkörper dabei aufrecht. Führe die Wiederholungen zuerst auf dem einen, dann auf dem anderen Bein aus.

Dein Kind trainiert mit

Bei allen drei Fangspielen ist deine Geschicklichkeit gefragt, denn dein Kind wird dich entweder am liebsten jagen oder es ahmt dich nach und ihr springt um die Wette.

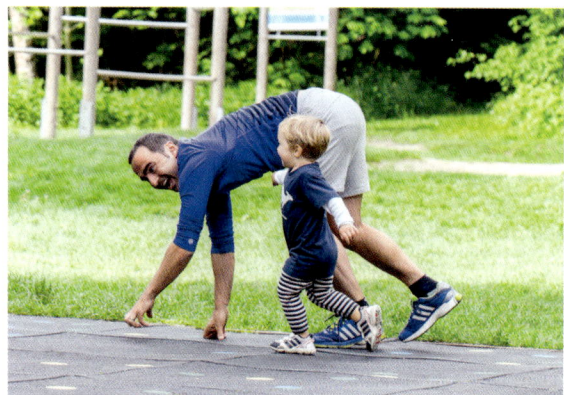

Gorilla

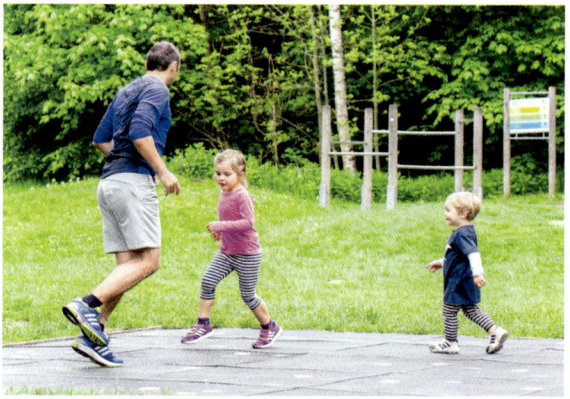

Einbeiniger Storch

ROLLE

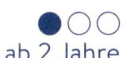

 Ganzkörperaktivierung, Kräftigung der Rumpfmuskeln, speziell der Bauch-muskeln

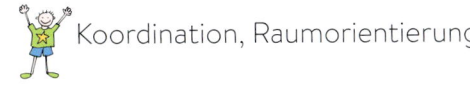 Koordination, Raumorientierung

Kinder lieben diese Bewegung, ist sie doch eine der ersten, die sie sich als Baby aneignen.

Deine Bewegungsausführung

1. Lege dich mit gestreckten Armen und Beinen auf den Bauch. Die Füße sind gestreckt und liegen auf dem Boden auf. Aktiviere die Bauchmuskeln, indem du den Bauchnabel Richtung Wirbelsäule ziehst. Halte die Spannung.
2. Damit du ins Rollen kommst, hebe Arm und Bein auf einer Körperseite an und führe sie auf die Seite, auf die du rollen möchtest. Diese kleine Verlagerung reicht aus, um ins Rollen zu kommen, wenn die Rumpfmuskeln ausreichend aktiviert sind. Rolle dich im Wechsel von einer Seite zur anderen – von Rücken- in Bauchlage und wieder zurück.

Dein Kind trainiert mit

Mit deinem Kind kannst du gleich mehrere Rollen hintereinander ausführen.

Hinweise

• Versuche nicht, mit einem weiteren Arm oder Bein nachzuhelfen, um in Schwung zu kommen. Nur der Po darf noch kräftig mitarbeiten, denn er unterstützt die Rollbewegung.
• Wenn dir das Rollen gut gelingt, kannst du es dir schwerer machen, indem du nur einen Arm oder ein Bein anhebst, um ins Rollen zu kommen. Dadurch werden die Rumpfmus-keln noch intensiver gefordert.
• Du kannst die Rolle auch in Rückenlage beginnen. Muskulär steuerst du hier sämtliche Muskeln deiner Körpervorderseite an. In Bauchlage ist es die Körperrückseite. Wechsle immer wieder mal die Startposition, damit du die Körpermitte ganzheitlich trainierst.

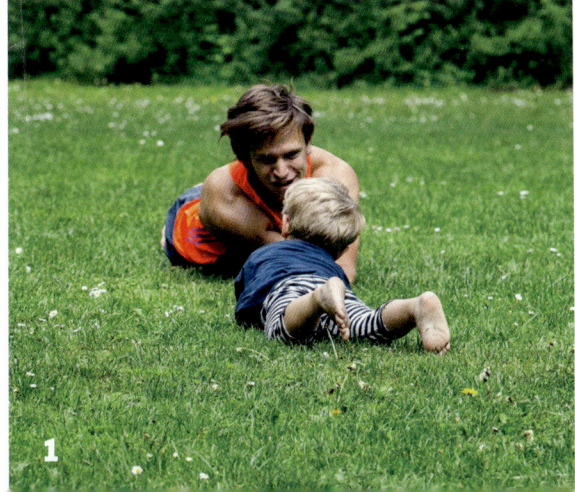

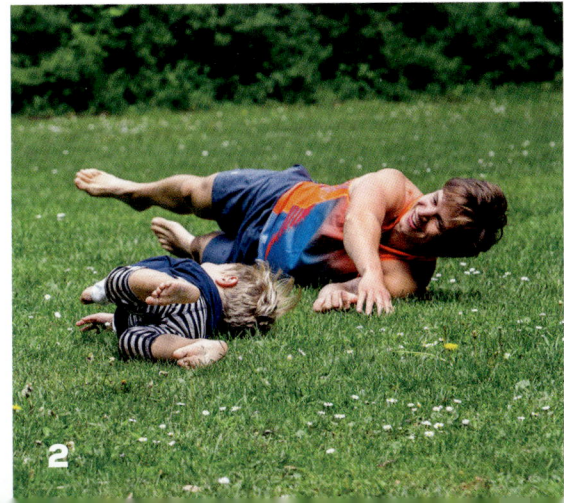

SCHERE

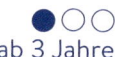

ab 3 Jahre

 Kräftigung vor allem des mittleren Ge-
säßmuskels, aber auch der Abduktoren

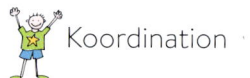 Koordination

Mit dieser Übung verbesserst du die Stabilität des Rückens, vor allem aber die des Kniegelenks. Dadurch werden dir zukünftig Bewegungen in Alltag und Sport leichter fallen.

Deine Bewegungsausführung

Lege dich seitlich auf den Boden. Die Beine sind gestreckt und übereinander abgelegt.
Die Füße zeigen nach vorn. Das Becken ist senkrecht aufgestellt. Stabilisiere das Becken,
indem du Rumpf- und Gesäßmuskeln aktivierst. Stütze die freie Hand vor der Brust ab, den
anderen Arm kannst du angewinkelt unter dem Kopf anlegen. Dein Körper ist in einer Linie.
Löse das obere Bein vom unteren, ziehe die Fußspitze Richtung Schienbein und drehe sie
leicht zum Boden. Dann hebe das gestreckte Bein in etwa drei Sekunden kontrolliert so
weit wie möglich an, ohne dass dein Becken nach vorn oder nach hinten kippt. Senke das
Bein wieder im selben Tempo ab, ohne es auf das andere abzulegen, und wiederhole.

Dein Kind trainiert mit

Für kleinere Kinder wird es nicht so einfach sein, den Körper in einer Linie zu halten. Das ist
aber auch nicht entscheidend. Während du das obere Bein anhebst, könnte es auch über
dein unteres Bein krabbeln oder über dich drübersteigen.

Hinweise: Aus dieser Position heraus aktivierst du nicht nur den mittleren Gesäßmuskel,
der für die Abduktion des Beins mitverantwortlich ist, sondern du stabilisierst gleichzeitig
den Rücken und das Kniegelenk, indem du Rumpf und Bein stabil und aktiv halten musst.
Durch das viele Sitzen verfügt unser Gesäß über zu wenig Spannung. Diese Übung kann
Instabilitäten in den genannten Bereichen spürbar verbessern.

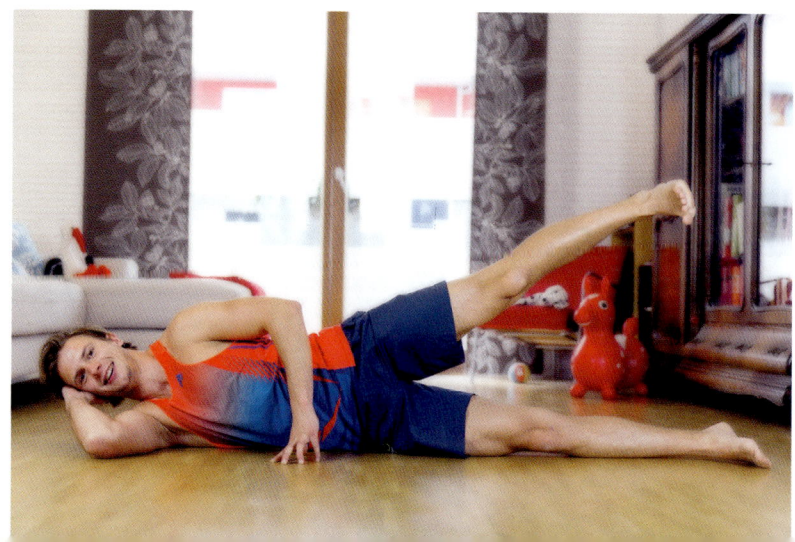

RAUPE

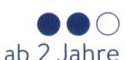

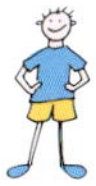

 Kräftigung der Rumpfmuskeln, speziell der Bauchmuskeln, Dehnung der Körperrückseite

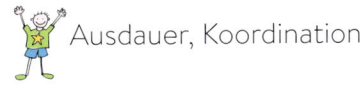 Ausdauer, Koordination

Die Raupe ist eine hervorragende Übung, damit deine Körperrückseite wieder flexibel wird. Gleichzeitig fordert sie deine Rumpfmuskeln enorm.

Deine Bewegungsausführung

1. Stelle dich aufrecht hin und beuge dann den Oberkörper so weit nach vorn, bis du mit den Händen den Boden vor dir berühren kannst. Die Beine sollten gestreckt sein.
2. Ähnlich der Bewegung einer Raupe, die abwechselnd ihr Vorder- und Hinterteil bewegt, wanderst du mit den Händen Stück für Stück möglichst weit nach vorn. Aktiviere dabei deine gesamten Rumpfmuskeln.
3. In der Endposition sollte dein Körper fast gestreckt sein.
4. Beginne dann sofort, mit den Füßen zu den Händen nach vorn zu wandern. Lasse dabei die Beine gestreckt. Sobald du wieder in der Ausgangsposition bist, beginne mit der nächsten Wiederholung.

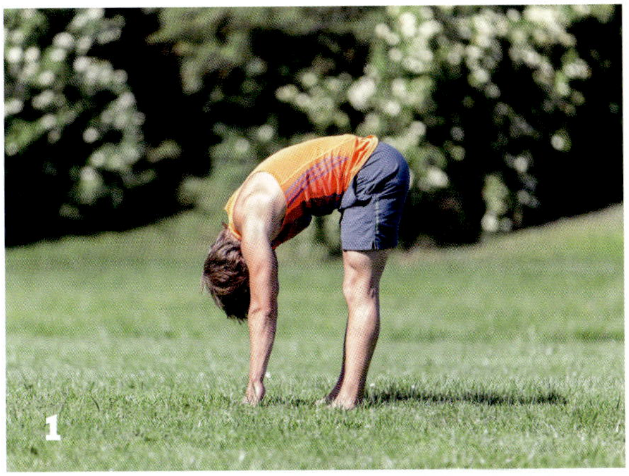

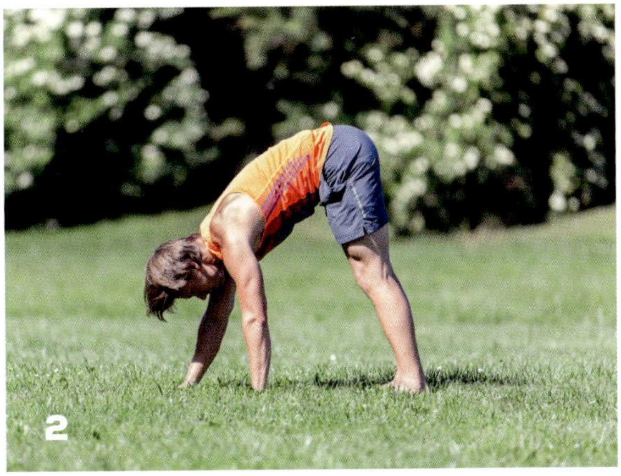

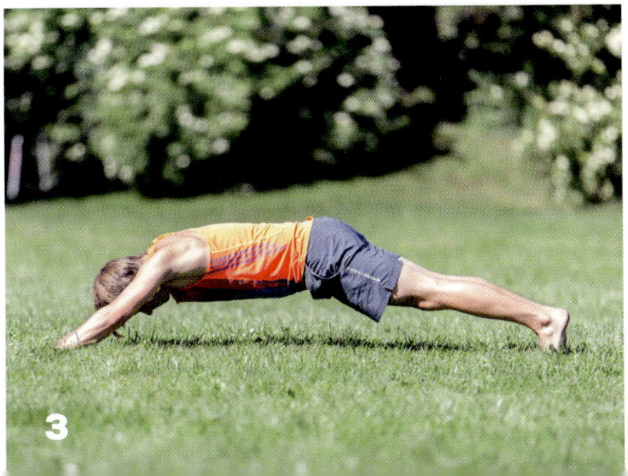

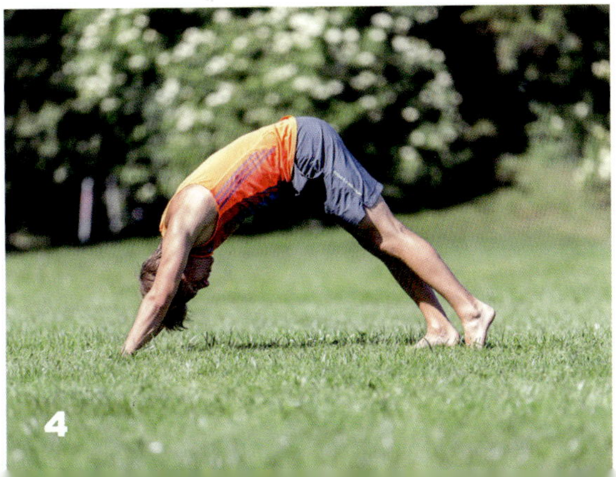

Dein Kind trainiert mit

Lasse dein Kind individuell mitmachen. Es kann, während du wanderst, unter dir hindurchkrabbeln. Es sollte dich aber nicht aus dem Gleichgewicht bringen, da die Übung etwas Konzentration deinerseits erfordert.

Variante 1: Raupe vor und zurück

Wenn du zu Hause trainierst und nicht ausreichend Platz ist, kannst du dich auch abwechselnd vor- und zurückbewegen.

Variante 2: Raupe mit angehobenem Bein

Wer eine Herausforderung sucht, kann in der Ausgangsposition ein Bein leicht nach hinten anheben und es während der Bewegungsausführung gestreckt in der Luft halten. Das erfordert noch mehr Rumpfkraft und Stabilisation im Standbein.

Hinweise: Ziel ist es, dass in der Ausgangs- und Endposition die Beine gestreckt sind und du mit den Händen den Boden berühren kannst. Zu Beginn deines Trainings wird das noch nicht möglich sein. Beuge dann die Knie, aber nur leicht, sodass die Fersen noch auf dem Boden sind. Wenn du nach vorn wanderst, halte mit den Fersen so lange wie möglich Bodenkontakt.

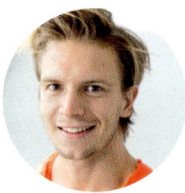

LAUT MITZÄHLEN HILFT BEI DER KONZENTRATION

 Wenn ich meine Kindergartengruppe trainiere, zähle ich beim Hampelmann die ersten fünf Wiederholungen immer laut mit und lasse dann die Kinder von sechs bis zehn zählen. Dabei dürfen sie richtig laut werden. Das macht den Kids sehr viel Spaß!
Nach der letzten Wiederholung bleiben wir komplett starr stehen, also Beine zusammen und Arme eng am Körper. Gelingt uns das nicht, wiederholen wir den Hampelmann so lange, bis wir es geschafft haben. Das Zählen und das Stehenbleiben helfen, die Übung wirklich bewusst, konzentriert und möglichst synchron auszuführen.

HAMPELMANN

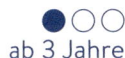

 Ganzkörperaktivierung, Ausdauer, Koordination

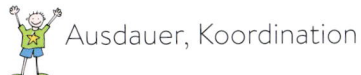 Ausdauer, Koordination

Ein Klassiker, den es schon sehr lange gibt und der auch in der Fitnessszene gerade wieder eine Renaissance erlebt. Er ist hervorragend zum Auspowern geeignet.

Deine Bewegungsausführung

1. Springe aus dem Stand mit gestreckten Beinen in eine weite Grätsche und lande auf den Fußballen. Nimm dabei die Arme gestreckt über die Seiten so weit wie möglich nach oben. Du kannst dabei in die Hände klatschen oder die Arme möglichst gestreckt und weit geöffnet lassen.
2. Jetzt springst du sofort wieder zurück und wiederholst die Übung ohne Pause in einem zügigen Tempo. Achte darauf, dass du bei jedem Landen immer über den Fußballen abfederst.

Dein Kind trainiert mit

Kinder lieben den Hampelmann. Hier können sie einfach drauflos springen, was sie ohnehin gern tun.

Variante 1: Hampelmann über Kreuz

Statt die Beine parallel zu schließen, kannst du im Wechsel über Kreuz springen.

Variante 2: Hampelmann im Wechsel

Du kannst auch die Arme im Wechsel nach oben und unten führen statt gleichzeitig.

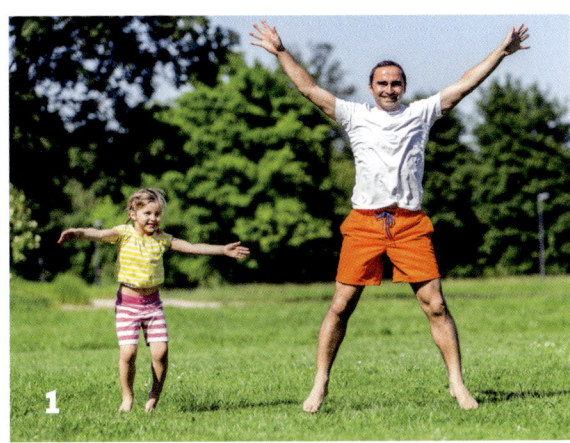

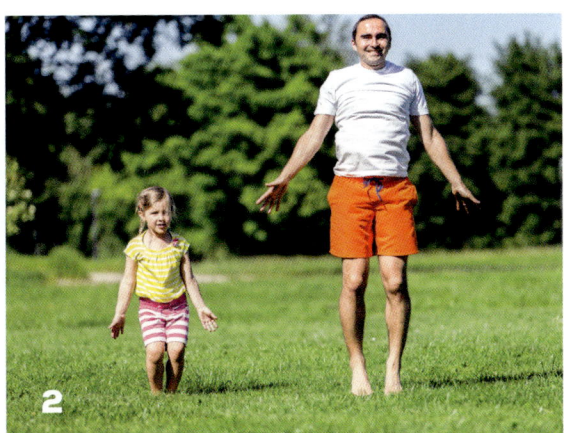

HUND

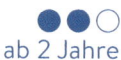

ab 2 Jahre

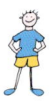 Dehnung von Schulter- und Bauch-
muskeln, Hüftbeuger und Ober-
schenkelvorderseite

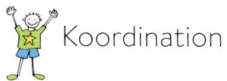 Koordination

Der Hund kommt eigentlich aus dem Yoga und wird dort nach oben schauender Hund
genannt. Diese vereinfachte Variante können auch Einsteiger gut meistern. Er dehnt die
gesamte Körpervorderseite. Zudem wird der Brustkorb geöffnet, was sich positiv auf deine
Körperhaltung auswirkt.

Deine Bewegungsausführung

Du startest in Bauchlage mit aufgestellten Fußspitzen. Positioniere die Hände so, dass sich
die Daumen an der Brustlinie und nah am Körper befinden. Die Arme sind eng am Körper, die Ellbogen weisen nach hinten oben. Der Nacken ist lang. Rolle die Schultern nach
hinten unten und aktiviere die Bauchmuskeln. Drücke dich mit den Händen so weit nach
oben, bis die Arme gestreckt sind. Die Knie bleiben auf dem Boden. Die Hände befinden
sich jetzt unter den Schultergelenken. Belaste die gesamte Handfläche. Halte die Schultern nach hinten unten gezogen, damit die Brust weit wird. Dein Blick geht entweder geradeaus oder leicht schräg nach oben. Lege den Kopf jedoch nicht in den Nacken. Spanne
die Gesäßmuskeln dabei gut an. Halte die Position.

Dein Kind trainiert mit

Deinem Kind wird der Hund nicht schwerfallen, es kann ihn gut nachahmen.

Hinweise: Wenn du Rückenprobleme hast, vor allem im Lendenwirbelbereich, gehe beim
Hund sehr behutsam vor. Drücke dich nur so weit nach oben, wie es dir guttut. Trainiere
nie in den Schmerz! Halte Bauch- und Gesäßmuskeln aktiv, damit die Lendenwirbelsäule
entlastet wird. Außerdem hilft dir diese Muskelaktivierung, das Becken zu stabilisieren.

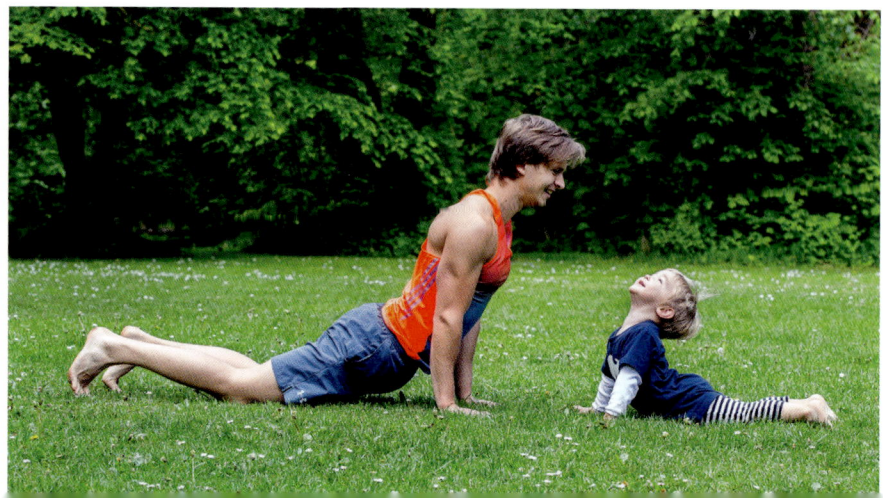

KATZE

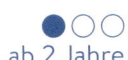
ab 2 Jahre

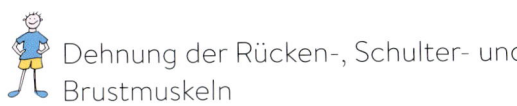
Dehnung der Rücken-, Schulter- und Brustmuskeln

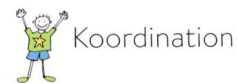
Koordination

Diese Übung ist optimal, um deinen Rücken intensiv zu dehnen.

Deine Bewegungsausführung
Komme in einen Vierfüßlerstand und setze die Hände schulterbreit direkt unter den Schultergelenken auf. Lege die Füße flach auf den Boden und schiebe den Po zu den Fersen. Rücken und Arme sind gestreckt, der Kopf ist zwischen den Oberarmen. Lasse den Nacken lang. Halte die Position.

Dein Kind trainiert mit
Dein Kind kann dich dabei imitieren oder einfach entspannt in deiner Nähe sein.

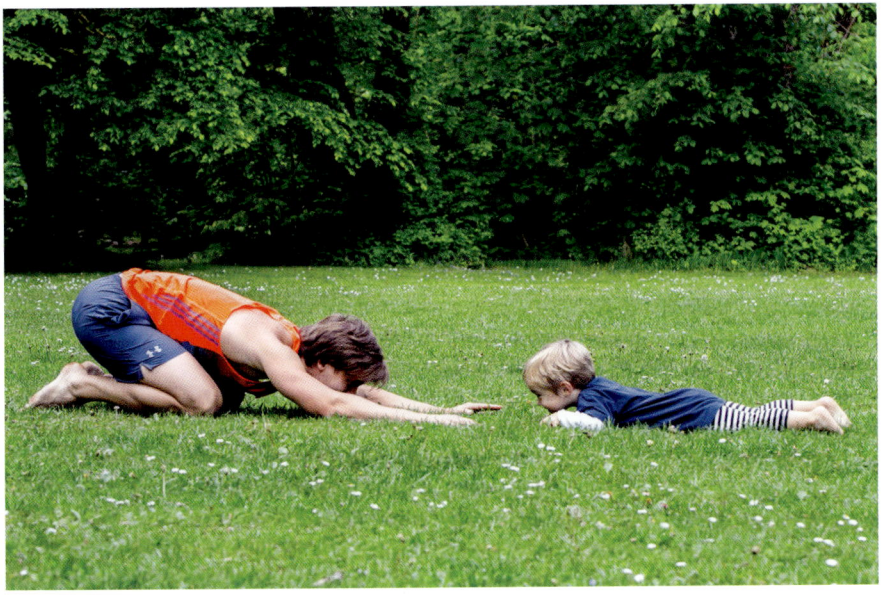

KNIEBEUGE

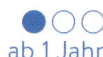
ab 1 Jahr

 Kräftigung von Oberschenkel, Gesäß und Wade sowie unterem Rücken, Koordination

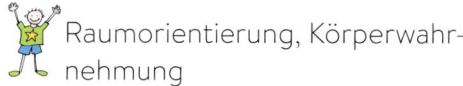 Raumorientierung, Körperwahrnehmung

Die Kniebeuge ist eine klassische und hoch funktionelle Kraftübung. Bevor du jedoch dein Kind als zusätzliches Gewicht einsetzt, sollte deine Technik wirklich perfekt sitzen.

Deine Bewegungsausführung

1. Stelle dich mit schulterbreit geöffneten Füßen aufrecht hin. Die Fußspitzen sind nur minimal nach außen gedreht (circa 15 Grad). Der Oberkörper ist aufrecht.
2. Senke jetzt deinen Körper soweit wie möglich ab und beuge die Knie. Am tiefsten Punkt sollte das Hauptgewicht auf den Fersen lasten. Knie und Fußspitzen sind in einer Linie. Lasse die Knie nicht nach innen kippen. Schiebe das Gesäß nach hinten, indem du das Becken kippst. Hebe die Brust an, damit der Rücken lang bleibt. Der Körperschwerpunkt verläuft vertikal von oben nach unten: vom höchsten Punkt deines Kopfes bis zu den Fersen. Blicke geradeaus. Hebe die Arme bei der Abwärtsbewegung auf Schulterhöhe gestreckt nach vorn an. Beim Hochdrücken senkst du die Arme ab.

Dein Kind trainiert mit

- Gegen Papa als **Aussichtsturm** hat dein Kind sicher nichts einzuwenden. Nimm es auf die Schultern und halte es an seinen Händen fest. Deine Arme befinden sich dadurch auf Schulterhöhe. Achte trotz des zusätzlichen Gewichts auf deine Technik.
- Noch spannender ist der **Leuchtturm.** Wenn ihr schon etwas zusammen geübt habt, kann sich dein Kind auch auf deine Schultern stellen. Achte hier umso mehr darauf, dass du es gut an seinen Händen festhältst. Dafür sollte dein Kind trittsicher und schwindelfrei sein.

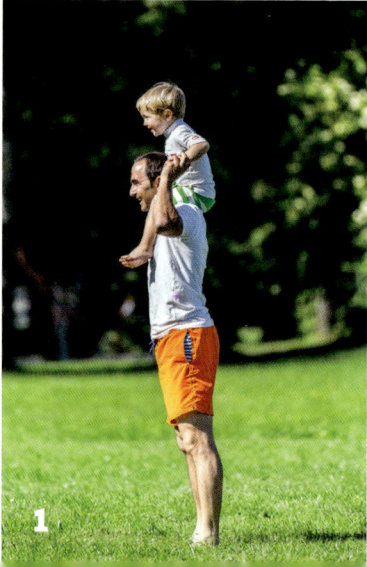

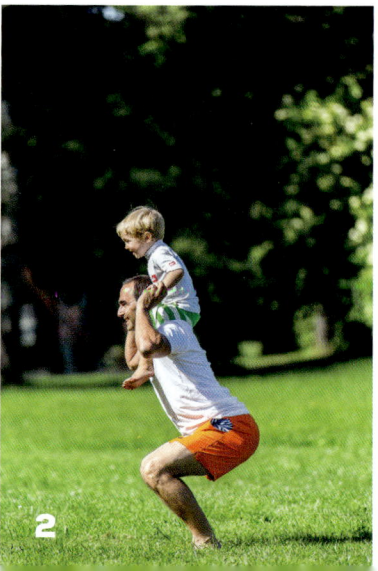

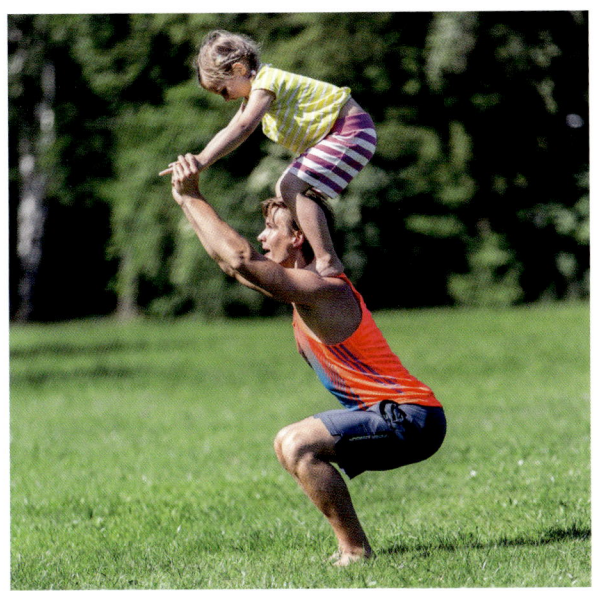

Leuchtturm

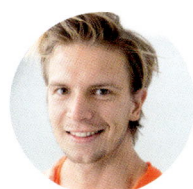

DIE KNIEBEUGE – EIN WAHRES MULTITALENT

Sie kräftigt nicht nur die Bein- und Gesäßmuskeln, sondern ebenso den Rückenstrecker und bei Zusatzgewicht sogar den gesamten Rumpf sowie den Schultergürtel. Zusätzlich verbessert sie die Beweglichkeit in Hüfte, Fußgelenk und Brustwirbelsäule. Eine korrekte Kniebeuge ist für die Kniestabilität und -gesundheit unabdingbar. Untrainierte oder Wiedereinsteiger nach Sportverletzungen heben beim Absenken die Fersen ab. Diese müssen den Bodenkontakt halten, während das Gesäß möglichst tief abgesenkt wird. Nach neuesten Erkenntnissen wird heute die Kniebeuge über einen möglichst großen Winkel der Kniegelenke und einen möglichst kleinen bei den Fußgelenken definiert. Die Aussage, die Knie nur um 90 Grad zu beugen, ist längst überholt. Sie dürfen über die Fußspitzen hinausragen, solange die Fersen nicht abheben. Nur seitlich dürfen die Knie die Fußlinie nicht verlassen, also nicht nach außen kippen.

RIESENSCHRITT

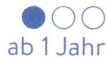
ab 1 Jahr

 Kräftigung von Oberschenkel, Gesäß und Wade, Koordination, Balance

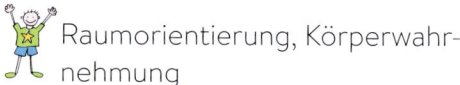 Raumorientierung, Körperwahrnehmung

Jedes Kind lässt sich gern von seinem Papa auf den Schultern herumtragen. Als Einsteiger beginnst du jedoch erst mal ohne das zusätzliche Gewicht deines Kindes, um dir eine saubere Technik anzueignen. Für eine Spaßrunde kannst du dein Kind jederzeit auf die Schultern oder auch huckepack nehmen und ein paar Runden im Laufen drehen. Aber den Riesenschritt wird dein Kind sicher gern ebenso eigenständig mitmachen wollen.

Deine Bewegungsausführung

1. Stelle dich mit hüftbreit geöffneten Füßen aufrecht hin.
2. Mache dann aus dem Stand einen großen Schritt nach vorn. Komme dabei so tief, dass beide Knie etwa im rechten Winkel gebeugt sind. Das hintere Knie schwebt knapp über dem Boden, der vordere Oberschenkel ist annähernd waagrecht und das Knie reicht maximal bis zu den Fußspitzen. Der Rücken ist gestreckt. Den Oberkörper kannst du ein klein wenig nach vorn neigen. Drücke dich wieder nach oben und verlagere dabei das Gewicht etwas auf den vorderen Fuß, sodass du mit dem hinteren Bein aufschließen kannst. Richte dich wieder auf und führe sofort in einer fließenden Bewegung mit dem anderen Bein den nächsten Schritt nach vorn aus.

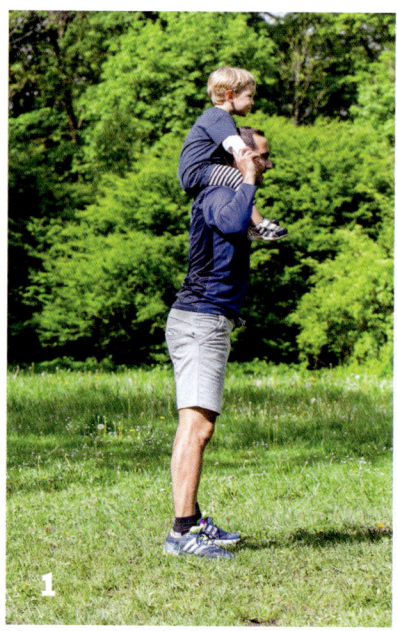

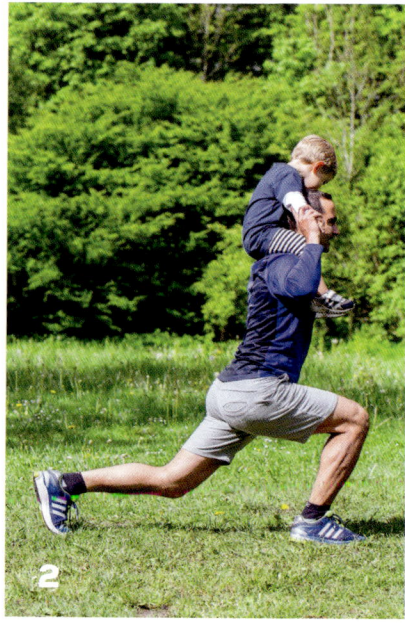

Dein Kind trainiert mit

Du wirst wieder zum **Aussichtsturm:** Nimm dein Kind auf die Schultern und halte es an seinen Händen fest. Deine Arme befinden sich etwa auf Schulterhöhe. Das zusätzliche Gewicht fordert deine Beinmuskeln noch mehr, aber ebenso deine Rumpfstabilität.

Hinweise: Achte bei jedem Schritt darauf, dass du zuerst mit der Ferse aufsetzt und der vordere Fuß komplett auf dem Boden ist. So gehst du sicher, den Oberkörper nicht zu weit nach vorn zu neigen und kannst dich einfacher aus der Ferse wieder hochdrücken.

Variante 1: Riesenschritt rückwärts

Statt dich im Ausfallschritt vorwärts zu bewegen, kannst du mit dem rechten und linken Bein im Wechsel Schritte nach hinten ausführen. Koordinativ ist das eine größere Herausforderung, als vorwärts zu gehen.

Variante 2: Riesenschritt am Platz

Bei dieser Übung führst du einen klassischen Ausfallschritt mit einer senkrechten Hoch- und Tiefbewegung aus: Stelle dich mit hüftbreit geöffneten Füßen aufrecht hin. Mache einen Schritt nach vorn und nimm die Schrittstellung ein. Die hintere Ferse ist angehoben, die Beine sind gestreckt, der Körperschwerpunkt ist in der Mitte. Komme dann so tief wie möglich. Aktiviere zusätzlich die Rumpfmuskeln für mehr Stabilität. Dann drücke dich wieder hoch. Führe zuerst alle Wiederholungen auf einem, dann auf dem anderen Bein aus.

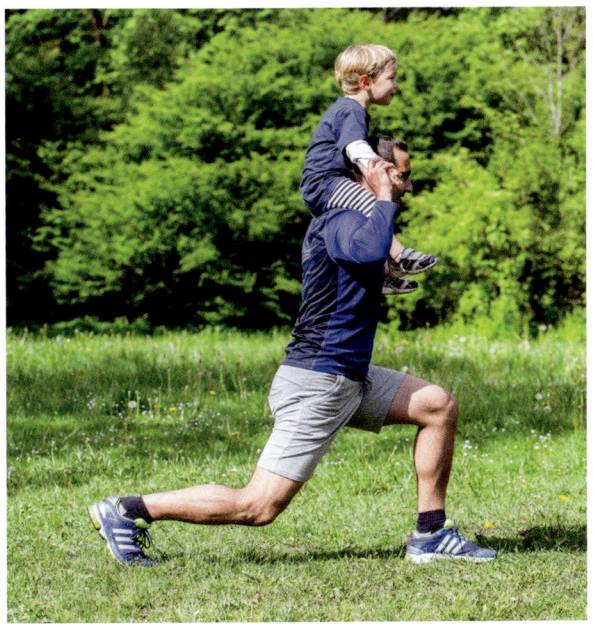

Variante 3: Erhöhter Riesenschritt

Den Riesenschritt am Platz kannst du noch intensiver gestalten, indem du den hinteren Fuß auf einer Bank, einer Treppenstufe oder zu Hause auf einem Stuhl aufsetzt. Dadurch wird der vordere Oberschenkel stärker belastet. Mit deinem Kind auf den Schultern steigerst du die Intensität noch einmal.

1. In der Ausgangsposition ist dein vorderes Bein fast gestreckt, der hintere Fußrücken ist erhöht abgelegt.
2. Beuge die Knie und senke den Oberkörper so weit wie möglich ab. Achte darauf, dass du trotz des Kindes auf deinen Schultern den Oberkörper aufrecht und den Rücken gestreckt hältst.

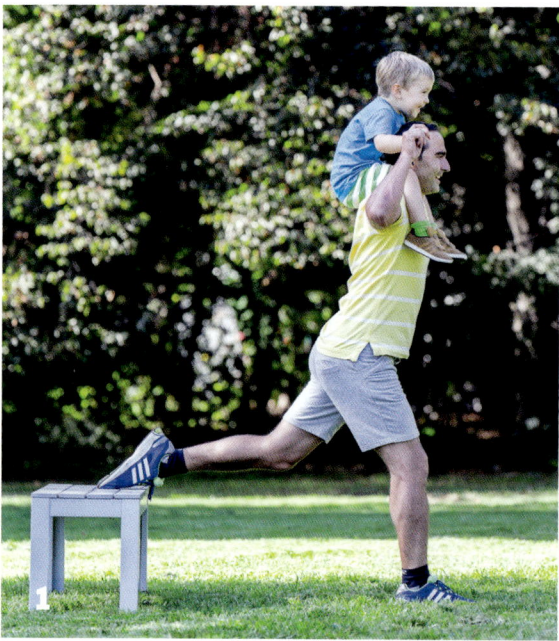
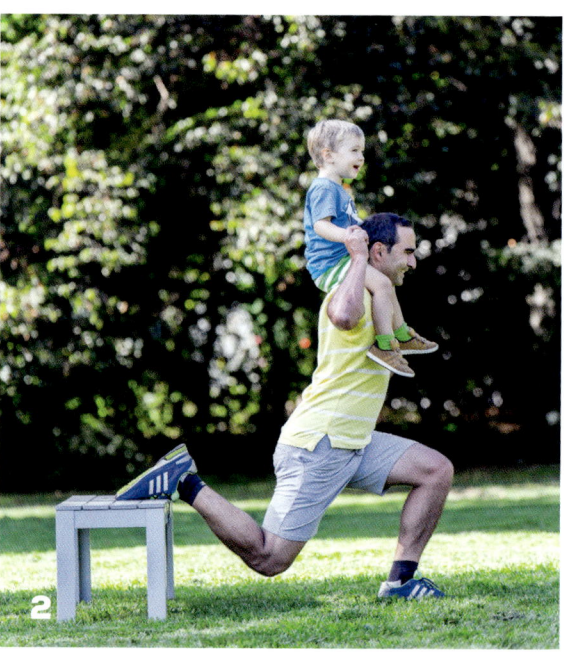

Variante 4: Riesenschrittsprung

Diese Variante funktioniert nur ohne Kind auf den Schultern, da sie explosiv ausgeführt wird. Deine Ausgangsposition ist die Schrittstellung. Aus der tiefsten Position drückst du dich mit beiden Beinen gleichzeitig explosiv nach oben, sodass du in der Luft die Beine wechseln kannst. Lande dann so geräuschlos wie möglich, indem du mit den Oberschenkeln die Bewegung bis zum tiefsten Punkt abbremst. Beide Füße kommen gleichzeitig auf dem Boden auf, die hintere Ferse bleibt jedoch angehoben. Sobald du wieder am tiefsten Punkt bist, setzt du zum nächsten Wechselsprung an. Führe die Bewegung fließend aus. Achte darauf, dass bei Absprung und Landung das vordere Knie und der Rücken stabil bleiben. Der Rücken ist gestreckt. Der Oberkörper darf sich dabei leicht nach vorn neigen.

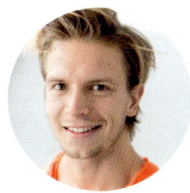

ÖFTER MAL AUF EINEM BEIN STEHEN

Der Riesenschritt mit seinen Varianten ist der klassischen Kniebeuge funktionell noch einen Schritt voraus. Im Alltag, beim Laufen oder den meisten Sportarten bewegen wir uns schließlich genauso vorwärts, nämlich immer ein Bein vor das andere setzend. Viele Knieprobleme könnten vermieden werden, wenn mehr wechselseitige oder auch einbeinige Übungen, etwa die einbeinige Kniebeuge (Seite 66), trainiert würden. Die Hüftstabilisatoren werden erst dann wirklich aktiviert, wenn man auf einem Bein steht. Eine wichtige stabilisierende Funktion übernimmt dabei der mittlere Gesäßmuskel. Ist er kräftig genug, kann er mit seinen starken Gegenspielern, den Hüftbeugern und Adduktoren, mithalten und eine Innenrotation des Oberschenkels verhindern, die oft Ursache für eine fehlende Kniestabilität sein kann.

UNSICHTBARER STUHL

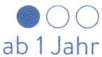
ab 1 Jahr

 Kräftigung von Oberschenkel, Gesäß und Wade

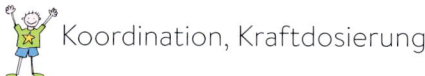 Koordination, Kraftdosierung

Diese Übung sieht zunächst sehr entspannt aus, wird aber mit einem starken Brennen in deinen Oberschenkeln enden.

Deine Bewegungsausführung
Stelle dich mit dem Rücken zu einem stabilen, möglichst senkrecht gewachsenen Baumstamm oder zu einer Wand. Komme so tief in die Knie, dass die Oberschenkel waagrecht sind. Die Knie befinden sich über den Fersen, die Füße sind parallel ausgerichtet und hüftbreit geöffnet. Drücke dich mit gestrecktem Rücken gegen den Baumstamm oder die Wand und halte diese Position. Aktiviere dabei bewusst die Oberschenkelmuskeln.

Dein Kind trainiert mit
• Lasse dein Kind auf deinen Schoß klettern. Das zusätzliche Gewicht erfordert mehr Kraft in Oberschenkel- und Gesäßmuskeln.
• Dein Kind versucht, dich umzuschubsen oder an dir zu ziehen, sodass du noch mehr gefordert bist, deine Körperspannung zu halten und stabil zu bleiben.

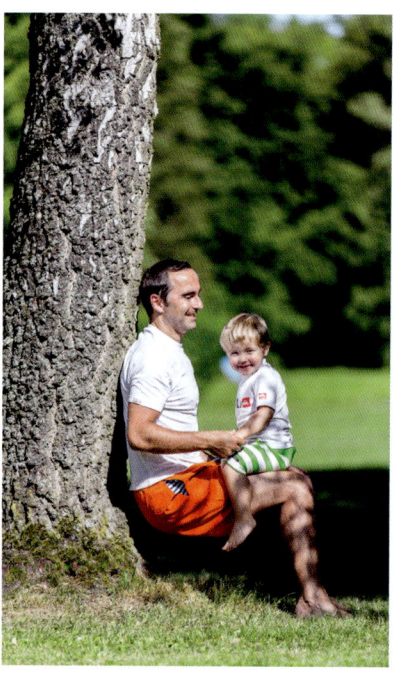
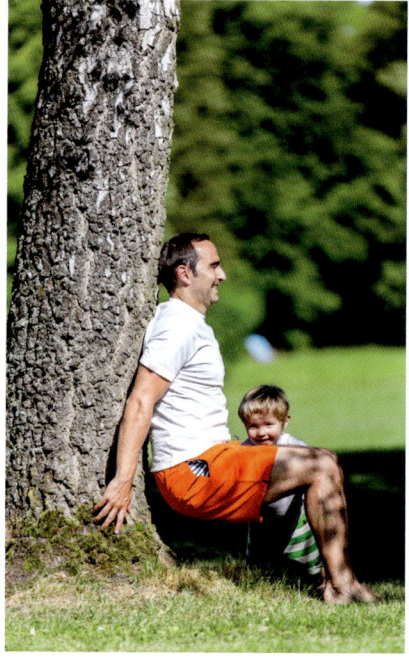

BERGSTEIGER

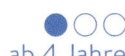
ab 4 Jahre

 Kräftigung von Oberschenkel, Gesäß und Wade, Ausdauer, Koordination, Balance

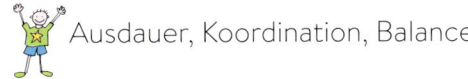 Ausdauer, Koordination, Balance

Dein Trainingsgerät kann zum Beispiel eine Bank, eine kleine Mauer oder eine Treppe sein.

Deine Bewegungsausführung

1. Stelle dich frontal vor eine Bank und steige mit dem rechten Bein hoch.
2. Aktiviere Gesäß- und Rumpfmuskeln, drücke dich mit dem rechten Fuß ab und ziehe sofort das linke Bein nach oben, bis der Oberschenkel mindestens waagrecht ist. Sobald du aufrecht stehst, steigst du zuerst mit dem linken Bein, dann mit dem rechten ab. Beginne bei der nächsten Wiederholung mit dem linken Bein.

Dein Kind trainiert mit

Hier kann dein größeres Kind gern mitmachen. Intensiver wird die Übung, wenn du dein Baby oder Kleinkind als Zusatzgewicht in der Babytrage vor deinem Körper trägst.

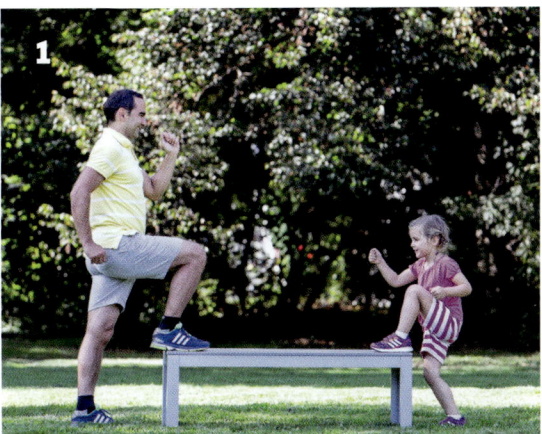

Hinweise

• Führe den Bergsteiger zunächst langsam und kontrolliert aus, bis du nicht mehr wackelst. Steigere erst dann das Tempo. Aktiviere die Rumpfmuskeln für mehr Stabilität.
• Achte darauf, dass das Knie des aufgesetzten Fußes stabil und senkrecht über dem Fuß bleibt und es nicht nach innen kippt.

Varianten

• Führst du die Wiederholungen zuerst mit einem, dann mit dem anderen Bein aus, kräftigst du die Muskeln gezielter und trainierst mehr die Kraftausdauer.
• Bist du sicher in der Technik, kannst du den Bergsteiger auch gesprungen ausführen (ohne Baby!). Damit verbesserst du die Schnellkraft.

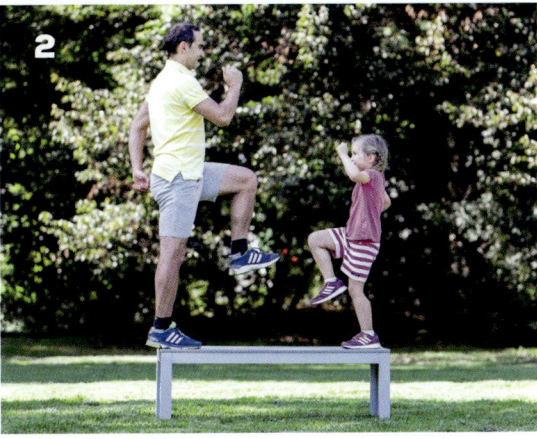

KNIEBEUGE MIT „SANDSACK"

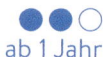

ab 1 Jahr

 Kräftigung von Oberschenkel, Gesäß und Wade sowie unterem Rücken, Schultergürtel und Bizeps

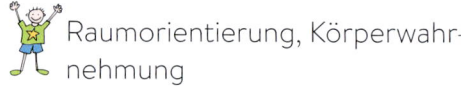 Raumorientierung, Körperwahrnehmung

Zugegeben, dein Kind als Sandsack zu bezeichnen, ist nicht unbedingt ein netter Vergleich, aber irgendwie trotzdem ganz treffend bei dieser Übung. Sie ähnelt im Kraftsport der Frontkniebeuge mit Langhantel. Du solltest die klassische Kniebeuge wirklich gut beherrschen, wenn du hier ebenfalls eine saubere Technik anwenden möchtest.

Deine Bewegungsausführung

1. Halte dein Kind auf beiden Armen quer vor der Brust, eben ähnlich wie einen Sandsack. Die Füße sind schulterbreit geöffnet. Dann führst du eine Kniebeuge aus, indem du den Oberkörper so weit wie möglich absenkst. Das Hauptgewicht ist auf den Fersen, der Oberkörper leicht nach vorn geneigt.
2. Drücke dich dann wieder nach oben in den Stand. Halte dein Kind weiterhin nah an der Brust. Am Ende der Bewegung kannst du es noch weiter anheben, indem du deine Oberarme mehr nach oben nimmst.

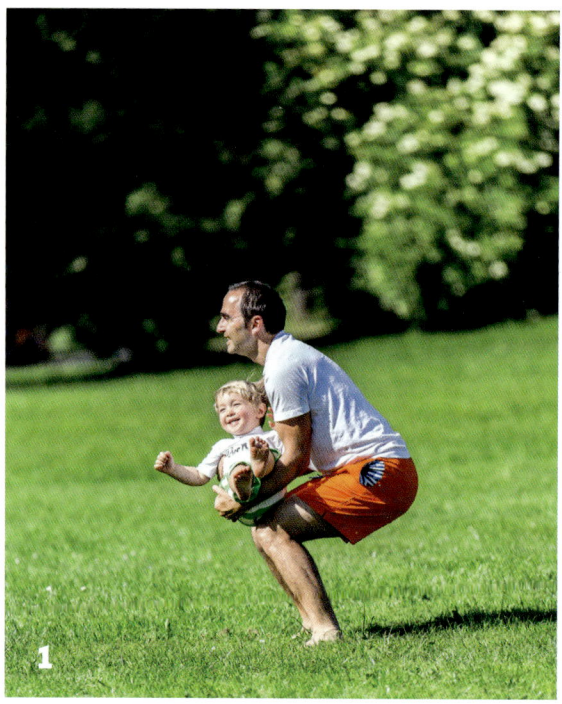

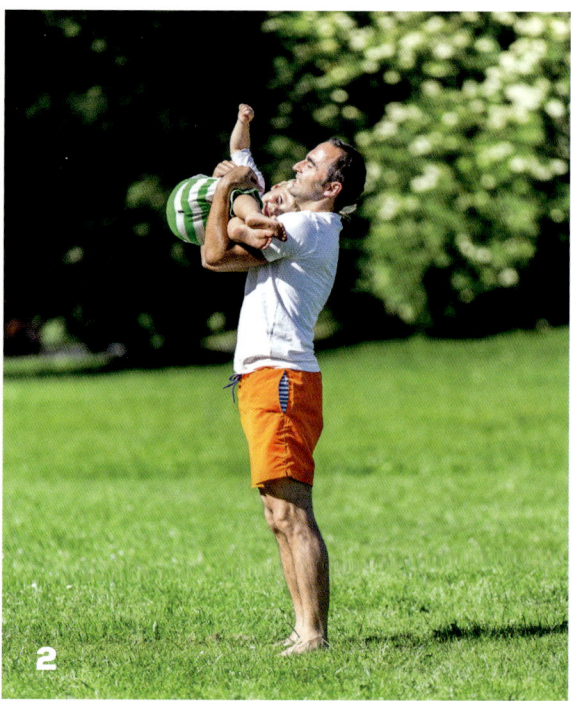

Variante: Vogelflug

Dieses Spiel kennt bestimmt jeder Vater. Wenn du es aber in dem Bewusstsein ausführst, daraus eine Variante der Kniebeuge zu machen, wird es doppelt interessant: du trainierst mit Gewicht und führst sie explosiv aus.

1. Dein Kind steht mit dem Gesicht zu dir gewandt vor dir. Gehe in die Knie und greife es unter den Achseln.
2. Dann drückst du dich so explosiv wie es dir mit deinem Kind möglich ist aus den Fersen hoch und stemmst gleichzeitig dein Kind senkrecht nach oben. Aktiviere deine gesamten Rumpfmuskeln beim Hochstemmen.
3. Ohne in der Aufwärtsbewegung zu stoppen, wirfst du dein Kind mit gestreckten Armen hoch. Wenn du es wieder gefangen hast, beuge die Arme, senke den Oberkörper ab und setze dein Kind sanft auf dem Boden ab, bevor du es erneut hochfliegen lässt. Achte auf eine möglichst fließende Bewegung. Der Rücken bleibt während der gesamten Bewegung gestreckt.

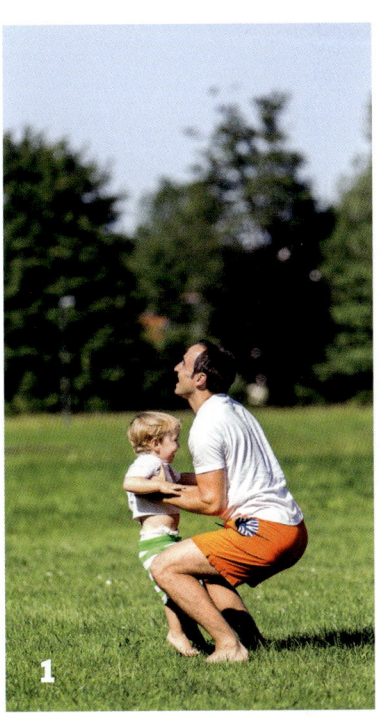
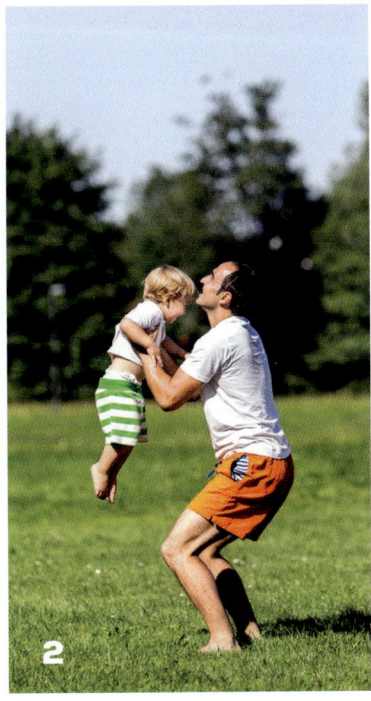
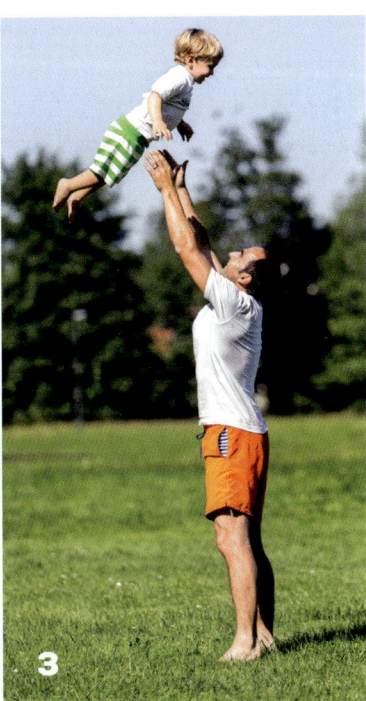

EINBEINIGE KNIEBEUGE AN DER WIPPE

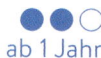
ab 1 Jahr

 Kräftigung von Oberschenkel, Gesäß und Wade, Balance

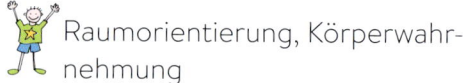 Raumorientierung, Körperwahrnehmung

Beherrschst du die klassische Kniebeuge, kannst du zur einbeinigen Kniebeuge übergehen. Mit ihr trainierst du viele Muskeln, die für Sprung-, Hüft- und Kniegelenkstabilität sorgen. Außerdem kannst du unterschiedliche Kraftwerte in den Beinen ausgleichen, die Ursache für mangelnde Stabilität oder Beweglichkeit sein können.

Deine Bewegungsausführung

1. Stelle dich seitlich neben die Wippe und platziere eine Hand auf dem Balken, die andere legst du an die Hüfte. Das zur Wippe nächste Bein wird zum Standbein, das andere Bein hebst du leicht angewinkelt nach hinten an.
2. Senke den Oberkörper so weit wie möglich ab, indem du das Standbein beugst, drücke gleichzeitig die Wippe mit nach unten. Dann richte dich wieder auf. Führe die Wiederholungen zuerst auf einem Bein aus, dann wechsle auf die andere Seite der Wippe.

Dein Kind trainiert mit

Für dein Kind macht diese Übung doppelt Spaß: Es kann dich anfeuern und wird gleichzeitig von dir gewippt. Für dich wird durch das Gewicht die Übung intensiver.

Hinweise: Durch das zusätzliche Gewicht verlangsamt sich deine Bewegung nach unten. Gleichzeitig fällt es dir leichter, stabil zu bleiben, da eine Hand auf der Wippe ruht.

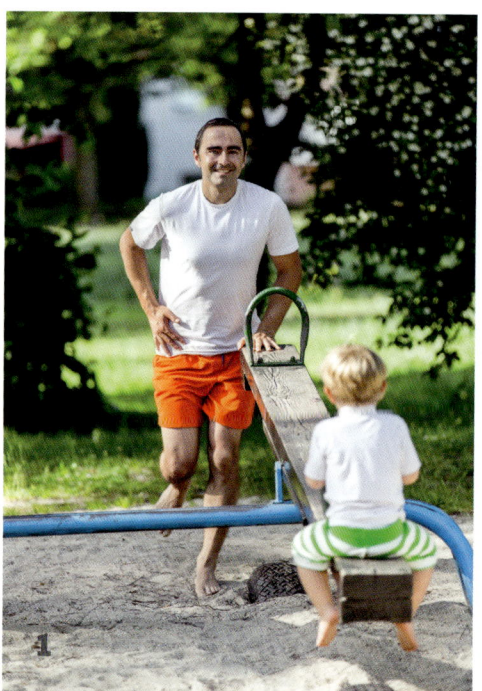

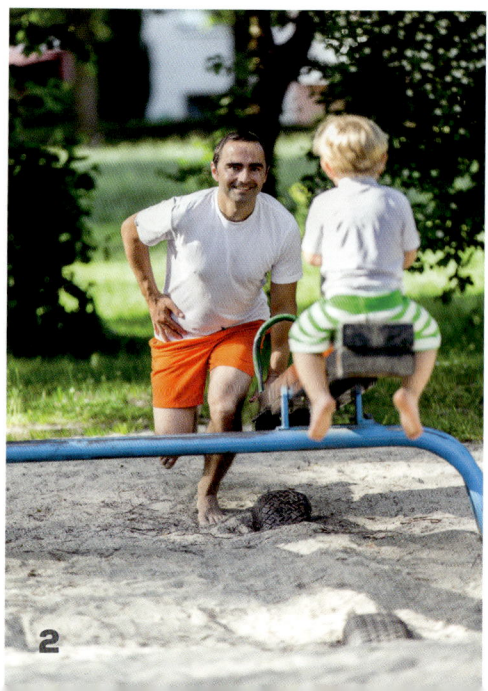

GRASHÜPFER

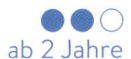
ab 2 Jahre

 Kräftigung von Oberschenkel, Gesäß und Wade, Schnellkraft

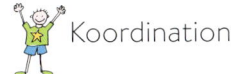 Koordination

Der Grashüpfer ist ein Strecksprung, den du überall ausführen kannst.

Deine Bewegungsausführung

1. Komme mit hüftbreit geöffneten Füßen in die Knie. Beuge den Oberkörper mit gestrecktem Rücken weit nach vorn. Halte die Arme seitlich eng am Körper.
2. Aktiviere sämtliche Muskeln, hole mit den Armen Schwung und drücke dich explosiv nach oben. Versuche, entweder so hoch oder so weit wie möglich zu springen und bringe dabei den ganzen Körper zur Streckung. Lande möglichst stabil wieder in der Ausgangsposition.

Dein Kind trainiert mit

Den Grashüpfer kann dein Kind entweder gern selbst versuchen oder du machst Strecksprünge, während dein Kind schaukelt. Stelle dich frontal zu ihm an die Schaukel und schubse es so an, bis seine Füße etwa auf deiner Brusthöhe sind. Führe immer kurz bevor dein Kind am höchsten Schaukelpunkt ist einen Strecksprung aus und schubse es im Sprung mit den Händen an seinen Fußsohlen erneut an.

Hinweise: Lande so sanft wie möglich und bremse dein Gewicht mit den Oberschenkeln ab, indem du in die Knie gehst. So bist du wieder in der perfekten Absprungposition.

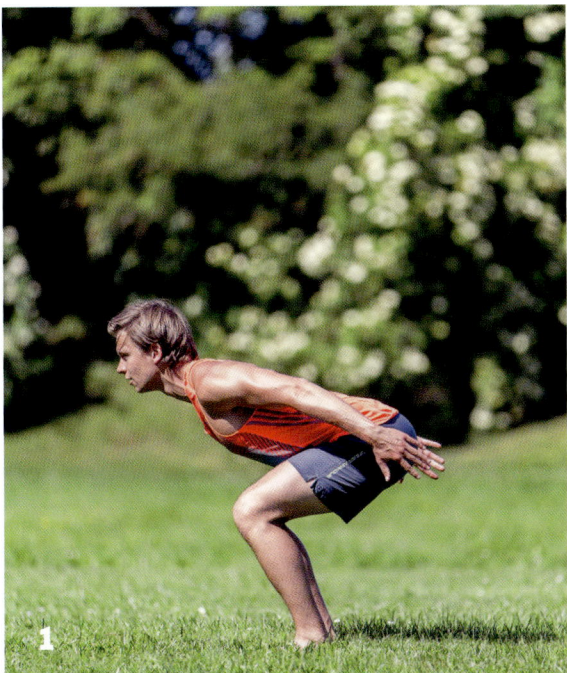

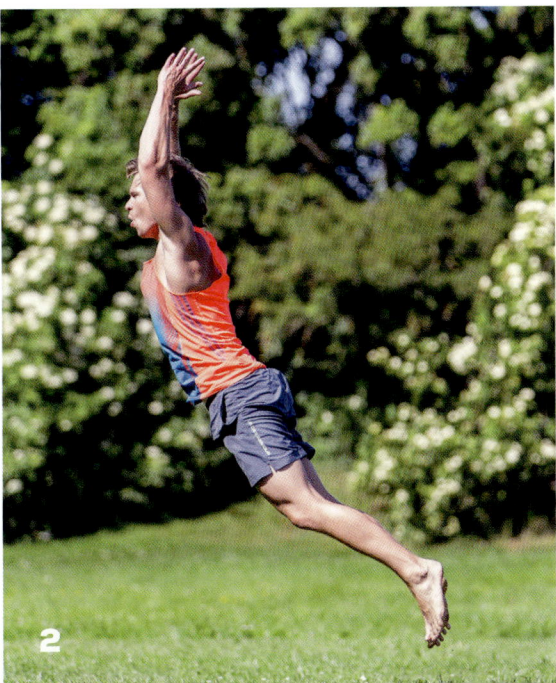

SKIFAHRERSPRUNG

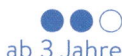

 Ausdauer, Koordination, Schnellkraft, Kräftigung von Oberschenkel, Gesäß und Wade

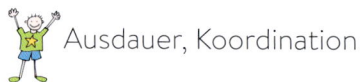 Ausdauer, Koordination

Hier könnt ihr richtig kreativ werden. Ihr könnt über eine Markierung am Boden, zum Beispiel ein Seil oder Zweige, entlang einer von euch vorher festgelegten Strecke springen. Außerdem lassen sich die Sprünge sehr gut spontan in den Alltag integrieren, zum Beispiel auf dem Weg zum Kindergarten oder zum Bus. Springt einfach zwischen den Gehwegplatten um die Wette. Die Sprünge kannst du jederzeit auch ohne dein Kind trainieren, denn richtig schnell ausgeführt, sind sie ziemlich anspruchsvoll.

Deine Bewegungsausführung

1. Beim Start sind die Beine geschlossen und die Knie leicht gebeugt.
2. Springe vorwärts, immer im Wechsel über die Markierung. Zu Beginn kannst du mit einem kleinen Zwischensprung abfedern.

Dein Kind trainiert mit

- Wenn ihr schon geübter seid, dann versucht, das Ende eurer festgelegten Strecke so schnell wie möglich zu erreichen, dreht euch um und springt die Strecke sofort wieder zurück.
- Es ist auch möglich, dass sich jeder an einem Ende der Strecke aufstellt und ihr aufeinander zu hüpft, bis ihr euch in der Mitte trefft.
- Ihr könnt auch ein Wetthüpfen daraus machen mit zwei Markierungen nebeneinander.
- Wenn ihr es koordinativ etwas anspruchsvoller wollt, dann umrundet euch, während ihr im Kreis springt. So ist jede Richtung dabei: nach vorn, zur Seite und nach hinten.

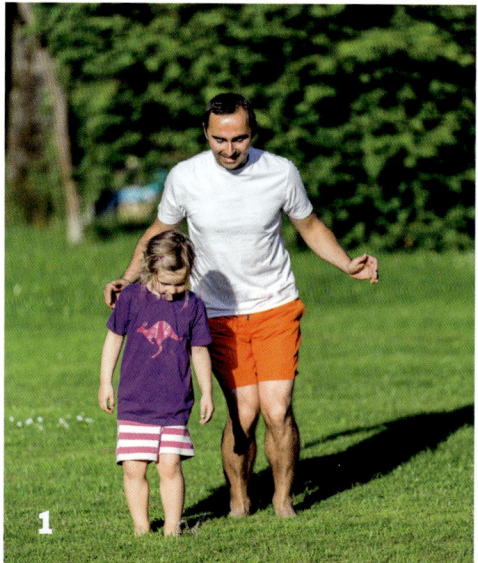
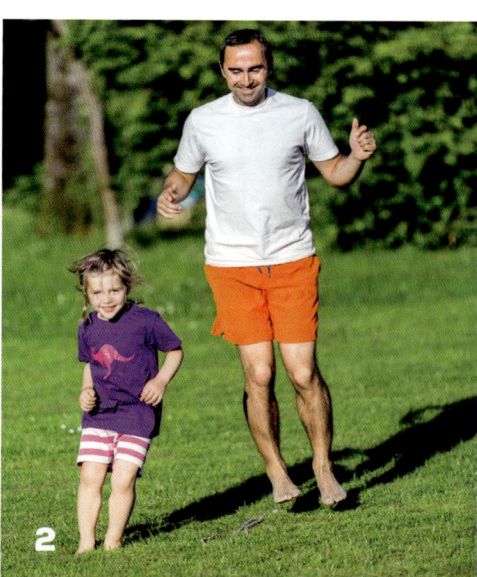

SCHLITTSCHUHSCHRITT

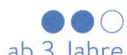
ab 3 Jahre

 Ausdauer, Koordination, Schnellkraft, Kräftigung von Oberschenkel, Gesäß und Wade

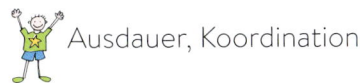 Ausdauer, Koordination

Es sieht einfach aus, aber die Sprünge haben es in sich, noch dazu, wenn dich dein Kind zu mehr Tempo anspornt. Dieser Sprung ist koordinativ anspruchsvoller als der Skifahrersprung (Seite 68).

Deine Bewegungsausführung

Verlagere aus dem Stand das Gewicht auf ein Bein, das andere ist leicht angewinkelt und nur die Fußspitze berührt zunächst den Boden. Beuge jetzt das Standbein und führe nun, ähnlich wie bei einem Eisschnellläufer, Sprünge von einem Bein auf das andere aus. Nimm dabei die Arme im Wechsel mit. Ziel ist, dass du nach jedem Sprung nur auf einem Fuß landest und die Position für drei bis vier Sekunden hältst. Das Standbein bleibt dabei möglichst tief gebeugt.

Dein Kind trainiert mit

Bei dieser Übung könnt ihr um die Wette springen, indem ihr euch eine bestimmte Strecke absteckt und ein Ziel markiert, oder ihr versucht, möglichst schnell mit euren imaginären Schlittschuhen vorwärtszukommen.

Varianten

- Absolvierst du die Sprünge mit Haltezeit, liegt der Schwerpunkt auf der Kraft.
- Führst du die Wechselsprünge schneller aus und wird dadurch die Bewegung fließender, trainierst du hauptsächlich die Ausdauer.

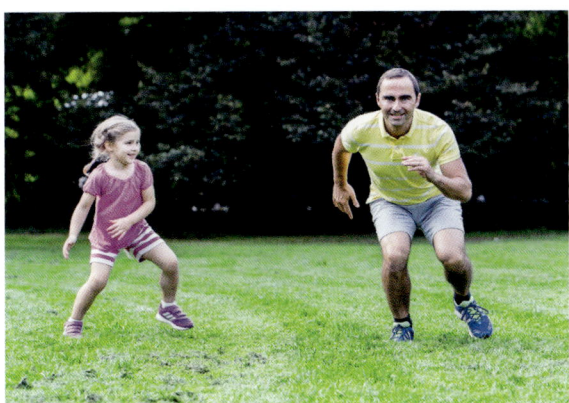
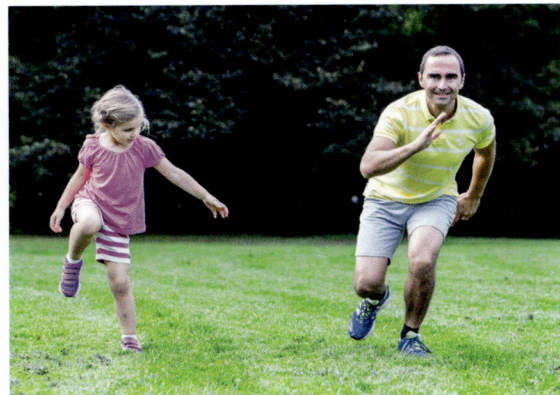

KREUZHEBEN MIT BABYSCHALE

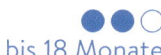

 Kräftigung von Oberschenkelrückseite, Gesäß, Wade und Rücken

So eine Babyschale ist ein erstaunlich vielseitiges Trainingsutensil, bei dem man bereits die Allerkleinsten (immer angeschnallt!) integrieren kann. Durch das hohe Eigengewicht können mit ihr durchaus anspruchsvolle Übungen ohne Kind durchgeführt werden.

Deine Bewegungsausführung

1. Stelle dich mit schulterbreit geöffneten Füßen aufrecht hin, die Fußspitzen zeigen gerade nach vorn. Halte die Babyschale mit nach unten gestreckten Armen nah am Körper. Der Oberkörper ist aufgerichtet. Fixiere die Schulterblätter im Rücken, indem du die Schultern nach hinten unten ziehst. Halte die Position der Schulterblätter während des gesamten Bewegungsablaufs, ebenso den gestreckten Rücken.
2. Die Einleitung der Bewegung kommt aus der Hüfte, indem du primär den Oberkörper langsam nach vorn neigst und das Gesäß so weit wie möglich nach hinten schiebst. Die Knie werden nur leicht gebeugt. Dein tiefster Punkt kann ein nahezu waagrechter Oberkörper sein; die Schultern sollten etwas höher sein als die Hüfte. Die Babyschale wird aber wahrscheinlich sowieso früher den Boden berühren. Deshalb komme nur so tief, dass du das Gewicht noch spürst. Lasse die Arme hängen, das Gewicht der Babyschale führt dich quasi nach unten. Spanne die Gesäßmuskeln fest an. Richte dann den Oberkörper mit gestrecktem Rücken wieder auf. Auch die Aufwärtsbewegung kommt aus der Hüfte, nicht aus den Knien.

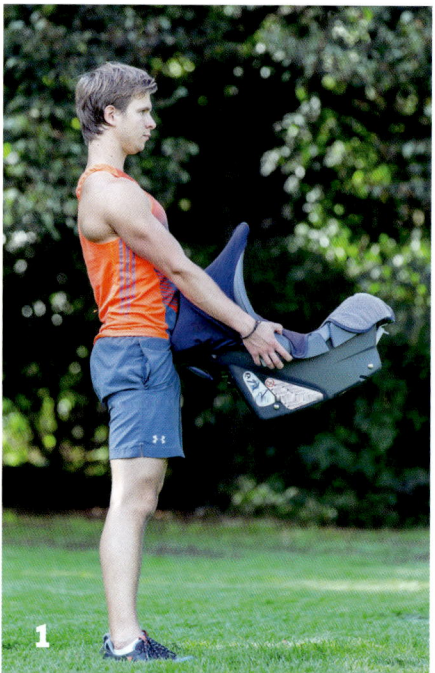
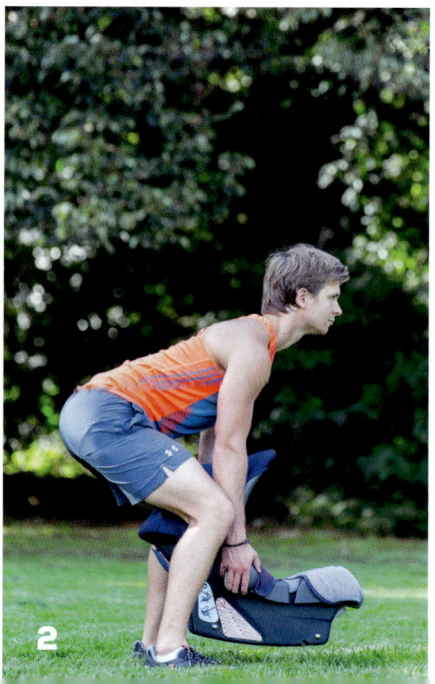

Hinweise

- Das Gewicht befindet sich immer auf Fußhöhe, das heißt, wenn du dich nach vorn neigst, wird das Gewicht direkt senkrecht nach unten geführt.
- Konzentriere dich auf die rückwärtigen Muskeln und lerne, das Kreuzheben von der Kniebeuge zu unterscheiden. Achte deshalb darauf, dass du nicht zusätzlich eine Kniebeuge ausführst. Die Knie werden sich von allein etwas beugen wollen, da bei komplett gestreckten Beinen der Zug auf der Beinrückseite sehr hoch wäre. Das ginge zwar auch, ist aber eine absolut fortgeschrittene Variante für diejenigen, deren Beinrückseite flexibel genug ist.
- Am tiefsten Punkt sind die Knie ungefähr über dem Mittelfuß.
- Um zu spüren, ob der Rücken wirklich gerade ist, empfehlen wir dir eine Vorübung ohne Gewicht: Lege dir einen Besenstil der Länge nach so auf die Wirbelsäule, dass er den Kopf, den Bereich der Brustwirbelsäule sowie das Steißbein berührt. Nun führe das Kreuzheben durch. Der Kontakt dieser drei Punkte muss erhalten bleiben. Bitte einen Freund oder deine Partnerin, dich gegebenenfalls zu korrigieren, oder beobachte dich seitlich über einen Spiegel.

KREUZHEBEN – EINE ESSENZIELLE ÜBUNG FÜR DEN RÜCKEN

Das Kreuzheben ist eine typische Kraftsportübung – aber mit viel Potenzial. Dieses Bewegungsmuster ist in vielen alltäglichen Situationen und bei anderen Sportarten wiederzufinden. Zudem können Rückenleiden in vielen Fällen durch richtiges Training vermindert werden – auch mit dem Kreuzheben. Es ist eine hoch funktionelle Übung, die das Zusammenspiel von Wadenmuskeln, Muskeln der Oberschenkelrückseite (ischiokrurale Muskeln), Gesäßmuskeln und langem Rückenstrecker verbessert und somit die gesamte Körperrückseite trainiert. Im Alltag führst du oft ähnliche Bewegungen aus, etwa beim Bücken, um etwas vom Boden aufzunehmen, abzustellen oder jedes Mal, wenn du dein Baby schlafen legst. Nutze deshalb im Alltag beim Heben schwerer Lasten konsequent die Bewegung des Kreuzhebens. So vermeidest oder verringerst du Rückenbeschwerden.

RIESENSCHRITT MIT ROTATION UND BABYSCHALE

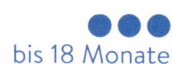

 Kräftigung vor allem von Oberschenkel, Gesäß und Wade, aber auch von Bizeps und Schultergürtel, Mobilisation der Wirbelsäule

Ist dein Baby mit dabei, bekommt es hier einiges zu sehen. Du bewegst deinen Oberkörper mitsamt der Babyschale bei jeder Rotation zu beiden Seiten um 90 Grad.

Deine Bewegungsausführung

1. Stelle dich mit hüftbreit geöffneten Füßen aufrecht hin. Die Füße sind parallel, die Fußspitzen zeigen nach vorn. Halte die Babyschale vor dem Körper und drücke sie leicht gegen die Brust. Der Oberkörper ist aufgerichtet. Fixiere die Schulterblätter im Rücken, indem du die Schultern nach hinten unten ziehst. Entspanne den Nacken und richte den Blick nach vorn.
2. Mache jetzt mit dem linken Fuß einen großen Schritt nach vorn und beuge die Knie: Der vordere Oberschenkel ist waagrecht zum Boden, das Knie reicht maximal bis zur Fußspitze und die Ferse ist fest auf dem Boden. Das hintere Knie schwebt knapp über dem Boden, die Ferse ist angehoben. Aktiviere die Rumpfmuskeln und drehe den aufrechten Oberkörper zum aufgestellten linken Bein. Halte die Babyschale immer noch fest vor der Brust. Der Unterkörper bleibt stabil, das Becken ist fixiert, die Hüften sind auf einer Linie.
3. Dann drehe dich wieder zur Mitte und steige mit dem linken Bein nach hinten, um zurück in die Ausgangsposition zu gelangen.
4. Aus der aufrechten Position wiederholst du den Bewegungsablauf auf der rechten Seite.

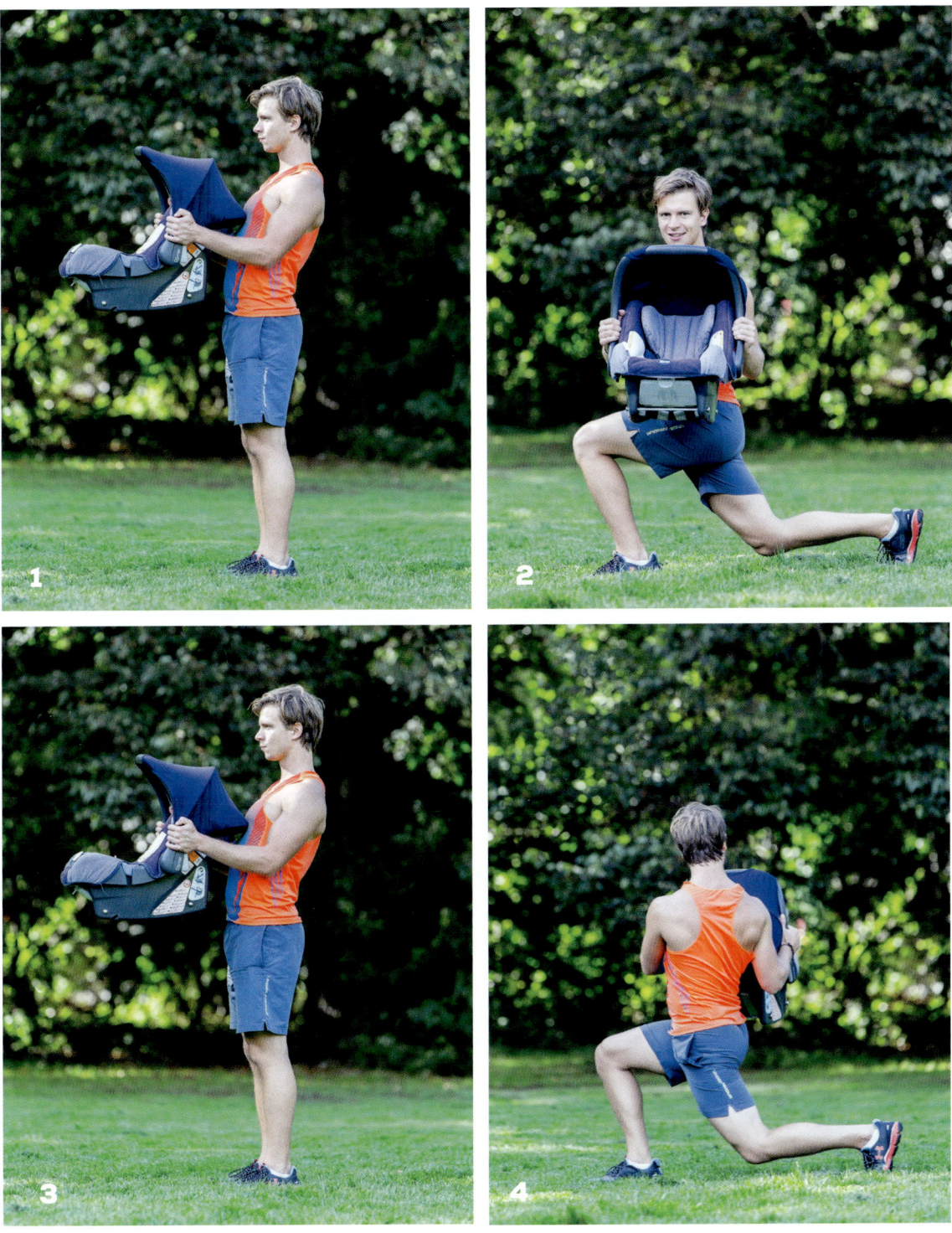

BANKSPRUNG

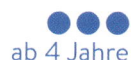

 Kräftigung von Oberschenkel, Gesäß und Wade, Schnellkraft, Balance

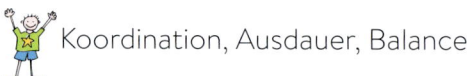 Koordination, Ausdauer, Balance

Eine tolle Übung, bei der du hoch funktionell trainierst und schon nach wenigen Einheiten deutliche Verbesserungen wahrnehmen wirst. Außerdem kannst du sie in allen möglichen Alltagssituationen integrieren.

Deine Bewegungsausführung

1. Stelle dich etwa einen halben Meter entfernt vor eine Bank und komme tief in die Knie. Nimm die Arme gestreckt nach hinten.
2. Aus dieser Position drückst du dich mit beiden Beinen und der Kraft des Unterkörpers explosiv nach oben ab. Hole dabei mit den Armen Schwung.
3. Springe auf die Bank und lande dabei mit leicht gebeugten Knien und beiden Füßen gleichzeitig.
4. Halte für eine Sekunde die Position. Dann richtest du dich ganz auf und springst nach hinten zurück in die Ausgangsposition. Schließe sofort die nächste Wiederholung an.

Dein Kind trainiert mit

Die Sprünge werden für viel Spaß bei deinem Kind sorgen. Ihr könnt dafür auch eine Treppe wählen, dann nimmt dein Kind eine Stufe und du zwei oder drei.

Hinweise: Achte auf eine ausbalancierte Landung mit stabilen Knien. Das ist einfacher, wenn du mit beiden Füßen komplett auf der Bank landest, statt nur mit der vorderen Fußhälfte. Sind die Fersen in der Luft, muss du zum einen gut ausbalancieren können, zum anderen mehr Kraft für die Stabilität aufwenden.

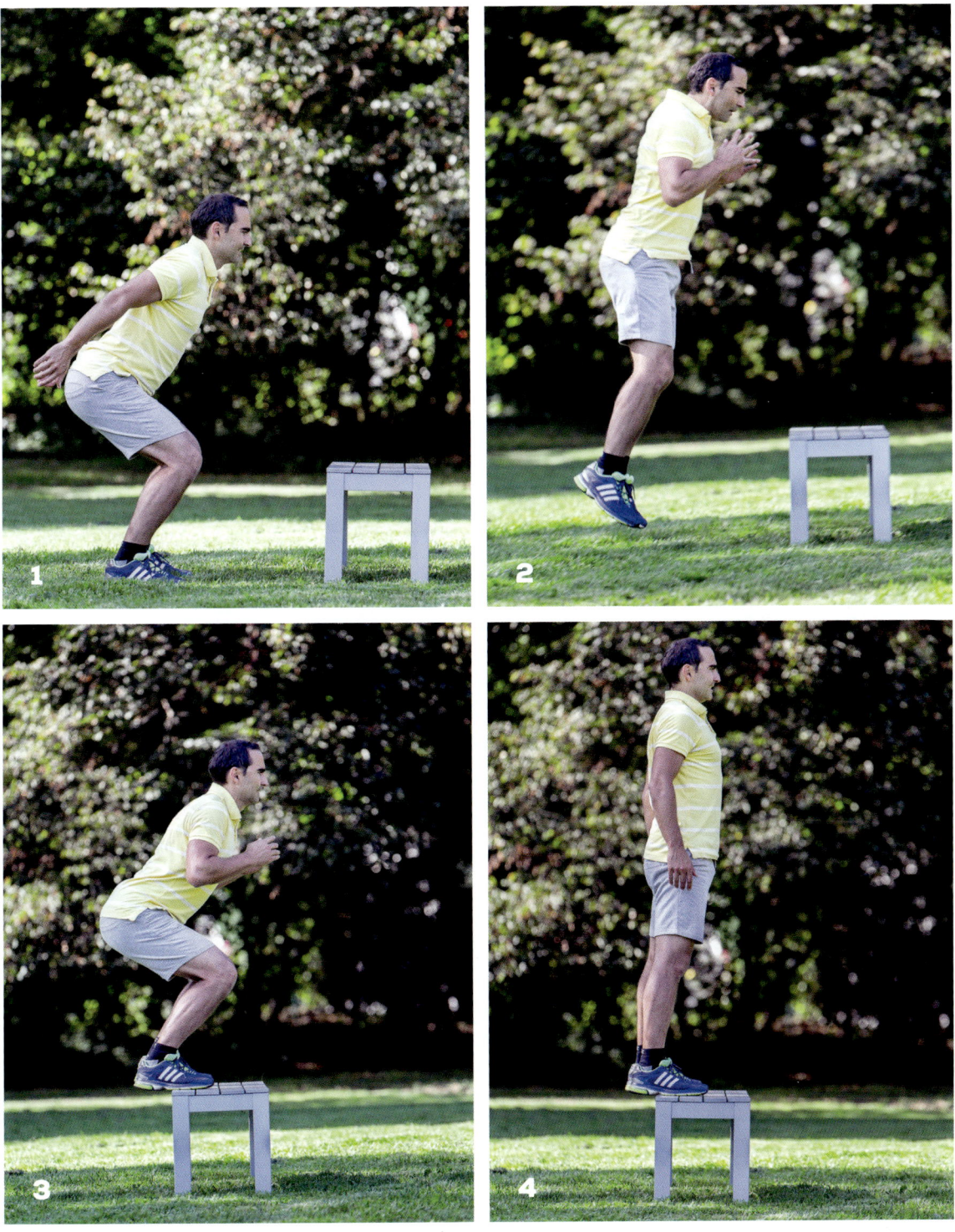

SCHWITZKASTEN-CRUNCH

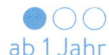
ab 1 Jahr

 Kräftigung der geraden Bauchmuskeln 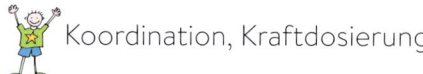 Koordination, Kraftdosierung

Jungs gefällt diese Übung ganz besonders, da sie hier mit Papa Kräfte messen können. Aber auch du wirst merken, wie intensiv sie sein kann.

Deine Bewegungsausführung

1. Lege dich auf den Rücken und stelle die Beine angewinkelt und hüftbreit auf. Dein Kind stellt sich nun auf Bauchnabelhöhe direkt über dich. Dann legt ihr eure Handflächen aneinander.
2. Aktiviere die Bauchmuskeln, indem du den Bauchnabel Richtung Wirbelsäule ziehst, nimm die Beine rechtwinklig gebeugt nach oben, hebe Kopf und Schultern vom Boden an und ziehe den Oberkörper so weit wie möglich nach oben. Du kannst dabei direkt dein Kind anblicken. Halte die Bauchspannung und senke dich wieder ab, ohne jedoch Kopf und Schultern abzulegen.

Dein Kind trainiert mit

- Während du dich nach oben drückst, stemmt sich dein Kind so gut es kann gegen deine Hände. Das erhöht deine Bauchspannung, gleichzeitig benötigst du mehr Kraft in den Armen.
- Ist dein Kind noch sehr klein und hat es gerade erst gelernt zu sitzen, genügt es auch, dass du es nur als zusätzliches Gewicht auf deinem Oberkörper festhältst.

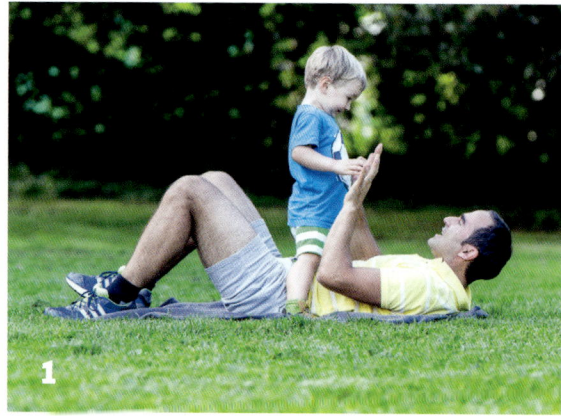
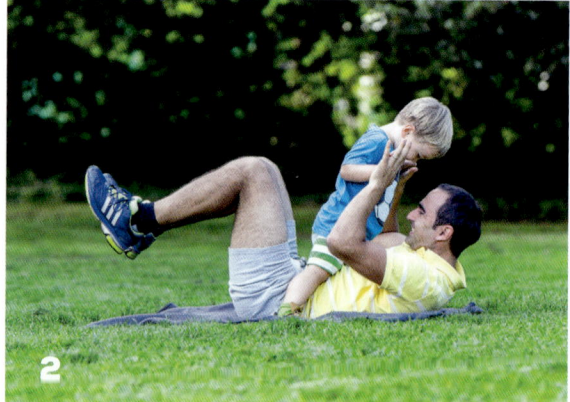

KUGEL

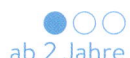

 Kräftigung der geraden Bauchmuskeln, Dehnung der Rückenmuskeln, Koordination

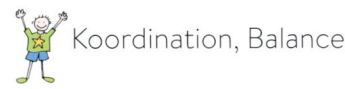 Koordination, Balance

Die Kugel ist eine ideale Übung, den Rumpf zu trainieren. Sie dehnt und entspannt die Rückenmuskeln gleichzeitig, während die Bauchmuskeln gestärkt werden.

Deine Bewegungsausführung

1. Setze dich auf den Boden und stelle die Fersen auf. Dann umfasse mit den Händen die Knie und ziehe die Beine nah zum Körper.
2. Jetzt mache den Rücken so rund wie möglich, löse die Fersen vom Boden und lasse dich, während du die Knie weiterhin festhältst, bis zu den Schultern nach hinten rollen, sodass der Po abhebt. Die Bauchmuskeln sind durchgehend aktiviert. Du gibst ähnlich wie beim Schaukeln auf einer Schaukel ganz kleine Impulse und rollst dadurch.

Dein Kind trainiert mit

Mit der Kugel kannst du spielerisch den Wettkampfgeist deines Kindes wecken: Wer kann länger kugeln? Unser Tipp: dein Kind.

Variante: Freie Kugel

Halte die Beine angezogen, aber nimm die Hände von den Knien weg. Das erfordert mehr Kraft und Schwung.

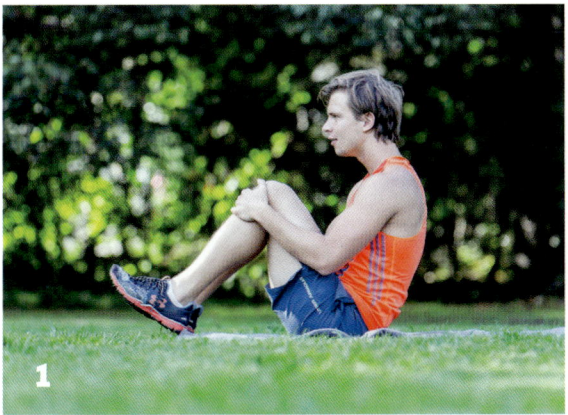

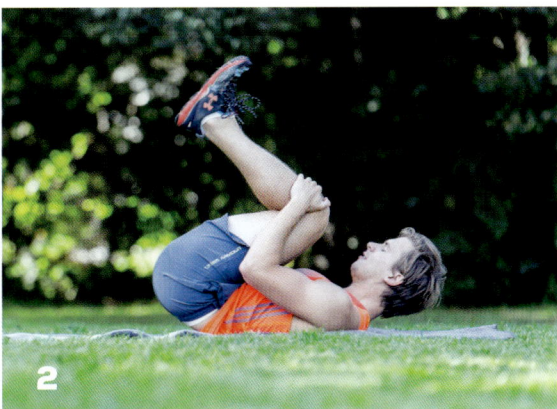

PURZELBAUM

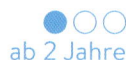

 Kräftigung der geraden Bauchmuskeln, Dehnung des gesamten Rückens   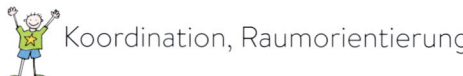 Koordination, Raumorientierung

Wann hast du zum letzten Mal einen Purzelbaum geschlagen? Wenn das schon ein paar Jahrzehnte her ist, kann dir vielleicht dein Kind zeigen, wie es geht.

Deine Bewegungsausführung

1. Den Purzelbaum kannst du kniend oder in der tiefen Hocke beginnen. Platziere die Hände schulterbreit direkt vor dir auf dem Boden.
2. Ziehe jetzt das Kinn zur Brust, verlagere das Gewicht nach vorn und setze den Kopf vor den Händen auf dem Boden auf. Dann drücke dich mit den Füßen vom Boden ab. Spätestens wenn du ins Rollen kommst, mache den Rücken ganz rund. Sobald der Rücken den Boden berührt, nimmst du die Hände hoch.
3. Du landest in der Hocke. Um einfacher wieder in die Hocke zu kommen, kannst du dich, sobald du die Füße aufsetzt, noch einmal kurz mit den Händen am Boden abdrücken.

Dein Kind trainiert mit

Beim Purzelbaum wird dein Kind sicher gern mitmachen. Die meisten Kinder führen ihn außerdem intuitiv richtig aus.

Hinweise

- Es ist wichtig, dass du den Rücken so rund wie möglich machst, damit du gut rollen kannst. Wenn du den Purzelbaum korrekt ausführst, schaffst du sicher mehrere hintereinander. Mit genügend Schwung sollte es dir außerdem möglich sein, ohne Hilfe der Hände wieder in die Hocke zu kommen und dich dann direkt aufzurichten.
- Wenn du beim Abrollen zu hart auf dem Rücken landest, führe des Öfteren zwischendurch die Kugel (Seite 77) aus, um ausreichend Kraft für die nötige Bauchspannung zu haben. So hältst du die Rundung des Rückens.

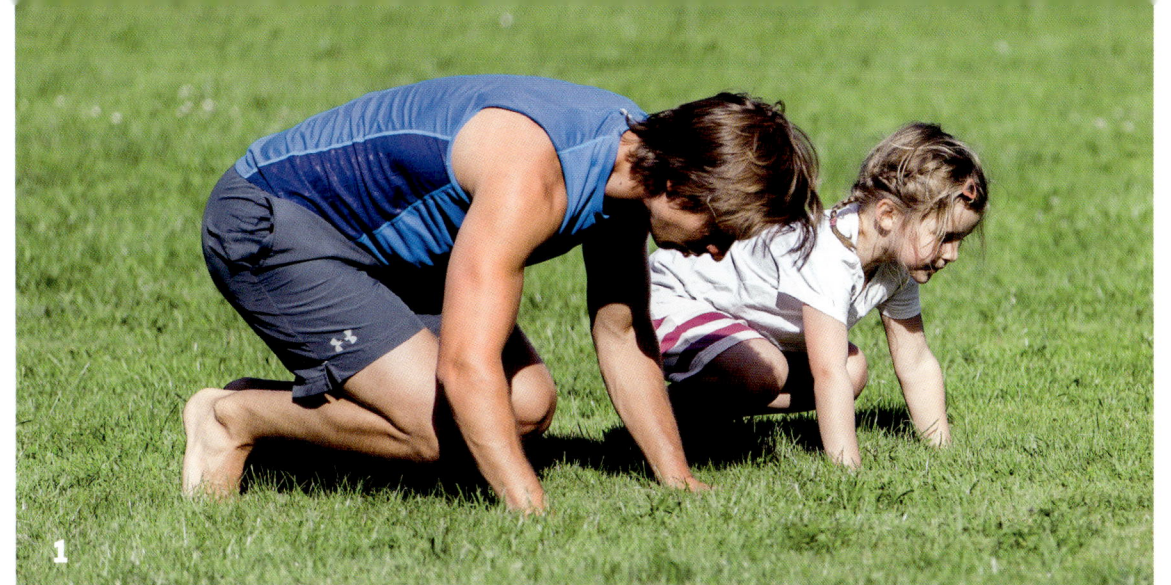

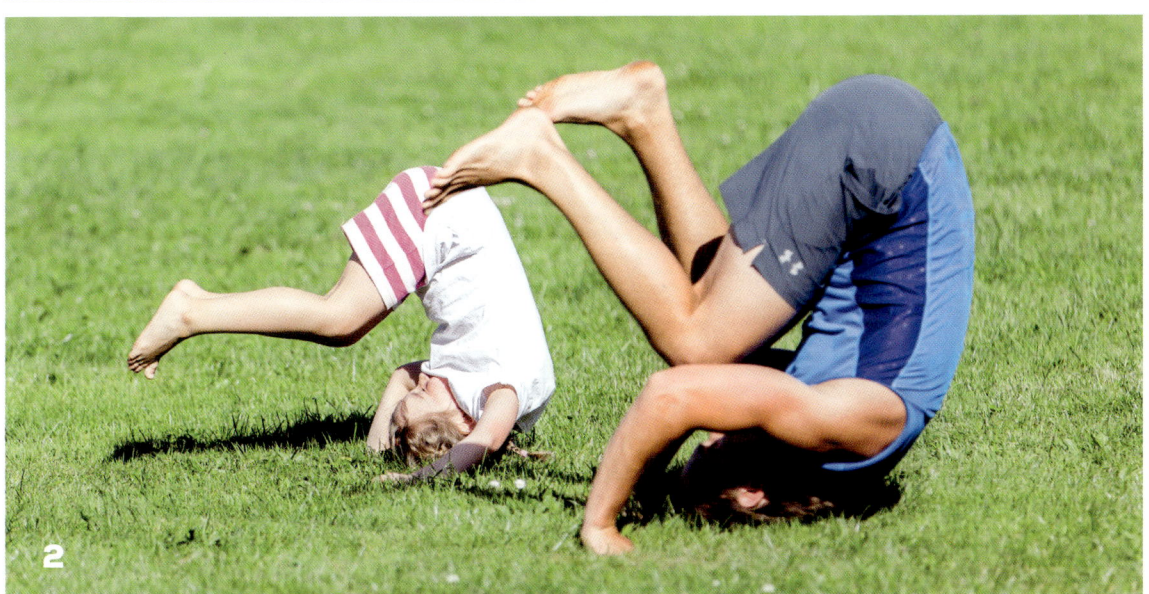

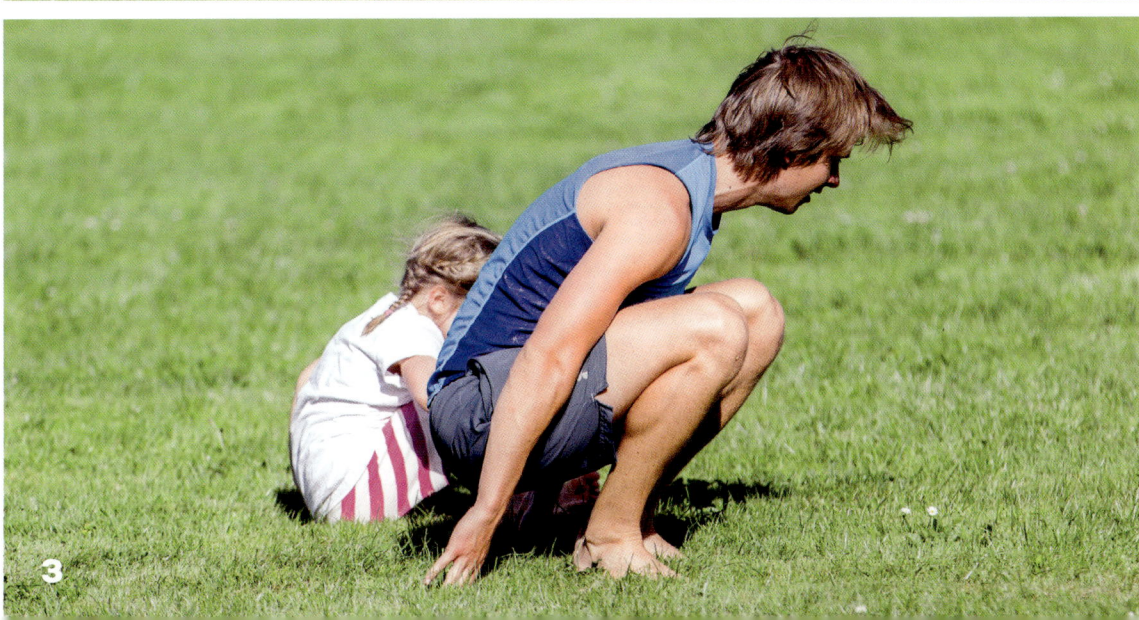

TIGER

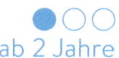

 Kräftigung der geraden und schrägen Bauchmuskeln sowie von Schultern und Trizeps

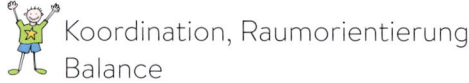 Koordination, Raumorientierung, Balance

Der Tiger und die Kutsche als Variante sind geniale Gute-Laune-Übungen und werden bei deinem Kind sicher auf viel Begeisterung stoßen. Du selbst achtest darauf, dass du dich möglichst geschmeidig bewegst.

Deine Bewegungsausführung

Deine Startposition ist der Vierfüßlerstand: die Knie sind unter den Hüften, die Hände unter den Schultern platziert. Aktiviere die Rumpfmuskeln und ziehe den Bauchnabel Richtung Wirbelsäule, damit der Rücken gestreckt bleibt und nicht durchhängt. Jetzt hebe die Knie ein paar Zentimeter vom Boden ab und fange an vorwärtszukrabbeln. Dabei kannst du entweder Arm und Bein auf einer Seite nach vorn setzen – wie der Tiger – oder die gegenüberliegenden Seiten. Die Knie bewegen sich knapp über dem Boden, der Rücken bleibt gestreckt.

Dein Kind trainiert mit

- Papa wird vom Tiger zur **Kutsche.** Sie ist deutlich anstrengender, denn dein Nachwuchs liegt auf deinem Rücken, und zwar lang ausgestreckt in Bauchlage. So ist es am stabilsten für ihn und er kann sich an deinen Schultern festhalten.
- Gelingt es euch schon gut, die Balance zu halten, kann sich dein Kind auch auf deinen oberen Rücken setzen und die Beine über deinen Schultern nach unten baumeln lassen. So trainierst du zusätzlich deinen Trizeps und die Schultern verstärkt.
- Dein Kind sollte nicht im Lendenwirbelbereich sitzen. Hier ist die Belastung für die Wirbelgelenke und Bandscheiben zu hoch.

Tiger

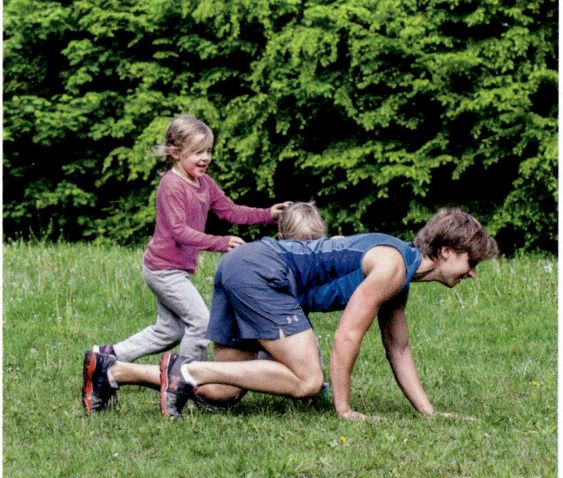

Kutsche

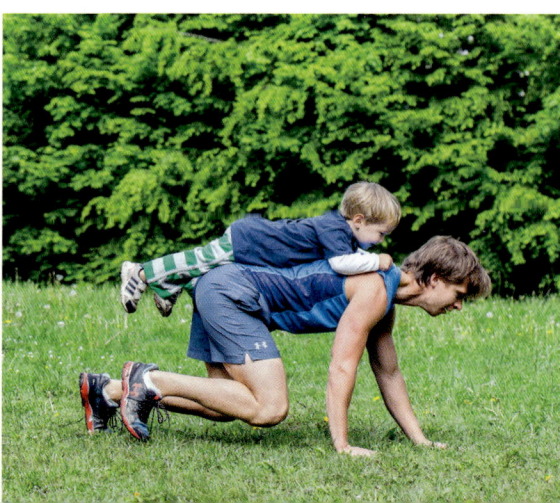

GROSSER STÜTZ

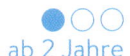
ab 2 Jahre

 Kräftigung der geraden und tief liegenden Bauchmuskeln

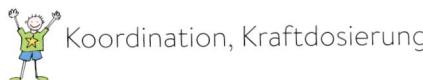 Koordination, Kraftdosierung

Großer und kleiner Stütz sind ideal, um deine Rumpfkraft und -stabilität zu verbessern.

Deine Bewegungsausführung

Starte im Vierfüßlerstand: die Hände sind unter den Schultergelenken, die Knie unter den Hüften, die Fußspitzen sind aufgestellt. Die Finger zeigen nach vorn. Aus dieser Position hebst du nun die Knie und streckst die Beine. Dein Körper bildet von den Fersen bis zum Scheitel eine Linie. Aktiviere die Bauchmuskeln, ziehe den Bauchnabel Richtung Wirbelsäule, damit das Becken stabil bleibt. Drücke dich aus den Schultern raus, schiebe den Teil zwischen den Schulterblättern nach oben, sodass der Oberkörper nicht durchhängt. Blicke schräg nach vorn zum Boden, der Nacken ist lang. Halte die Position.

Dein Kind trainiert mit

- Alle Formen des Stützes eignen sich für dein Kind prima, um unter dir durchzukrabbeln oder über deine Beine zu hüpfen.
- Schwerer wird es, die Rumpfstabilität und somit die Position zu halten, wenn dein Kind versucht, dich umzuschubsen oder auf dich draufklettert.

Hinweis: Konzentriere dich bewusst auf die Aktivierung der Bauchmuskeln, damit dein Körper in einer Linie bleibt.

Variante: Kleiner Stütz

Setze statt der Hände die Unterarme auf dem Boden auf. Die Ellbogen befinden sich direkt unterhalb der Schultern.

Variante

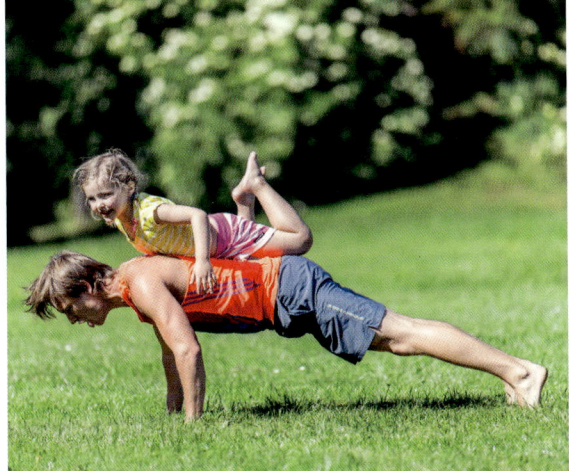

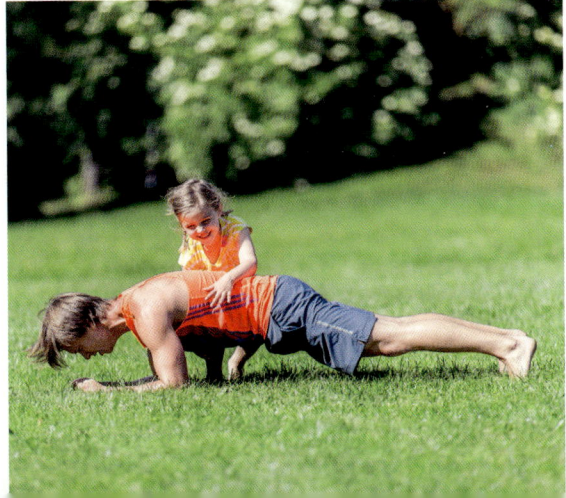

KLEINES T

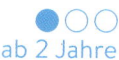

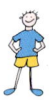 Kräftigung der geraden und schrägen Bauchmuskeln sowie der Rumpfmuskeln, Balance, Koordination

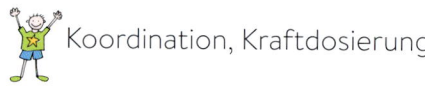 Koordination, Kraftdosierung

Durch die seitliche Position sind die Rumpfmuskeln auf jeweils einer Körperseite stärker gefordert. Es ist aber auch mehr Körperspannung nötig, um die Balance zu halten.

Deine Bewegungsausführung

Lege dich mit gestreckten Beinen auf eine Seite und stütze dich so mit dem Ellbogen ab, dass er sich direkt unter der Schulter befindet. Der Unterarm zeigt nach vorn, die Beine sind übereinandergelegt. Stütze die freie Hand vor dir auf dem Boden ab. Nun aktiviere die Rumpf- und Gesäßmuskeln und drücke das Becken so weit nach oben, bis dein Körper von den Fersen bis zum Scheitel eine gerade Linie bildet. Lege die freie Hand entweder auf der Hüfte ab oder strecke den Arm wie im Bild nach oben. Der Kopf bleibt in Verlängerung der Wirbelsäule. Halte die Position.

Dein Kind trainiert mit

• Halte Körperspannung und Rumpfstabilität, wenn dein Kind versucht, dich umzuschubsen oder an dir zu ziehen. Bei einem älteren, kräftigeren Kind wird dir das nicht lange gelingen. Du kannst dich aber auch einfach von ihm durchkitzeln lassen.
• Kleinere Kinder können dich auch umrunden, indem sie unter deiner Achsel durchkriechen und dann über die Beine steigen.

Hinweise: Achte darauf, dass das Becken weder nach vorn noch nach hinten kippt und du in der Hüfte nicht nach unten einknickst. Bleibe in allen Varianten mit deinem Körper immer in einer Linie.

Variante 1: Kleines T mit angehobenem Bein
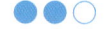
Etwas mehr Rumpfstabilität und Balance benötigst du, wenn du das obere Bein vom unteren löst und so weit wie möglich anhebst.

Variante 2: Großes T
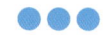
Bist du schon relativ gut trainiert, stütze statt des Unterarms die Hand auf. Die Finger zeigen in Verlängerung deines Körpers von dir weg. Das obere Bein ist gestreckt angehoben. Du kannst den freien Arm entweder ablegen oder wie auf dem Bild wieder nach oben strecken. Diese Variante erfordert die höchste Rumpfkraft und noch mehr Stützkraft in Arm und Schulter.

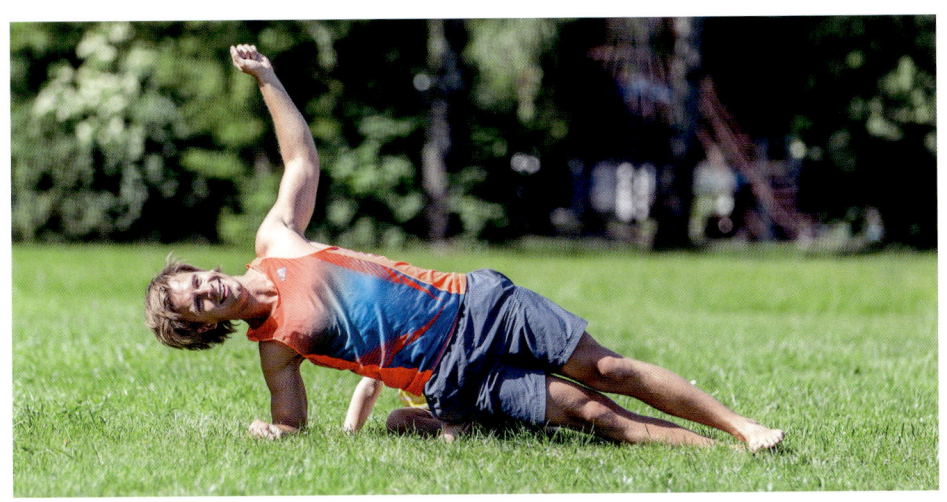

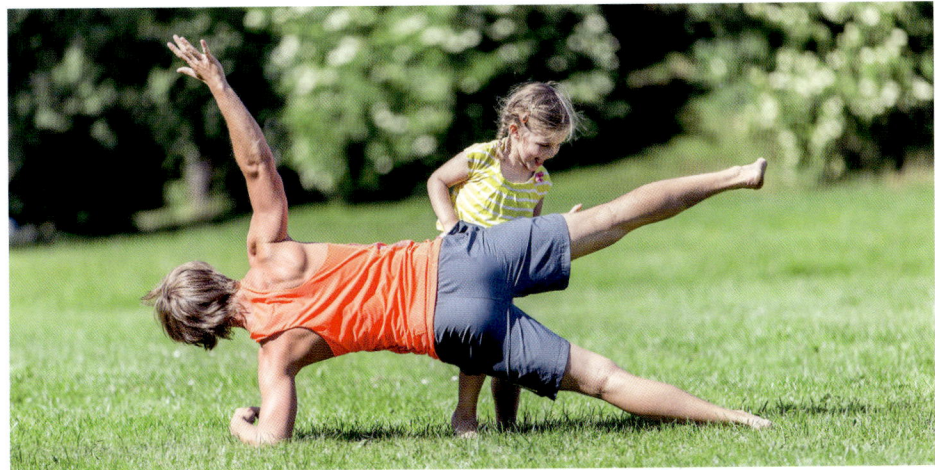

Variante 1

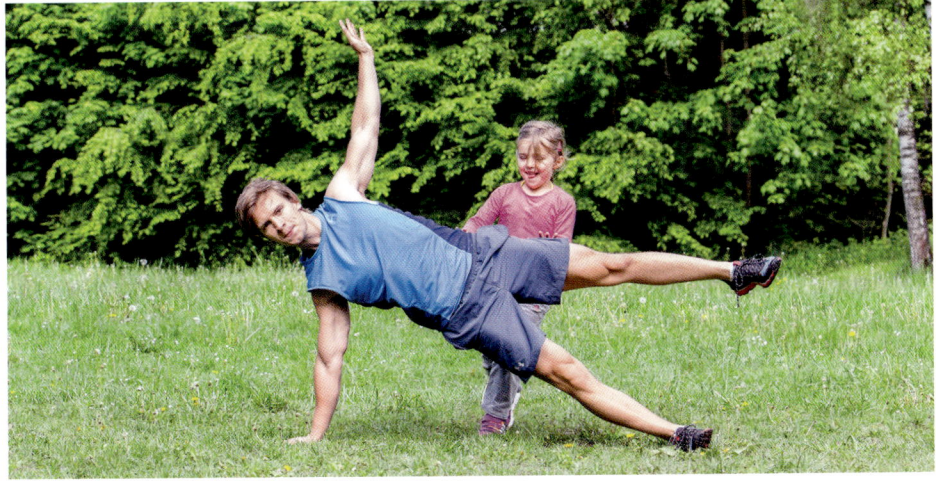

Variante 2

BRÜCKE

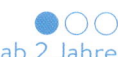

 Kräftigung vor allem der Rücken- und Gesäßmuskeln sowie der Oberschenkelrückseite und der Waden

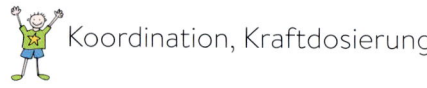 Koordination, Kraftdosierung

Die Brücke ist optimal, um Rumpf- und Gesäßmuskeln sowie die gesamte Körperrückseite zu kräftigen und dadurch die Rumpfstabilität zu verbessern.

Deine Bewegungsausführung

Lege dich auf den Rücken und stelle die Beine angewinkelt auf. Die Füße sind hüftbreit geöffnet. Lege die Arme seitlich eng am Körper ab oder strecke sie wie im Bild links senkrecht nach oben. Aktiviere Rumpf- und Gesäßmuskeln und drücke das Becken so weit nach oben, dass Oberkörper und Oberschenkel in einer Linie sind. Hebe zusätzlich das Brustbein an. Halte die Position. Senke den Körper ab, indem du dich von der Halswirbelsäule zum Steißbein langsam abrollst.

Dein Kind trainiert mit

• Wenn dein Kind versucht, über dich drüberzuklettern oder dich umzuschubsen, halte trotzdem möglichst lange die Position.
• Mehr Kraft, Körperspannung und Rumpfstabilität ist notwendig, wenn es sich dein Kind wie im Bild rechts auf deinen Oberschenkeln bequem macht.

Hinweise

• Das Hauptgewicht sollte auf den Schultern, nicht auf dem Nacken lasten. Ziehe deshalb die Schultern weg von den Ohren.
• Für Einsteiger empfehlenswert ist es, die Arme eng neben dem Körper abzulegen. Je weiter die Arme vom Körper weg sind, desto schwieriger wird es: Du kannst sie also zur Seite ausgestreckt oder über Kopf ablegen oder nach oben strecken.
• Sinkt das Becken ab, konzentriere dich noch mehr auf die Aktivierung der Körperrückseite, vor allem auf das Gesäß.

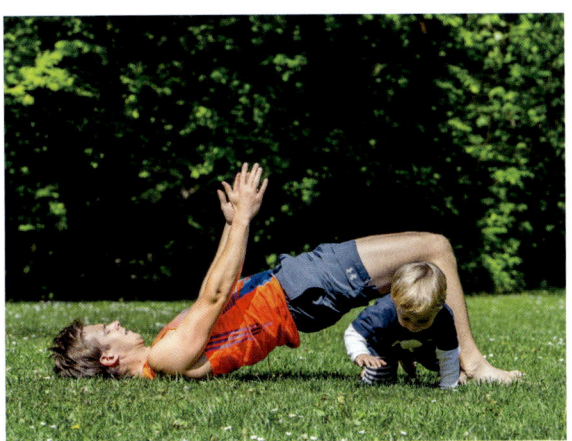 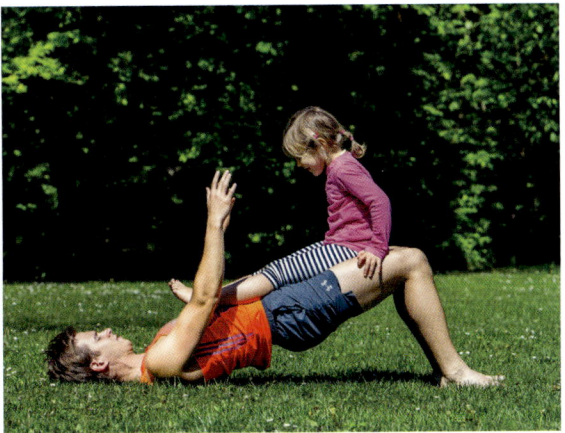

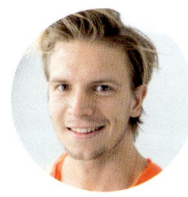

GIB DEINEM PO MEHR POWER

Die Brücke ist mittlerweile in vielen Trainingsplänen zu finden.
Übungen, die jedoch gezielt die Gesäßmuskeln aktivieren, werden
meiner Erfahrung nach immer noch zu selten trainiert. Zudem sitzen wir
viel zu oft und viel zu lange, sodass unser Gesäß wenig beansprucht wird.
Dabei erfüllt unser großer Gesäßmuskel – der größte Muskel im Körper –
viele Aufgaben: Wir benötigen ihn immer, wenn wir in Bewegung sind,
er ist die Verbindung zwischen Ober- und Unterkörper, verschafft dir
mehr Rumpfspannung und unterstützt die Bauchmuskeln beim Stabilisieren
der Wirbelsäule. Läufern verhilft ein starkes Gesäß zu deutlich mehr Antrieb.
Außerdem möchten wir, dass er auch noch schön geformt ist,
damit die Hose perfekt sitzt. Die Brücke ist somit eine geniale Übung für jeden:
einfach in der Ausführung, aber hocheffizient.

KRABBE

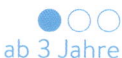
ab 3 Jahre

Kräftigung des unteren und oberen Rückens, der Bauchmuskeln, der Schulterrückseite und des Trizepses

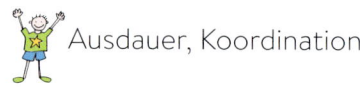
Ausdauer, Koordination

Die Krabbe reiht sich in den Tierreigen zwischen Tiger, Gorilla und Frosch ein. Hier kann dein Kind wieder selbst aktiv werden.

Deine Bewegungsausführung
Du beginnst sitzend: die Füße sind aufgestellt, die Beine angewinkelt, die Hände hinter dem Gesäß abgestützt. Die Hände sind leicht auswärts gedreht. Drücke jetzt den Po vom Boden weg und strecke dabei die Arme. Die Hände befinden sich direkt unter den Schultern. Dann bewegst du dich mit Händen und Füßen in kleinen Schritten vorwärts, rückwärts oder zur Seite.

Dein Kind trainiert mit
Hier könnt ihr so richtig kreativ werden: Umrundet euch selbst und krabbelt im Kreis. Versucht, so schnell wie möglich vorwärtszukommen, oder platziert euch gegenüber und tippt eure Fußspitzen im Wechsel an.

Hinweise
• Aktiviere beim Hochdrücken die Rückenmuskeln, indem du die Schulterblätter zusammen- und von den Ohren wegziehst. Dadurch nimmst du die Spannung von deinen Nackenmuskeln.
• Aus dieser Position könntest du zwischendurch direkt in den Tisch (Seite 94) wechseln und diese Position halten, falls dein Kind nicht lange genug Lust aufs Krabbenrennen hat.

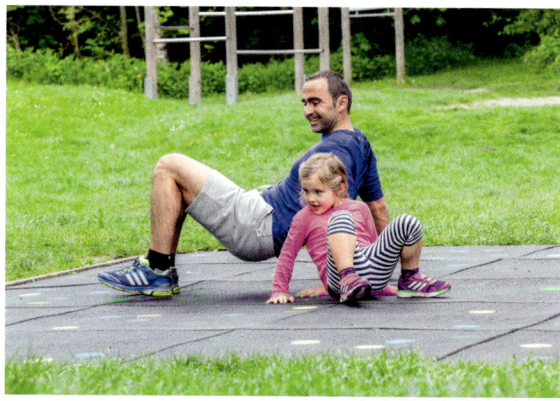
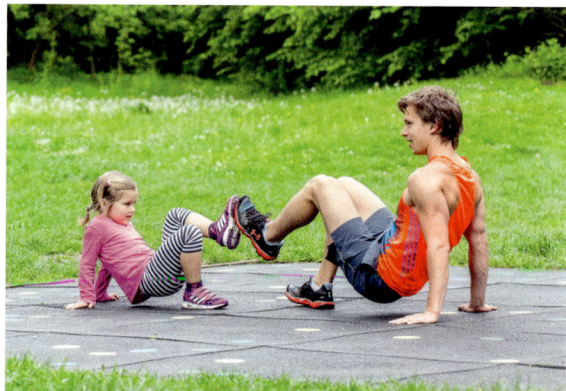

RUSSISCHER TWIST

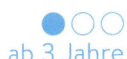
ab 3 Jahre

 Kräftigung der geraden und schrägen Bauchmuskeln

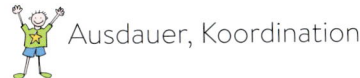 Ausdauer, Koordination

Für dich ist es eine Kräftigung, für dein Kind ein abwechslungsreiches Spiel.

Deine Bewegungsausführung

1. Setze dich auf den Boden, winkle die Beine an und stelle die Fersen auf. Aktiviere die Bauchmuskeln und neige den Oberkörper nach hinten. Hebe die Brust an, sodass der Rücken gestreckt ist, und ziehe die Schultern weg von den Ohren. Rotiere jetzt den Oberkörper so weit wie möglich nach rechts.
2. Dann drehe dich in einer fließenden Bewegung über die Mitte nach links. Halte die Bauchmuskeln aktiv. Wenn du noch mehr Power hast, lehne dich weiter zurück.

Dein Kind trainiert mit

Sucht euch ein paar Gegenstände – draußen können das kleine Steine, Zweige oder Gras sein, zu Hause Spielzeug –, setzt euch gegenüber auf den Boden und legt die Sachen jeweils neben euch auf eine Seite. Es geht nun darum, die Gegenstände von einer Seite auf die andere zu schaffen. Ihr könnt so auch eine Tasche aus- und wieder einräumen.

Hinweise

• Solltest du die Rückenmuskeln deutlicher spüren als die Bauchmuskeln, komme mit dem Oberkörper etwas nach oben oder spanne bewusster die Bauchmuskeln an.
• Achte darauf, dass dein Blick der Bewegung folgt, also die Halswirbelsäule in dieselbe Richtung rotiert wie die Brustwirbelsäule.
• Je trainierter die Bauchmuskeln sind, desto schwerer können die Gegenstände sein.

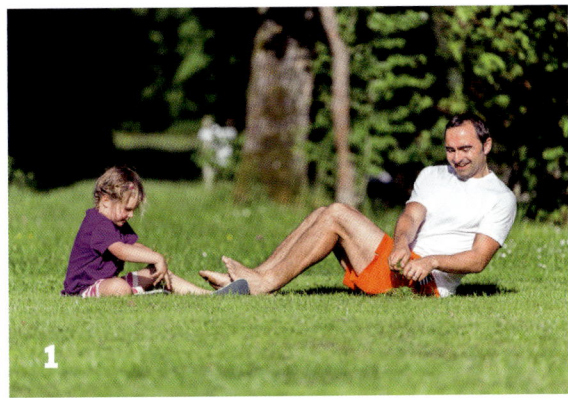

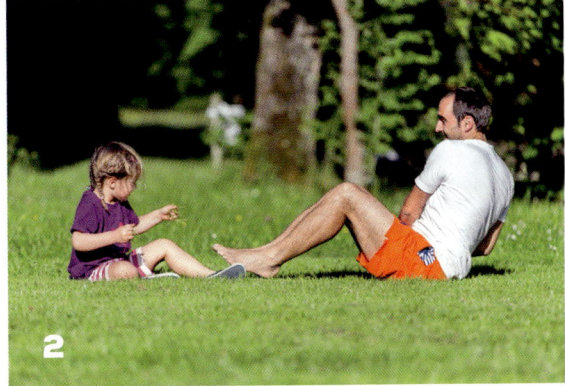

GLOCKE

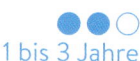

 Kräftigung der geraden und schrägen
Bauchmuskeln

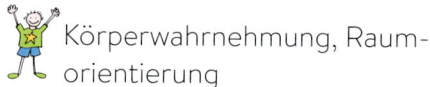 Körperwahrnehmung, Raum-
orientierung

Diese Übung haben die Kinder selbst eingefordert und sie „Glocke" getauft. Lasse dein Kind hier Tempo und Dauer vorgeben, aber sei nicht überrascht, wenn es mehrmals wiederholen will – Kinder lieben nun mal den Drehwurm.

Deine Bewegungsausführung

1. Komme in eine tiefe Hocke. Dein Kind sitzt vor dir auf dem Boden. Greife dann mit beiden Händen seine Fußgelenke und richte dich mit gestrecktem Rücken langsam auf, so als würdest du eine perfekte Kniebeuge machen. Wenn du aufgerichtet bist, halte dein Kind mit angewinkelten Armen nah vor deiner Brust. Öffne deine Füße etwas mehr als schulterbreit. Jetzt fängst du an, dein Kind zu schwingen: Rotiere Oberkörper und Hüfte nach rechts, hebe dabei die linke Ferse an und drehe die Fußspitze mit. Der rechte Fuß bleibt fest auf dem Boden.
2. Drehe dich so weit wie möglich nach hinten und schwinge dein Kind mit.
3. Dann komme wieder zur Mitte zurück und setze den linken Fuß auf, sodass für einen Moment beide Füße fest auf dem Boden sind.
4. Schwinge jetzt dein Kind in einer fließenden Bewegung zur linken Seite. Hebe dabei die rechte Ferse vom Boden ab und drehe Fußspitze, Hüfte und Oberkörper möglichst weit zur anderen Seite.

Hinweise

• Halte dein Kind während des Schwingens immer möglichst nah am Körper.
• Mache nach spätestens sechs Schwüngen – also drei pro Seite – jeweils eine Pause, auch wenn dein Kind wahrscheinlich noch nicht genug hat.

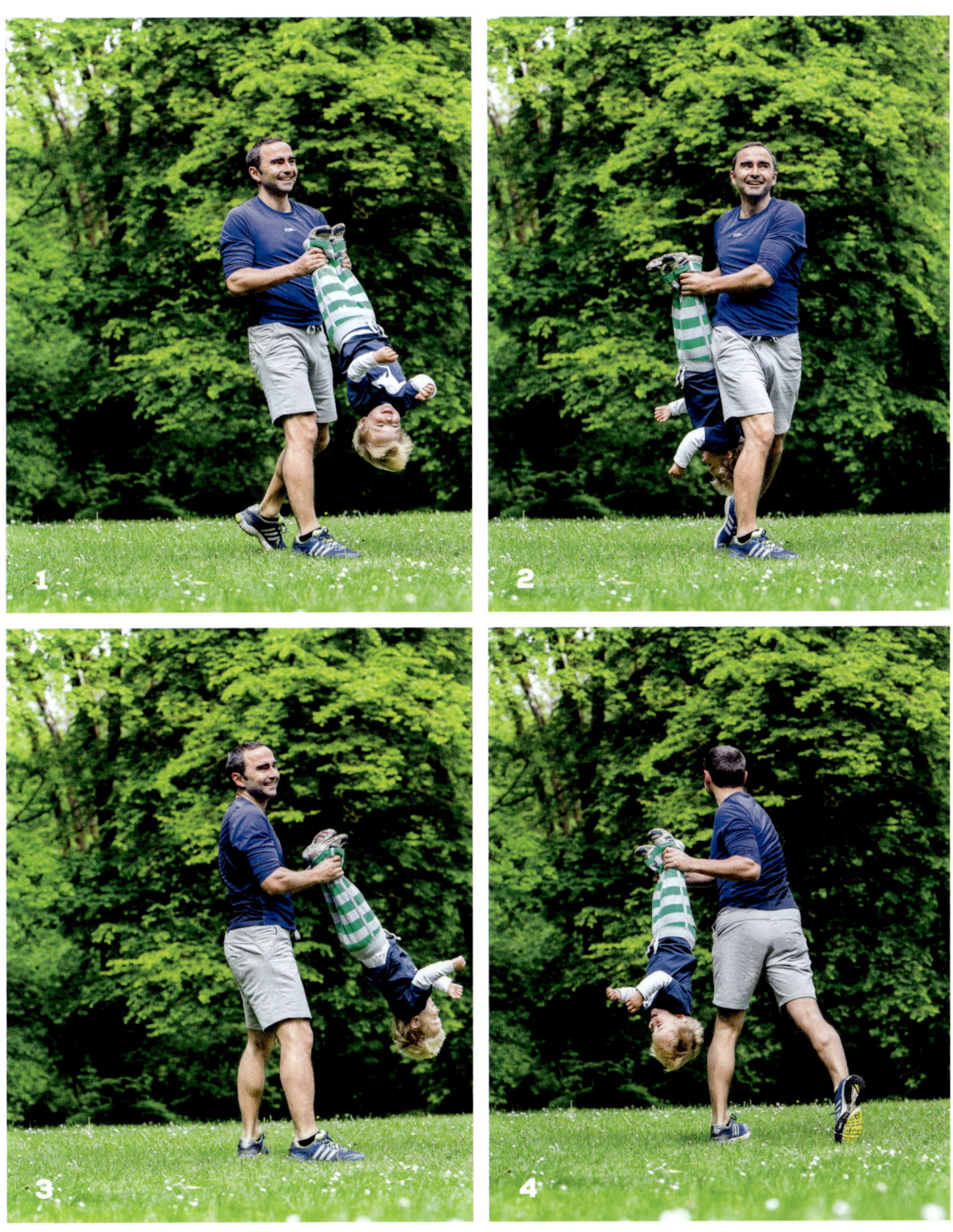

KRAN

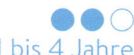

 Kräftigung der Oberschenkelvorderseite und des Hüftbeugers sowie der geraden Bauchmuskeln

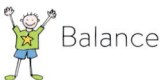 Balance

Während diese Bewegung für sich recht einfach erscheint, wird sie mit Kind als Gewicht zur echten Herausforderung für deine Bauchmuskeln.

Deine Bewegungsausführung

1. Setze dich auf den Boden und stelle die Beine angewinkelt auf, die Füße sind eng zusammen. Dein Kind steht direkt vor deinen Füßen. Fasse seine Hände und ziehe es leicht zu dir, sodass es sich gegen deine Schienbeine lehnen kann. Dann rollst du dich langsam nach hinten ab in die Rückenlage und hebst gleichzeitig die Beine angewinkelt an, sodass dein Kind jetzt auf deinen Schienbeinen liegt und zu dir nach unten schaut.
2. Aus der annähernd waagrechten Position der Unterschenkel streckst du die Beine langsam und möglichst weit in die Senkrechte. Dann beuge die Beine wieder.

Hinweise

• Halte dein Kind gut fest, wenn du deine Beine nach oben streckst. Nach der letzten Wiederholung kann es dann wie bei einer Rutsche von deinen Beinen in deinen Schoß gleiten.
• Ziehe den Bauchnabel Richtung Wirbelsäule, um die Bauchspannung zu halten. Fällt dir das schwer, kippe die Beine zusätzlich etwas mehr zum Körper.

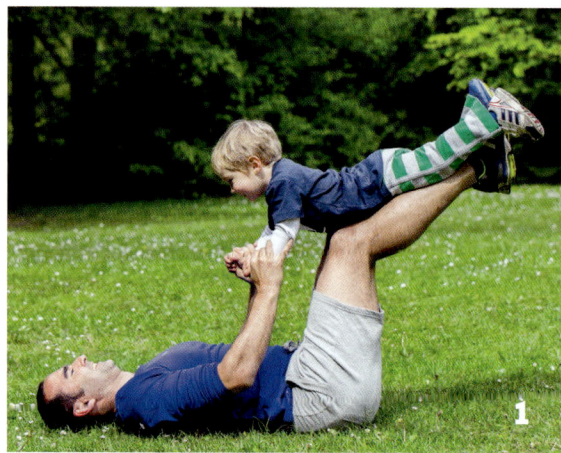

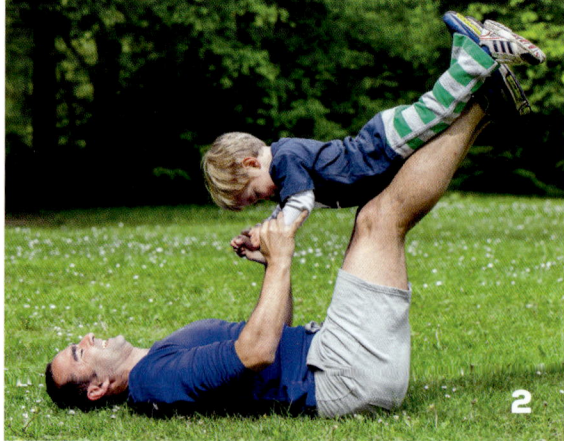

SCHNECKENROLLE

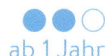
ab 1 Jahr

 Kräftigung der geraden und tief liegen-
den Bauchmuskeln, Koordination   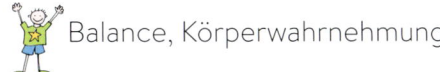 Balance, Körperwahrnehmung

Während die Kugel (Seite 77) ältere Kinder selbstständig ausführen, können hier jüngere als zusätzliches Gewicht auf dem Schoß direkt miteinbezogen werden. Das bedeutet für dich eine deutliche Steigerung bei Kraft und Koordination.

Deine Bewegungsausführung

1. Setze dich mit leicht angewinkelten Beinen auf den Boden. Nimm dein Kind mit Blick-kontakt zu dir auf deinen Schoß. Ist dein Kind schon etwas größer, lasse es die Beine auf deinen Schultern ablegen. Halte dein Kind fest, indem du es mit den Händen unter den Achseln greifst und deine Arme angewinkelt seitlich an seinen Körper drückst.
2. Aktiviere deine Bauchmuskeln, indem du den Bauchnabel Richtung Wirbelsäule ziehst, und rolle dich mit rundem Rücken so weit nach hinten, dass dein Po abhebt. Halte Blickkontakt mit deinem Kind. Mit viel Schwung kommst du wieder nach oben.

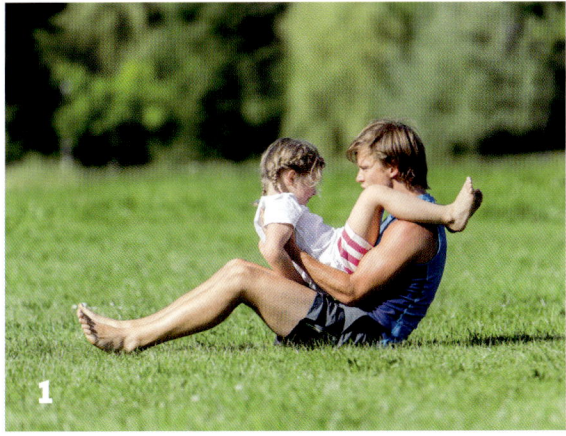

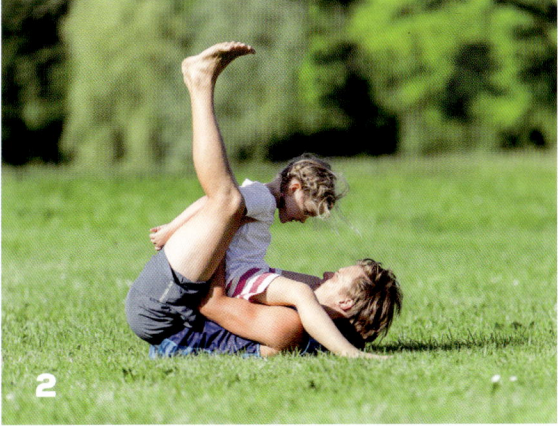

SEGELFLIEGER

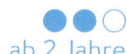

 Kräftigung von Oberschenkelvorderseite und Hüftbeuger, Dehnung von
Oberschenkelrückseite und Wade

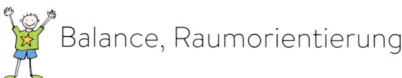 Balance, Raumorientierung

Der Segelflieger ist eine tolle Akrobatikübung, die ihr zusammen auch mal an Omas Geburtstag zeigen könnt.

Deine Bewegungsausführung

1. Lege dich auf den Rücken. Dann nimm die Beine angewinkelt so weit nach oben, dass sich dein Kind, das vor dir steht, mit seinem Bauch fest gegen deine Fußsohlen lehnen kann. Je größer das Kind, desto mehr wandern deine Füße in Richtung seiner Hüfte. Greift euch an den Händen.
2. Dann führst du dein Kind mit angewinkelten Beinen langsam nach oben, bis es waagrecht auf deinen Fußsohlen liegt.
3. Am Ende der Bewegung versuchst du, die Beine noch etwas mehr zu strecken und lässt die Hände deines Kindes los, sodass es als Segelflieger über dir „schweben" kann. Haltet diese Position so lange und stabil wie möglich.

Hinweise

- Versuche, deine Beine so gut es geht zu strecken. Halte deine Fußsohlen ungefähr waagrecht oder leicht schräg. Dadurch bekommt dein Kind die optimale „Flugposition" und du selbst dehnst damit deine Oberschenkelrückseite.
- Besonders wichtig ist, dass du die Hände deines Kindes nur loslässt, wenn es sich absolut sicher fühlt. Zudem solltet ihr den Segelflieger auf einem weichen Untergrund, etwa auf Gras, einer Matratze oder Ähnlichem, durchführen.
- Ziehe den Bauchnabel Richtung Wirbelsäule, um die Bauchspannung zu halten. Fällt dir das schwer, kannst du die Beine zusätzlich etwas Richtung Körper ziehen oder die Knie leicht beugen.

Variante: Segelflieger mit Beckenheben

Wenn ihr schon ein gut eingespieltes Team seid, kannst du zusätzlich dein Gesäß vom Boden abheben und wieder absenken – der Flieger muss sozusagen durch eine Schlechtwetterfront fliegen. Dafür brauchst du noch einmal eine Extraportion Bauchspannung. Mit deinem Nachwuchs auf den Fußsohlen ist das eine ziemlich anstrengende Kraftübung.

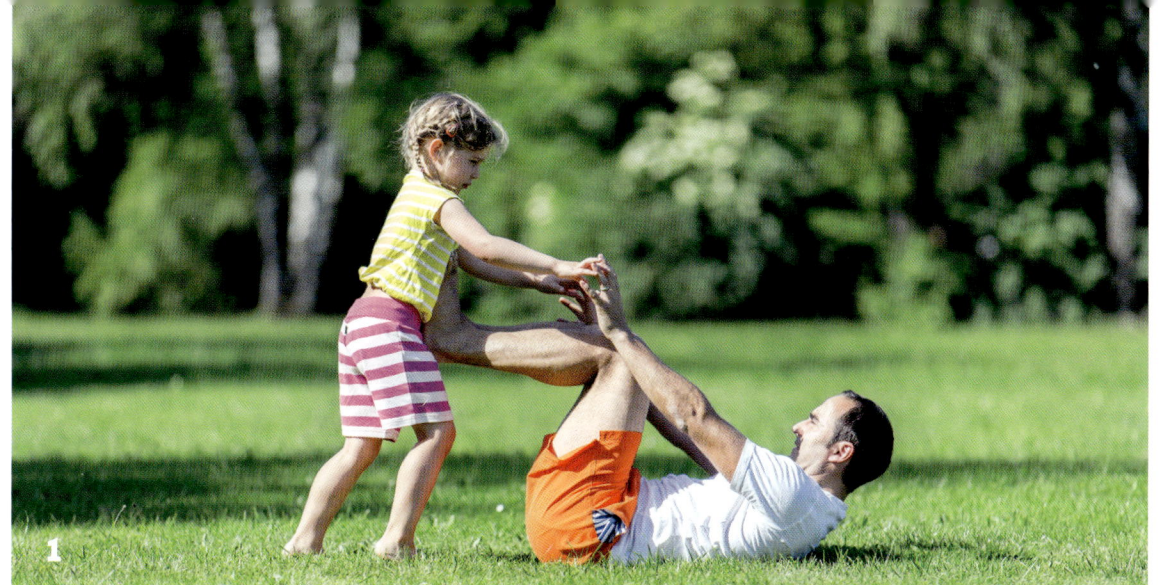

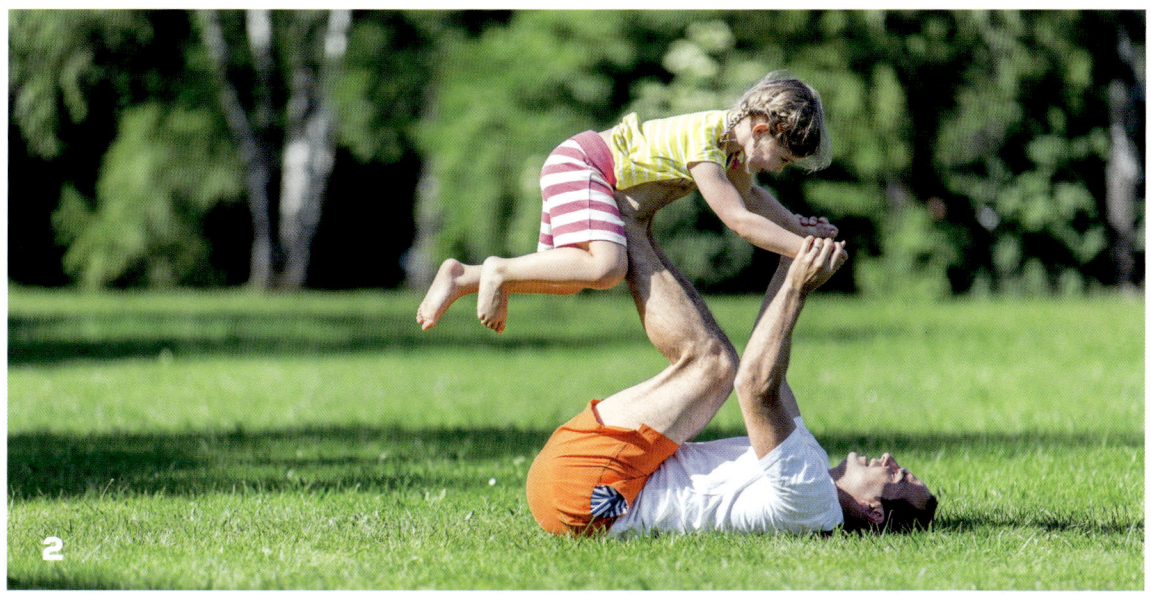

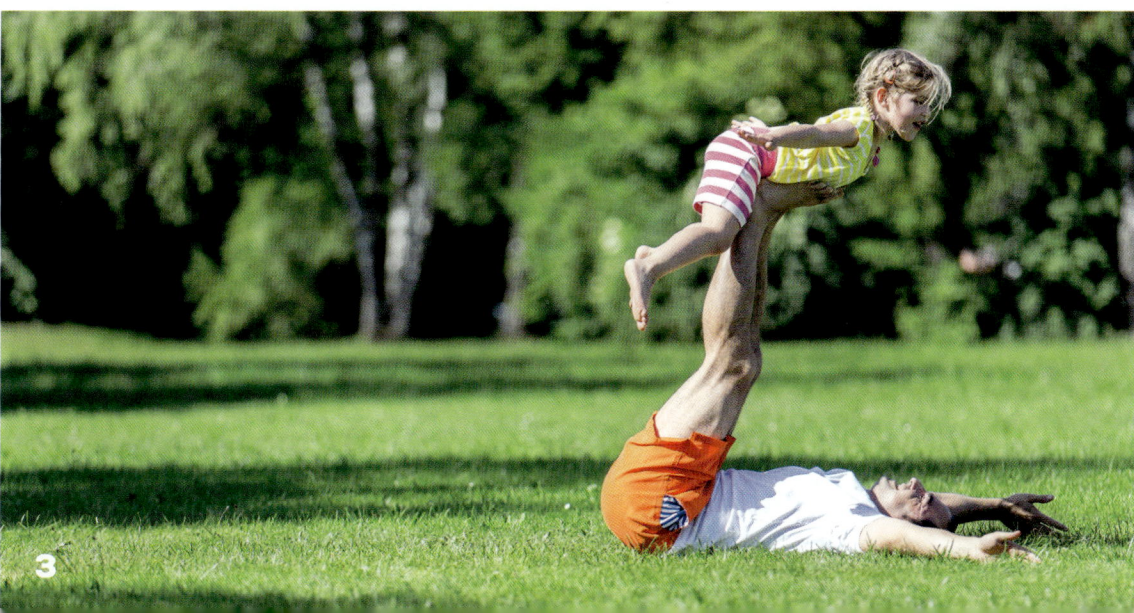

TISCH

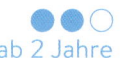
ab 2 Jahre

 Kräftigung der Rücken- und Gesäßmuskeln sowie der Oberschenkelrückseite, Dehnung der Brust- und
Schultermuskeln

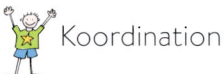 Koordination

Der Tisch ist die Steigerung zur Brücke (Seite 84/85). Du solltest hier bereits eine gewisse Rumpfstabilität mitbringen, um ihn korrekt auszuführen und auch halten zu können.

Deine Bewegungsausführung

Setze dich auf den Boden und stelle die Beine angewinkelt auf. Dann stütze die Hände hinter dem Gesäß ab und drehe sie leicht nach außen. Spanne die Rumpf- und Gesäßmuskeln an und drücke das Becken so weit nach oben, dass du in die waagrechte Tischposition gelangst: Oberkörper und Oberschenkel sind jetzt in einer Linie. Die Knie befinden sich über den Fersen, die Schultern über den Handgelenken. Der Nacken ist lang, dein Blick geht leicht schräg nach oben. Halte die Position.

Dein Kind trainiert mit

- Der Tisch bietet deinem Kind tolle Spielmöglichkeiten. Für dich am einfachsten ist es, wenn es unter dir durchkrabbelt (Bild links).
- Erheblich mehr Muskelkraft und Rumpfstabilität benötigst du, wenn dein Nachwuchs über dich drüberklettert (Bild Mitte).
- Mindestens ebenso herausfordernd wird es, wenn dein Kind versucht, dich durch schubsen aus dem Gleichgewicht zu bringen (Bild rechts).

Hinweise: Achte darauf, dass dein Becken nicht durchhängt und du deine Körperrückseite, insbesondere die Gesäßmuskeln, fest anspannst. Ziehe dabei zusätzlich den Bauchnabel Richtung Wirbelsäule. Wahrscheinlich wirst du auch eine Dehnung in der Brust spüren.

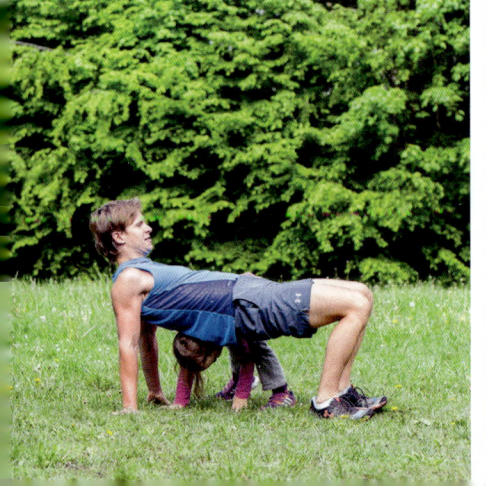
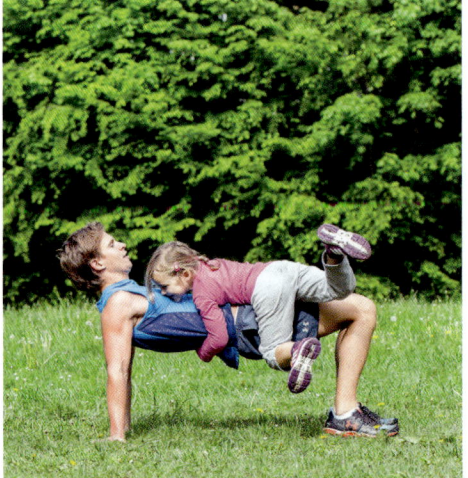
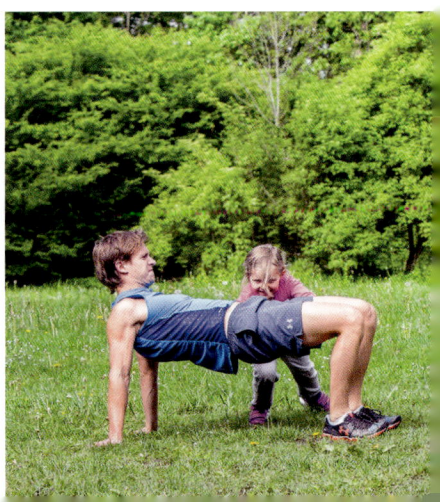

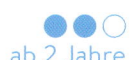

AFFENSCHAUKEL

ab 2 Jahre

 Kräftigung der Schulterrückseite und des oberen Rückens

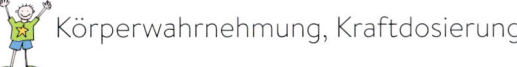 Körperwahrnehmung, Kraftdosierung

Suche dir für diese Übung eine waagrechte Stange oder einen stabilen Ast.

Deine Bewegungsausführung

Hänge dich mit schulterbreit geöffneten Händen so an die Stange, dass die Handflächen von dir wegzeigen. Aktiviere den Trapezmuskel, indem du die Schultern bewusst nach hinten unten ziehst. Dann beuge die Knie rechtwinklig nach hinten an und halte die Position.

Dein Kind trainiert mit

Dein Kind kann parallel an der Stange turnen. Wer von euch kann sich länger halten?

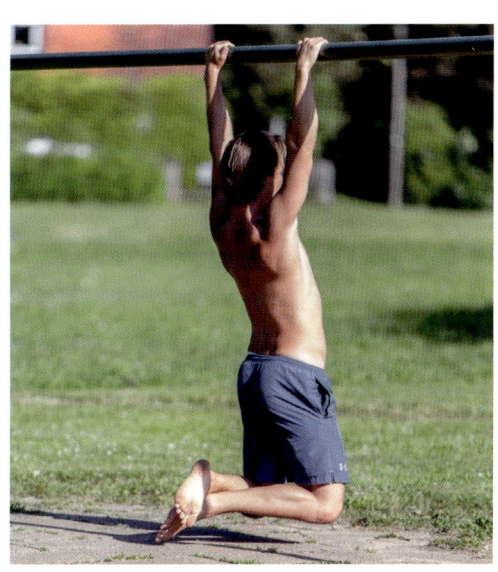

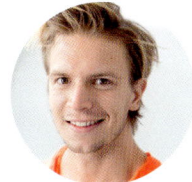

AKTIVIERE DEN TRAPEZMUSKEL

Der Trapezmuskel besteht aus drei Teilen: Mit der Affenschaukel aktivierst du vor allem den aufsteigenden Teil unterhalb des Schulterblatts. Er zieht die Schultern nach unten. Dadurch minderst du Nackenverspannungen, die oft entstehen, wenn der Gegenspieler, der absteigende Teil oberhalb des Schulterblatts, zu kräftig ist: Er zieht die Schultern nach oben und ermöglicht die Drehung des Kopfes. Beide zusammen erlauben es, die Arme über die Horizontale zu heben. Der mittlere Teil zwischen Brustwirbel und Schultergelenk zieht die Schulterblätter im Rücken zusammen. Du kannst dich zunächst mit gestreckten Beinen an die Stange hängen, wenn dir die Trapezaktivierung so leichter fällt. Du kannst sie aber auch jederzeit stehend mit einem Stab oder Besenstiel üben (Seite 32).

STANDWAAGE MIT EINARMIGEM RUDERN UND BABYSCHALE

 Kräftigung von Wade, Oberschenkelrückseite, Gesäß, Rücken und Bizeps, Dehnung von Wade und Oberschenkelrückseite, Flexibilität vor allem in der Hüfte, Balance

Mit ihr verbesserst du deine Beweglichkeit sowie das Zusammenspiel der rückwärtigen Muskelschlingen (Wade, Oberschenkelrückseite, Rücken) und machst sie dehnfähiger.

Deine Bewegungsausführung

Halte im Stand die Babyschale mit der linken Hand am langen Arm. Fixiere die Schulterblätter im Rücken. Verlagere das Gewicht auf das linke Bein. Führe jetzt das rechte Bein gestreckt nach hinten oben und neige gleichzeitig den Oberkörper in Verlängerung des Beins nach vorn. Wenn du es schaffst, komme in die Waagrechte und strecke den rechten Arm nach vorn. Halte dich in einer Linie, der Rücken ist gestreckt. Blicke schräg vor dir zu Boden. Lasse das Standbein leicht gebeugt. Führe jetzt mit der Babyschale eine Ruderbewegung aus, indem du den Arm beugst und wieder streckst. Komme in den Stand: Senke das rechte Bein ab und richte gleichzeitig den Oberkörper in Verlängerung des Beins auf. Nimm den rechten Arm nach unten. Führe zuerst alle Wiederholungen auf der einen, dann auf der anderen Seite aus.

Hinweise

- Schaffst du keine Waagrechte, ist die Körperrückseite noch nicht dehnfähig genug. Komme dann mit Oberkörper und Bein nur in eine leichte Schräge.
- Wir empfehlen dir, zuerst die klassische Standwaage ohne zusätzliches Gewicht zu üben. Strecke dabei entweder beide Arme nach vorn oder – einfacher – halte sie seitlich eng am Körper. So kannst du dich besser auf die Körperstreckung konzentrieren. Führe das Rudern erst aus, wenn du Waagrechte und Balance halten kannst.
- Lasse die Hüften parallel zum Boden, drehe sie nicht auf.
- Ziehe stets die Schultern weg von den Ohren und lasse den Nacken lang.

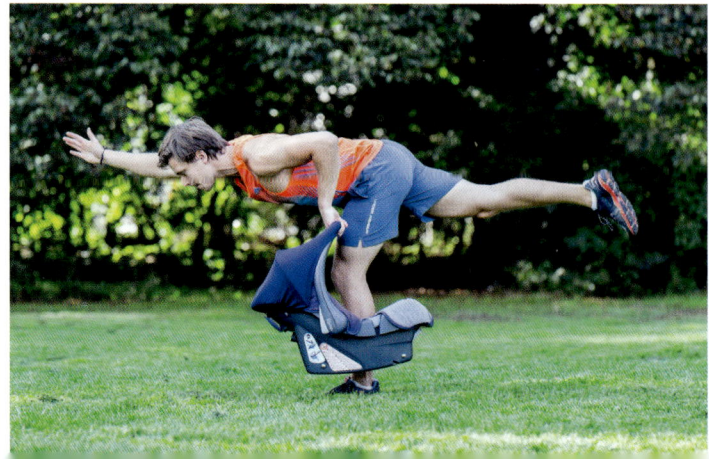

PAPA PLATTHÜPFEN

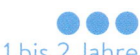
1 bis 2 Jahre

 Kräftigung der geraden und tief liegenden Bauchmuskeln

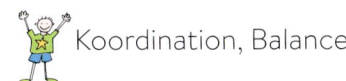 Koordination, Balance

Bei vielen unserer Übungen sollst du einen bestimmten Muskelbereich anspannen, um die Übung optimal auszuführen. Genau dieses fokussierte Anspannen – in diesem Fall deiner Bauchmuskeln – kannst du mit dieser Übung sehr gut trainieren. Dein Kind zwingt dich sozusagen dazu.

Deine Bewegungsausführung

Lege dich auf den Rücken und stelle die Beine leicht angewinkelt auf. Dein Kind steht auf deinem Bauch. Halte es mit beiden Händen gut fest. Spanne jetzt deine Bauchmuskeln maximal an, ziehe dabei den Bauchnabel Richtung Wirbelsäule. Halte diese Spannung die ganze Zeit über.

Hinweise

• Dein Kind sollte nur beidbeinig auf dir hüpfen.
• Logischerweise solltest du im Sinne deiner Familienplanung darauf achten, dass das Kind nur oberhalb deiner Leistengegend auf dir hüpft.
• Ältere Kinder dürfen langsam auf deinem Bauch gehen oder jeweils mit einem Fuß über ihn von einer Seite zur anderen steigen.

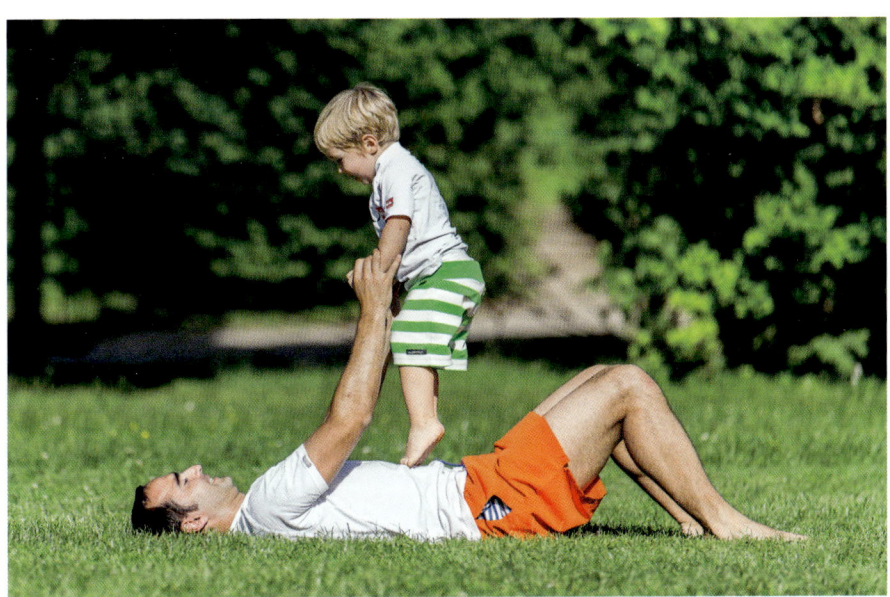

SCHIFFCHEN

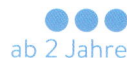

ab 2 Jahre

 Kräftigung der geraden und tief liegenden Bauchmuskeln

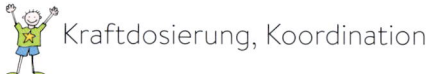 Kraftdosierung, Koordination

Mit dem Schiffchen trainierst du die Rumpfkraft und erhöhst die Stabilität im ganzen Körper.

Deine Bewegungsausführung

1. Setze dich auf den Boden und lege die Beine gestreckt ab. Aktiviere die Bauchmuskeln, strecke die Arme über Kopf und neige den Oberkörper zunächst mit gestrecktem Rücken möglichst weit nach hinten.

2. Dann hebe die Beine vom Boden ab, mache den unteren Rücken rund und rolle dich bis zum oberen Rücken nach hinten ab. Arme und Beine bleiben gestreckt. Hole dir den Schwung aus den Rumpfmuskeln, vor allem aus dem Bauch, um wieder nach oben zu kommen. Lege jedoch die Beine nicht ab, sondern wiederhole sofort.

Dein Kind trainiert mit

Hier kann dein Kind sehr gut selbst ein Schiffchen mimen.

Hinweise

• Durch die verlängerte Hebelwirkung von Armen und Beinen wirken große Kräfte auf den Rumpf ein. Deshalb solltest du zuerst die Kugel (Seite 77) beherrschen, bevor du mit dem Schiffchen fortsetzt.

• Verlierst du die Bauchspannung, schalten sich die Rückenmuskeln verstärkt ein. Dann ist es Zeit, eine Pause zu machen.

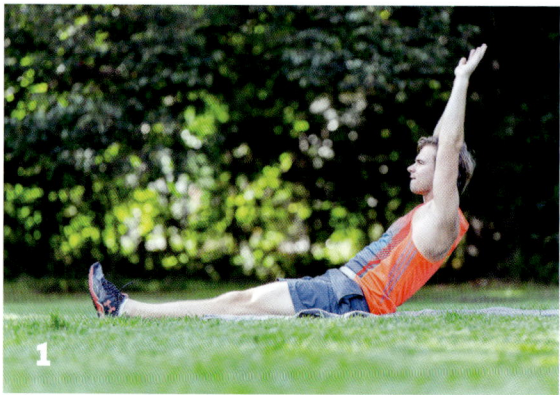

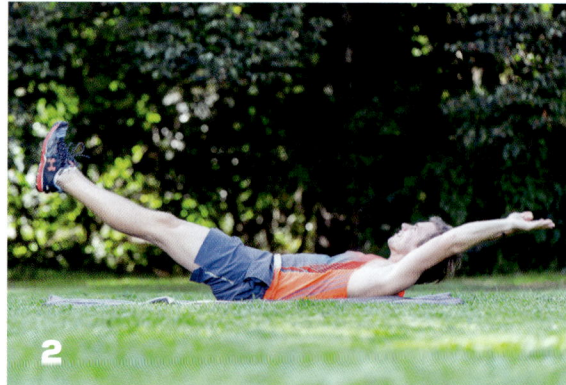

BRETT

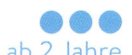
ab 2 Jahre

Kräftigung von Schulterrückseite, unterem Rücken, Gesäß, Oberschenkelrückseite und Wade

Während du schuften darfst, machen es sich deine Kinder auf dir gemütlich. Hier helfen sie dir, deinen Unterkörper zu beschweren, sodass du mit deinem frei schwebenden Oberkörper die Rückenmuskeln kräftigen kannst.

Deine Bewegungsausführung

Lege dich bäuchlings auf eine Bank – zu Hause kann es auch das Bett sein – und rücke so weit nach vorn, bis du mit deinem Beckenknochen am Rand liegst. Stütze die Hände vorerst am Boden ab. Dann bitte deine Kinder, sich auf deine Beine zu setzen. Jetzt hebe unter Aktivierung deiner Gesäß- und Rumpfmuskeln, vor allem des Rückens, den Oberkörper in die Waagrechte. Lege die Arme seitlich eng am Körper an. Dabei ziehst du die Schulterblätter im Rücken zusammen, sodass sich das Brustbein hebt. Halte die Position.

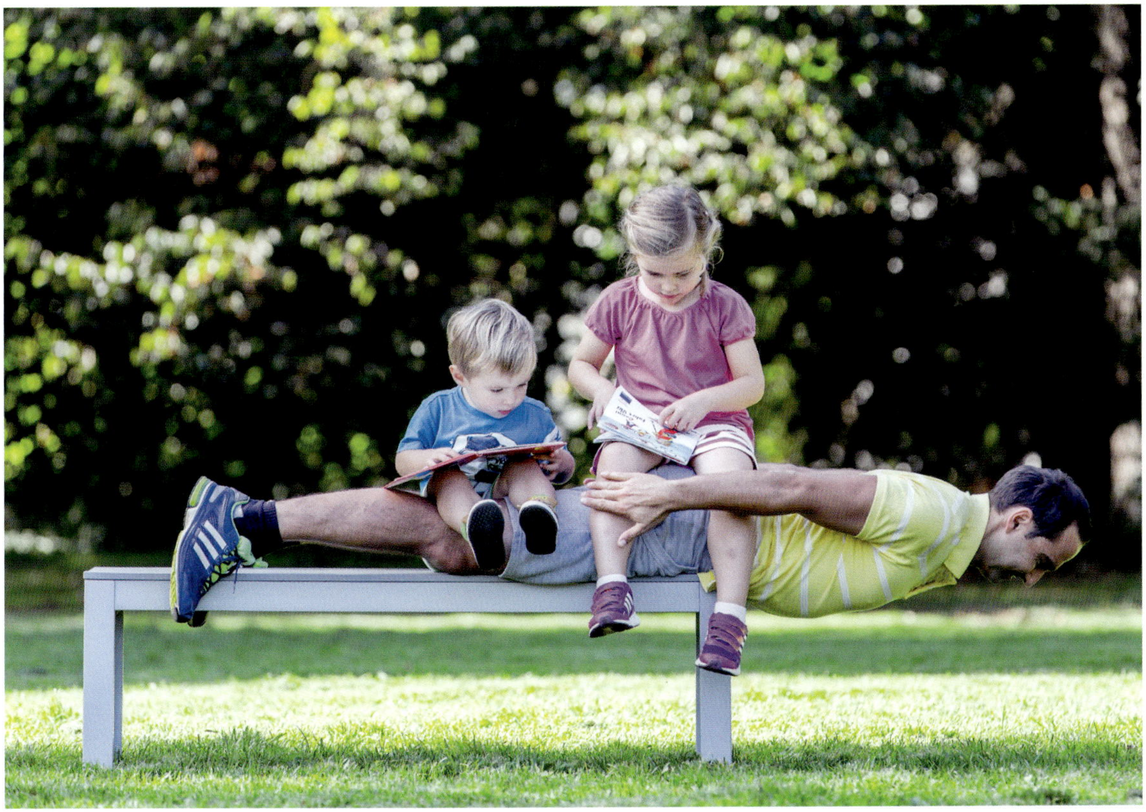

Variante 1: Brett mit Schulterblattadduktion

Damit trainierst du zusätzlich den oberen Rücken: Halte die Arme rechtwinklig gebeugt auf Schulterhöhe. Die Daumen zeigen nach oben. Ziehe die Schulterblätter im Rücken zusammen, indem du die Arme hebst und senkst. Die Bewegung erfolgt aus dem Schultergelenk. Halte den Oberkörper stabil.

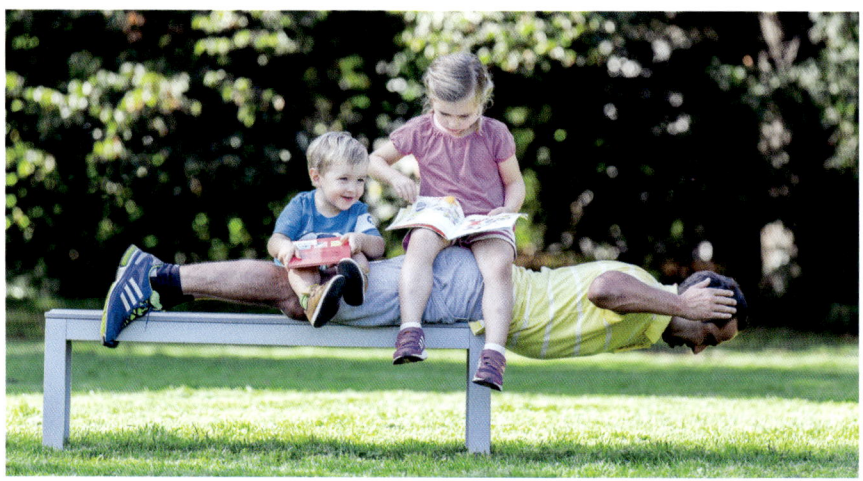

Variante 2: Langes Brett

Halte die Arme auf Schulterhöhe mit den Daumen nach oben gestreckt nach vorn. Dadurch verlängert sich der Hebel und die Rumpfmuskeln sowie die Schulterrückseite müssen noch härter arbeiten.

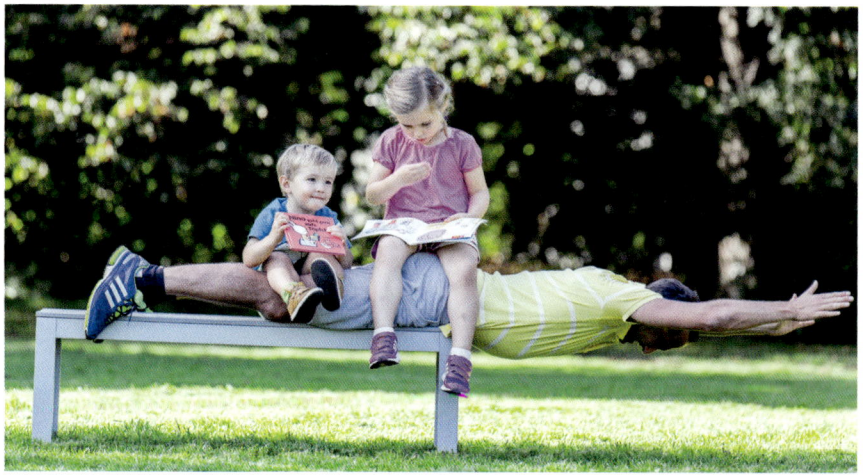

L-SITZ AN DER STANGE

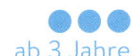
ab 3 Jahre

 Kräftigung der geraden Bauchmuskeln, des Hüftbeugers und der Oberschenkelvorderseite

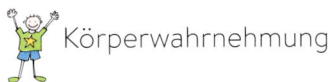 Körperwahrnehmung

Eine Übung für richtig starke Bauchmuskeln. Ganz besonders, wenn dein Kind es dir schwerer macht. Suche dir eine waagrechte Stange oder einen stabilen Ast dafür.

Deine Bewegungsausführung

Hänge dich mit schulterbreit geöffneten Händen so an die Stange, dass die Handflächen von dir wegzeigen. Aktiviere den Trapezmuskel, indem du die Schultern nach hinten unten ziehst. Zusätzlich spannst du die Bauchmuskeln an. Dann ziehe die Beine angewinkelt nach vorn und strecke sie zusätzlich – wenn du es schaffst. Einfacher ist es, wenn du zu Beginn erst einmal die Beine rechtwinklig gebeugt lässt. Halte die Position.

Dein Kind trainiert mit

Dein Kind kann parallel an der Stange turnen oder auf deinen Schoß klettern, sodass du zum **Kindersitz** wirst. Wer diese Übung mehrere Sekunden durchhält, darf sich zu den Powerpapas zählen.

Hinweise: Der Rücken darf hier rund werden, sodass sich Brustbein und Schambein ein wenig annähern. Das erhöht die Anspannung der Bauchmuskeln.

Kindersitz

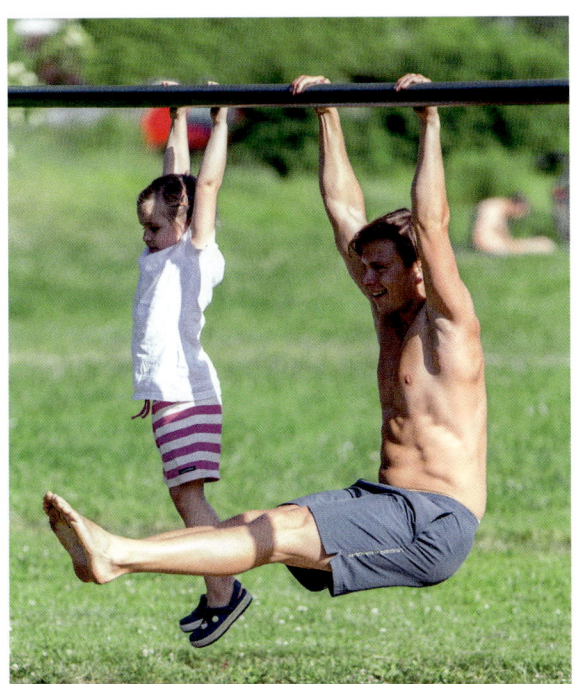

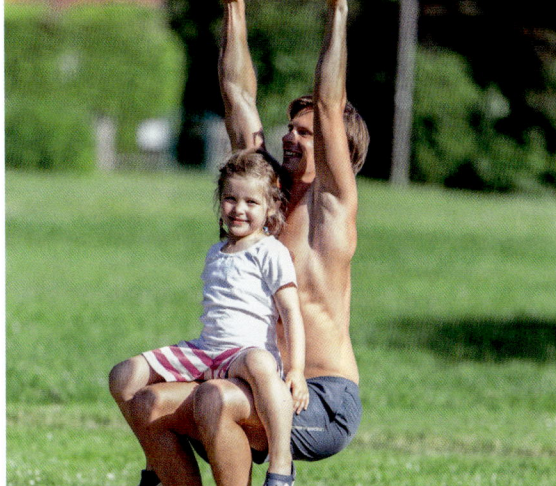

KOPFSTAND

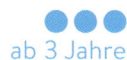

ab 3 Jahre

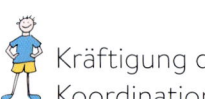 Kräftigung der Rumpfmuskeln, Koordination, Balance

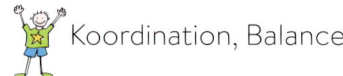 Koordination, Balance

Beim Kopfstand müssen unzählige stabilisierende Muskeln mitarbeiten, damit du die Balance halten kannst.

Deine Bewegungsausführung

1. Komme auf die Knie, setze die Hände schulterbreit vor dir auf und positioniere den Kopf mit dem Scheitel einige Zentimeter vor den Händen auf dem Boden. Kopf und Hände bilden etwa ein Dreieck. Hebe jetzt die Knie vom Boden ab.
2. Ziehe dann ein Bein gebeugt nach oben, stabilisiere, setze es wieder ab und nimm das andere Bein hoch, stabilisiere und setze es wieder ab.
3. Klappt das gut, kannst du nach einigen Wechseln beide Beine nacheinander nach oben ziehen. Halte die Knie relativ nah an der Brust und stabilisiere die Position noch einmal, indem du die Körperspannung erhöhst. Gleiche ein leichtes Wackeln mit den Händen aus.
4. Im letzten Schritt streckst du die Beine ganz nach oben. Halte die Position so lange wie möglich. Mit der Zeit wird es dir immer länger gelingen.

Dein Kind trainiert mit

Auch dein Kind kann sein Glück versuchen. Wenn es sich noch nicht selbst hochstemmen kann, hilfst du ihm, indem du seine Beine leicht hältst. Geschwister können sich gegenseitig helfen. Lasse es ein paar Sekunden in der Kopfstandposition verharren und sich dann über den Rücken abrollen. Nach ein paar Mal klappt zumindest das Abrollen ganz ohne Hilfe. Du wirst verblüfft sein, wie schnell dein Kind Fortschritte macht.

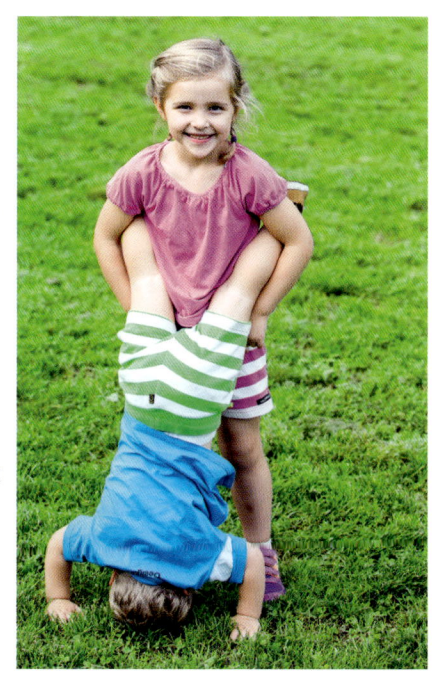

Hinweise

• Solltest du nach vorn statt nach hinten kippen, ziehe das Kinn zur Brust und rolle dich über den Nacken sanft bis zum Steißbein ab, ähnlich wie beim Purzelbaum.
• Wenn du ein unangenehmes Gefühl im Nacken verspürst, könnte die Kopfposition nicht stimmen. Am besten setzt du gleich wieder ab und positionierst den Kopf neu.

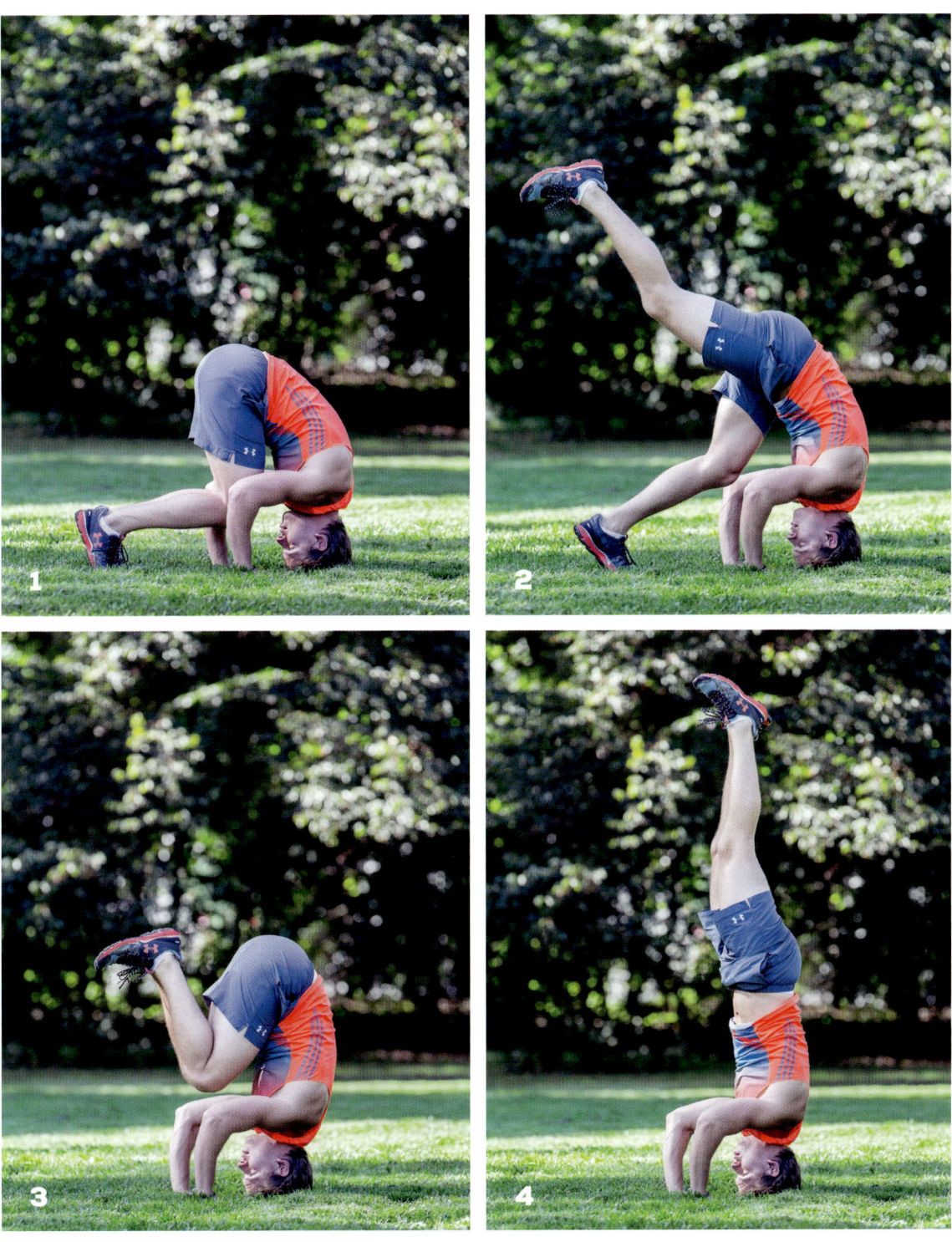

EINARMIGES RUDERN MIT BABYSCHALE 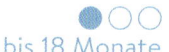 bis 18 Monate

 Kräftigung von oberem Rücken, Schulter und Bizeps

Das Rudern ist eine ideale Zugübung, mit der du deine Körperhaltung verbessern und gleichzeitig Rückenbeschwerden vorbeugen kannst.

Deine Bewegungsausführung

1. Stelle dich mit hüftbreit geöffneten Füßen aufrecht hin. Die Babyschale steht direkt neben dir auf dem Boden. Fixiere die Schulterblätter im Rücken, indem du die Schultern nach hinten unten ziehst, beuge leicht die Knie und neige den Oberkörper mit geradem Rücken nach vorn. Dann greife mit der rechten Hand die Babyschale so, dass die Handfläche nach hinten zeigt. Der Arm ist gestreckt. Die freie linke Hand legst du auf dem Oberschenkel ab.

2. Aktiviere die Rumpfmuskeln, halte die Schultern fixiert und ziehe die Babyschale nah neben dem Körper so weit wie möglich nach oben. Der Ellbogen zeigt nach hinten. Dann senke sie wieder ab.

Hinweise: Achte besonders darauf, dass du während der Bewegung den Oberkörper und die Schultern stabil hältst.

Varianten

• Diese Übung ist mit leerer Babyschale oder als Steigerung auch mit Kind möglich, dann aber ganz schön anspruchsvoll.

• Setze unterschiedliche Akzente: Durch die pronierte Handposition (Handrücken zeigt nach vorn) steuerst du die Rückenmuskeln stärker an, durch die supinierte Handposition (Handrücken zeigt nach hinten) mehr den Bizeps.

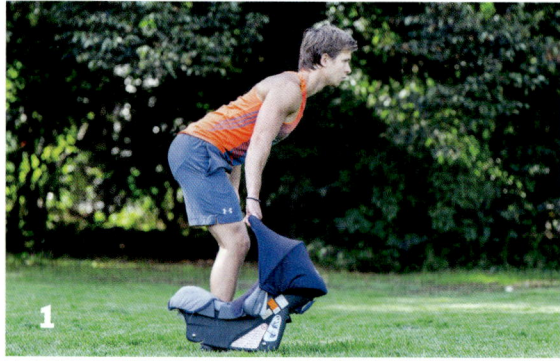
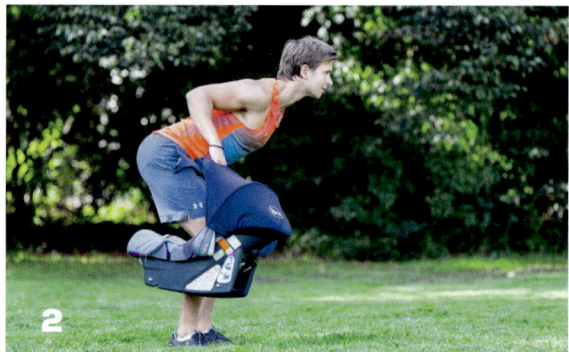

HOPPEREITER

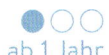
ab 1 Jahr

 Kräftigung vor allem des Trizepses, aber auch der Schultern und der Brust

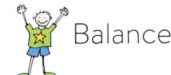 Balance

Das alte Kinderspiel „Hoppe, hoppe, Reiter" wird hier mit Trizeps-Dips, der Kräftigung der Oberarmrückseite, kombiniert.

Deine Bewegungsausführung

1. Wähle für diese Übung eine Bank oder eine niedrige Mauer. Zu Hause kann es auch die Bettkante oder ein Stuhl sein. Stütze dich mit schulterbreit geöffneten Händen an der Vorderkante so auf, dass die Finger nach unten weisen. Stelle die Füße hüftbreit und parallel zueinander auf. Die Knie sind über den Fersen. Das Gesäß ist möglichst nah an der Sitzfläche und mit dieser auf einer Höhe. Die Arme sind gestreckt, der Rücken ist aufrecht und das Brustbein angehoben. Drücke dich aus den Schultern raus.
2. Ohne die Position zu verändern, senkst du deinen Körper so weit wie möglich ab, indem du die Ellbogen beugst. Lasse das Brustbein angehoben, bleibe im Schultergürtel stabil und halte die Arme eng am Oberkörper. Drücke dich wieder nach oben.

Dein Kind trainiert mit

In der Ausgangsposition lässt du dein Kind auf deinen Schoß klettern. Mit dem zusätzlichen Gewicht wird dein Trizeps noch mehr gefordert.

Hinweise

Der Trizeps ist ein relativ kleiner Muskel im Gegensatz zum Beispiel zum Quadrizeps auf der Oberschenkelvorderseite. Absolviere erst einmal mehrere Einheiten ohne dein Kind oder nimm es dazu und senke dich nicht ganz so tief ab. Später sind am tiefsten Punkt die Oberarme etwa waagrecht.

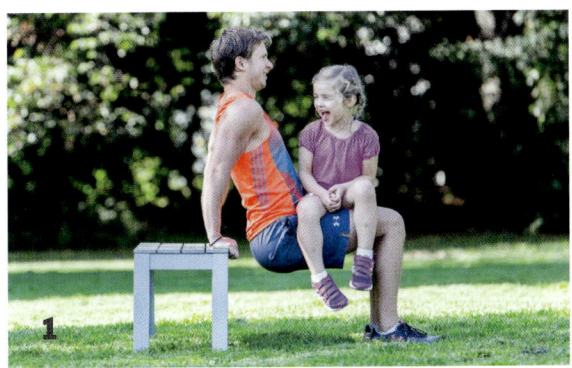
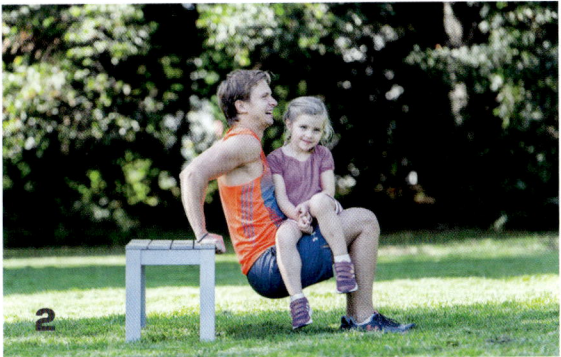

LIEGESTÜTZ AUF DEN KNIEN

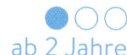
ab 2 Jahre

 Kräftigung von Brust, Schulter und Trizeps

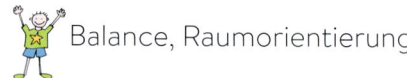 Balance, Raumorientierung

Fast jeder kennt den Liegestütz, aber nur die wenigsten nutzen das ganze Potenzial dieser Powerübung. Wer sie beherrscht, wird sogar mehr Kraft, Stabilität und Muskelzuwachs erfahren als beim Bankdrücken. Der Grund: Beim Bankdrücken sind die Schulterblätter an der Bank fixiert, wodurch die umliegenden Muskeln weniger stabilisieren müssen. Beim Liegestütz musst du den Oberkörper selbst stabilisieren. Du beginnst erst einmal mit der Einsteigervariante.

Deine Bewegungsausführung

1. Komme in die Liegestützposition mit abgelegten Knien: Die Fußspitzen sind aufgestellt, die Handgelenke sind direkt unter den Schultergelenken, die Finger zeigen nach vorn, die Arme sind gestreckt. Dein Körper bildet von den Knien bis zum Nacken eine Linie. Aktiviere sämtliche Muskeln, vor allem in Rumpf, Schultern und Armen.
2. Halte die Körperspannung und die Stabilität im Rumpf. Senke deinen Körper in einer geraden Linie ab, indem du die Ellbogen beugst. Führe die Oberarme eng am Oberkörper. Die Ellbogen zeigen nach hinten. Drücke dich wieder nach oben, bis die Arme gestreckt sind.

Dein Kind trainiert mit

• Erst wenn du schon Kraft aufgebaut hast und dir sicher in der technisch einwandfreien Ausführung bist, trainiere mit deinem Kind auf dem Rücken. Achte darauf, dass dein Kind flach auf deinem Rücken liegt, sodass sein Gewicht gleichmäßig verteilt ist oder der Schwerpunkt auf deiner Brustwirbelsäule liegt.
• Bei Variante 1 kann sich dein Kind gern selbst am Liegestütz versuchen und ihr könnt euch gegenseitig anspornen.

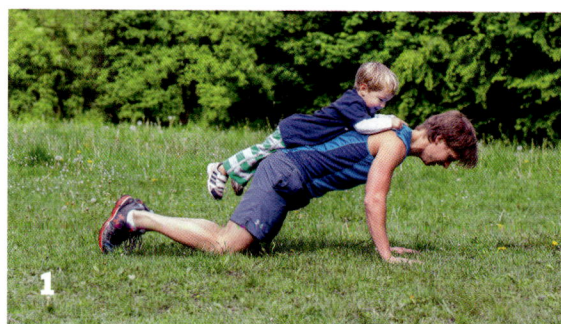

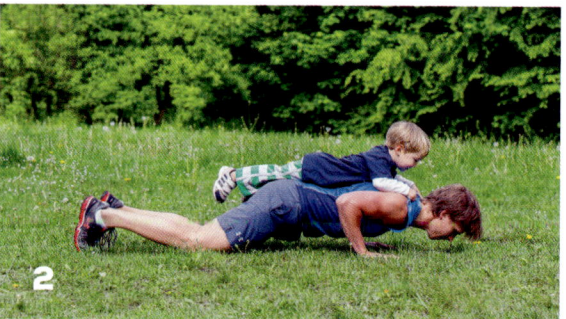

Hinweise

- Achte immer auf die Ganzkörperspannung, vor allem im Rumpf, damit du in einer Linie bleibst, egal ob die Knie abgelegt sind oder nicht.
- Ziehe den Bauchnabel Richtung Wirbelsäule und kneife die Pobacken zusammen, damit der Rücken nicht durchhängt.
- Schiebe den Teil zwischen den Schulterblättern nach oben, als würdest du den oberen Rücken rund machen wollen. Dabei entfernen sich die Schulterblätter voneinander.

Variante 1: Erhöhter Liegestütz

Statt die Knie abzulegen, kannst du die Hände erhöht auf einem Tisch oder einer Bank abstützen. Hier ist dein Körper komplett gestreckt.

Variante 2: Liegestütz

Eine Steigerung ist der klassische Liegestütz mit gestreckten Beinen. Auch hier gilt: Feile an deiner Technik und an der Kraft, nimm erst dann dein Kind auf den Rücken.

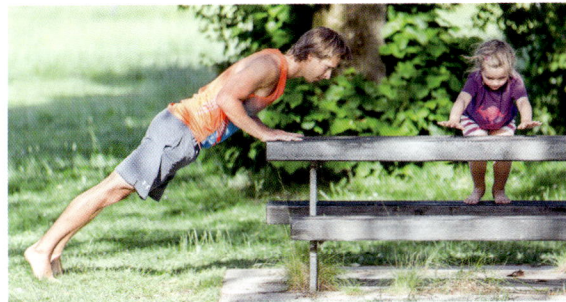

Variante 1

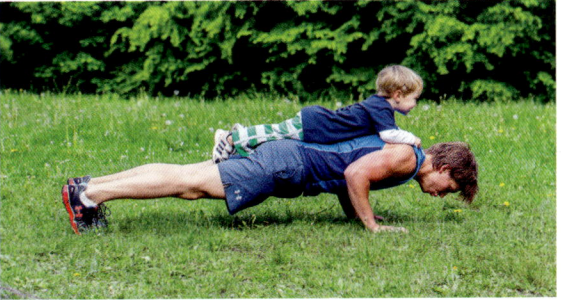

Variante 2

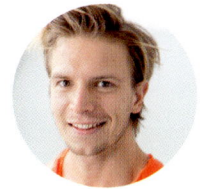

FÜR MEHR EFFEKT

In der Liegestützposition drehst du den Bizeps leicht nach vorn, sodass eine kleine Außenrotation in den Oberarmen stattfindet. Dabei zeigt die Ellbogenbeuge noch etwas mehr nach vorn, der Ellbogen nach hinten. Durch diese minimale Bewegung wird dein großer Rückenmuskel verstärkt aktiviert und der Effekt zur Stabilisation des Schultergürtels ist viel größer.

SCHRÄGES ZIEHEN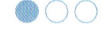

 Kräftigung von oberem Rücken, Schulterrückseite und Bizeps

Diese Übung führst du zwar allein aus, dein Kind ist trotzdem in deiner Nähe, denn das passende Trainingsgerät findest du auf jedem Spielplatz: entweder eine Rutsche oder die Stange eines Klettergerüsts.

Deine Bewegungsausführung

1. Stelle dich unter eine Rutsche und greife den Rand ungefähr auf Brusthöhe. Stelle die Fersen am Ende der Rutsche auf und senke dich nach hinten ab, bis die Arme gestreckt sind. Fixiere die Schulterblätter im Rücken. Aktiviere Rumpf und Po und halte dich in einer Linie. Der Nacken ist lang.
2. Ziehe die Brust jetzt möglichst nah an die Rutsche, indem du die Ellbogen beugst. Führe die Oberarme eng am Körper. Halte die Linie. Dann senke dich wieder ab.

Hinweise

• Spürst du die Anspannung im unteren Rücken deutlicher als im oberen, hast du deinen Rücken zu stark durchgestreckt. Richte dann das Becken nochmals bewusst auf.
• Ist die Stange zu hoch, verlängere den Hebel, indem du ein Handtuch um die Stange legst und die Enden greifst. Zu Hause kann es eine geöffnete Tür sein: Nimm die Tür zwischen die Füße, wickle ein Handtuch um die Klinken, greife die Enden und lehne dich zurück.

Variante

Intensiviere die Übung, indem du eine tiefere Stange wählst oder deine Fußposition erhöhst, sodass dein Körper waagrecht ist. Zu Hause kann es auch ein Tisch sein: Lege dich darunter und greife die Tischkante.

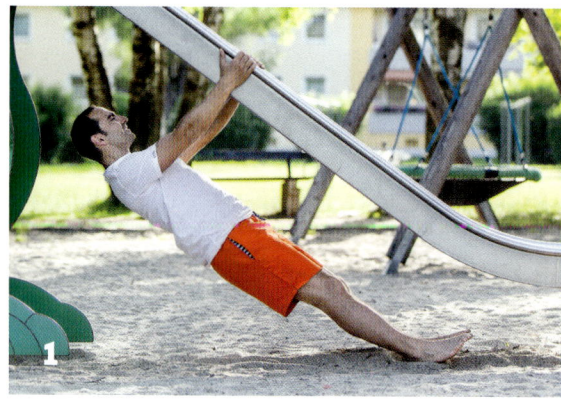

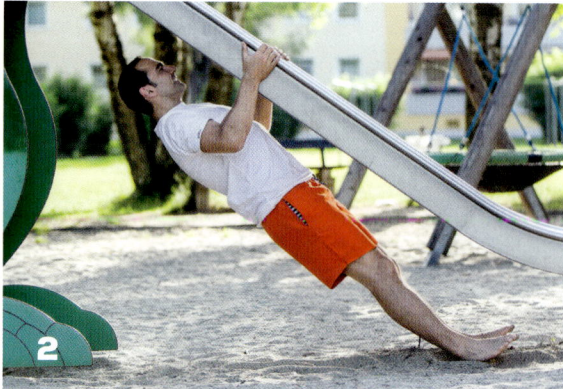

BUTTERFLY AN DER SCHAUKEL

Kräftigung von Rücken und Schulterrückseite, Koordination

Tollt dein Kind auf dem Spielplatz herum, nutze die Zeit für ein paar Butterflys. Du benötigst dafür zwei nebeneinander hängende Schaukeln oder ein Handtuch.

Deine Bewegungsausführung

1. Stelle dich mit schulterbreit geöffneten Füßen zwischen die Schaukeln und greife jeweils die Kette oberhalb der Sitzfläche. Lehne dich mit gestrecktem Oberkörper so weit zurück, bis die Arme gestreckt sind. Dein Körper ist etwa um 45 Grad geneigt, die Arme sind in Verlängerung der Ketten. Fixiere die Schulterblätter im Rücken.
2. Aktiviere Rumpf- und Armmuskeln und ziehe dich mit geradem Körper in eine fast aufrechte Position, indem du die Arme möglichst gestreckt etwa auf Schulterhöhe nach außen führst.

Hinweise

- Achte auf eine ausreichende Rumpf-, vor allem Bauch- und Gesäßspannung, sodass der Rücken gestreckt bleibt und das Becken sowie der untere Rücken nicht durchhängen.
- Ist dir die Übung noch zu schwer, kannst du zu Beginn die Arme leicht anbeugen oder dich etwas weiter nach hinten stellen, sodass der Neigungswinkel kleiner wird.
- Zu Hause kannst du die Übung auch an einer geöffneten Tür durchführen: Nimm die Tür zwischen die Füße, wickle ein Handtuch um beide Türklinken, greife die Enden und lehne dich zurück. Dann ziehe die Arme zur Seite, bis das Handtuch gespannt ist.

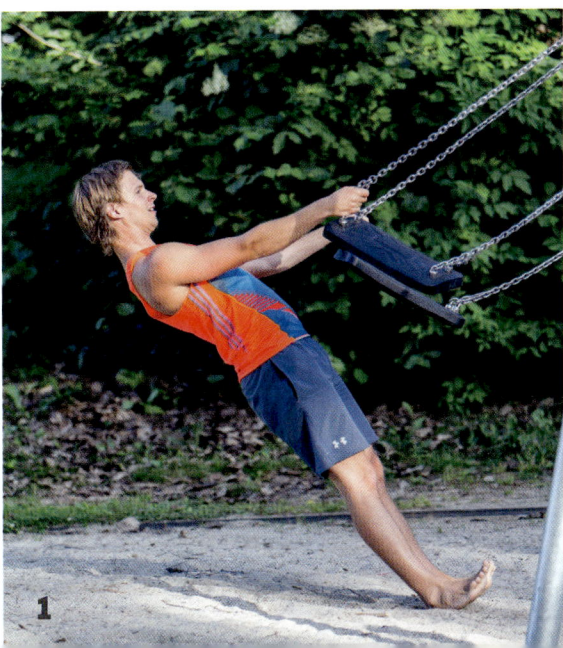

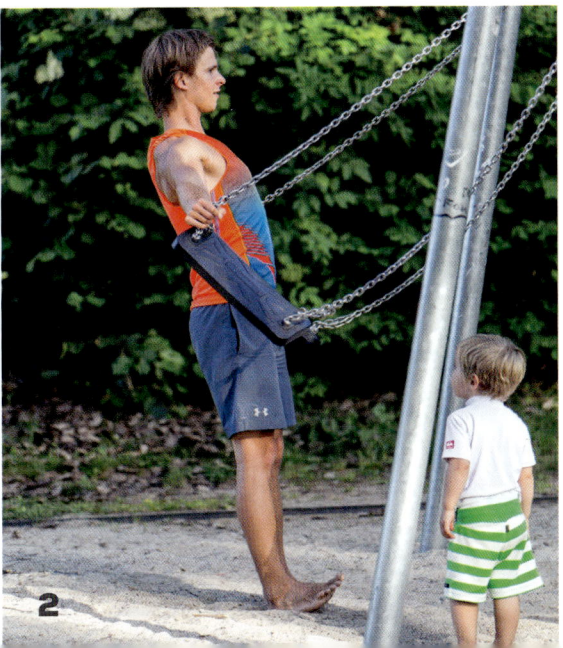

HANDSTEMMEN

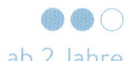

ab 2 Jahre

 Kräftigung von Brust, Schulter und
Trizeps

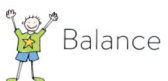 Balance

Wie bei einigen anderen Übungen könnt ihr hier zeigen, dass ihr ein eingespieltes Papa-Kind-Team seid und auch turnerisch etwas draufhabt.

Deine Bewegungsausführung

1. Lege dich auf den Rücken und strecke die Beine senkrecht nach oben. Winkle die Arme so an, dass die Handflächen nach oben weisen und sich dein Kind mit den Füßen darauf stellen kann. Mit den Händen hält es sich gut an deinen Fußsohlen fest.
2. Strecke nun die Arme senkrecht nach oben. In der Endposition sind die Hände über den Schultern. Dein Kind muss dabei, je nach Größe, seine Beine mehr oder weniger stark anwinkeln, um sich weiterhin gut an deinen Füßen festhalten zu können. Dann beuge die Arme wieder langsam, führe dabei die Oberarme eng am Oberkörper.

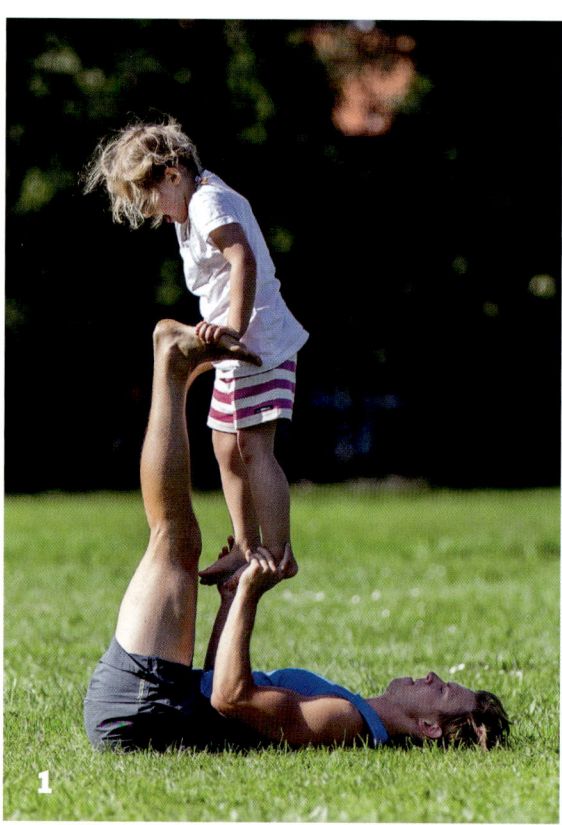

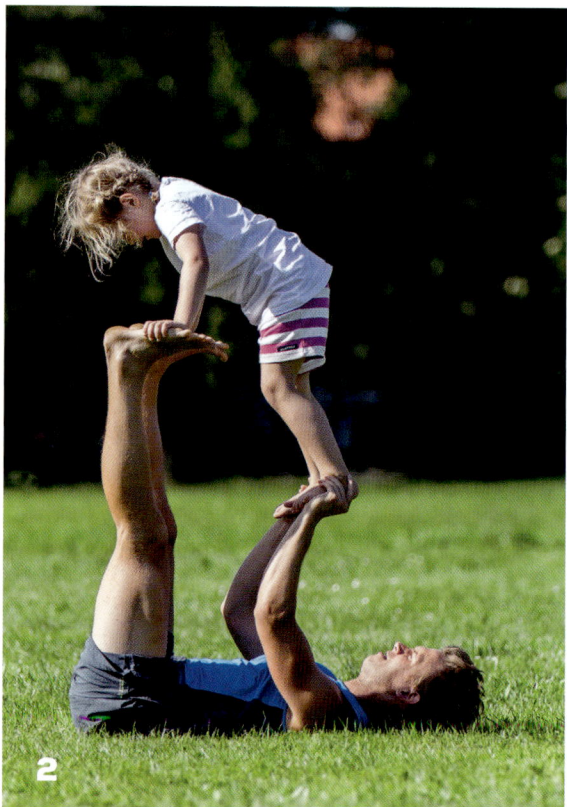

SCHULTERDRÜCKEN AUF DER BANK

 Kräftigung von Schulter, Trizeps und Brust

Diese vertikale Drückübung ist eine verschärfte Variante des Liegestützes (Seite 107), bei der du durch die erhöhte Position noch mehr Gewicht stemmen musst. Außerdem ist sie eine sehr gute Vorübung, um den Handstand zu erlernen.

Deine Bewegungsausführung

1. Komme mit dem Rücken zu einer Bank in die Hocke und stütze die Hände schulterbreit auf dem Boden ab. Setze dann einen Fuß nach dem anderen hinter dir auf die Sitzfläche. Der Oberkörper ist fast senkrecht ausgerichtet. Das Gesäß ist der höchste Punkt. Arme und Beine sind gestreckt.
2. Senke nun langsam und kontrolliert den Oberkörper ab, indem du die Ellbogen beugst.

Hinweis: Mache den Rücken so lang wie möglich, damit du im Bereich der Brustwirbelsäule möglichst gestreckt bist.

Varianten

• Anstrengender wird es, wenn du die Hände ebenfalls erhöht platzierst, entweder auf einer zweiten Bank oder etwas niedriger, etwa auf einer Kiste oder Treppenstufe. So erhältst du einen größeren Bewegungsspielraum und kannst mit dem Kopf tiefer absinken.
• Hast du schon Kraft aufgebaut, kannst du schrittweise eine höhere Fußposition wählen. Je höher die Füße, desto mehr Gewicht müssen Hände, Arme und Schultern tragen. Diese zusätzliche Kraft benötigst du letztendlich für abgestützten und freien Handstand.

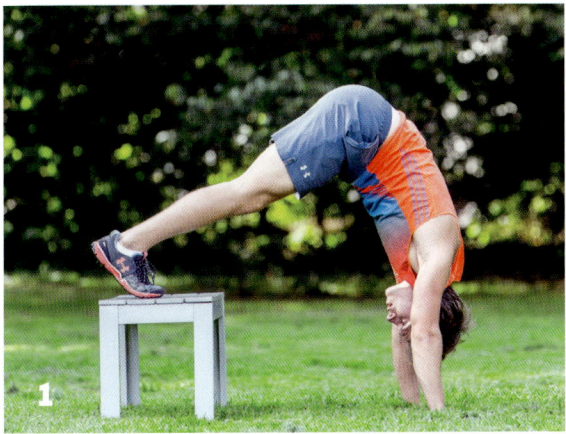

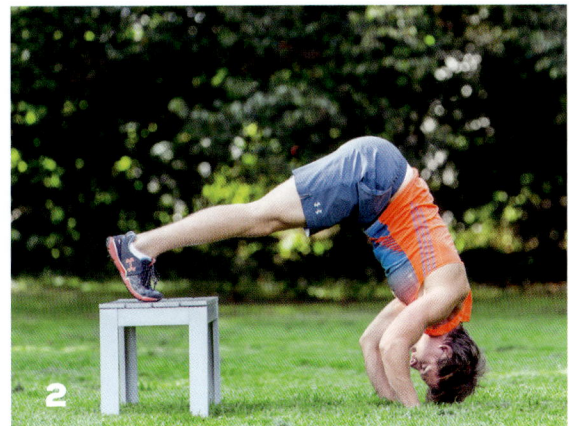

LIEGESTÜTZ AN DER WIPPE

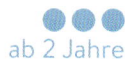

ab 2 Jahre

 Kräftigung von Brust, Schulter und Trizeps

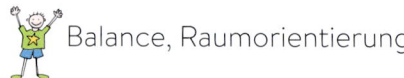 Balance, Raumorientierung

Bei diesem Liegestütz wird die Bewegung umgekehrt.

Deine Bewegungsausführung

1. Stelle dich mittig zwischen den Wippen auf. Drücke dann die Balken nach unten und komme in die Liegestützposition mit gestreckten Armen. Die Hände sind in einer Linie mit den Schultern. Öffne die Füße mehr als schulterbreit.
2. Die Bewegung erfolgt jetzt nur aus den Armen. Beuge kontrolliert die Ellbogen, sodass sich die Wippen nach oben bewegen. Dein Körper bleibt in einer Linie und in derselben Position. Am Ende der Bewegung sind die Oberarme auf Schulterhöhe.

Dein Kind trainiert mit

Ideal für diesen Liegestütz wäre es, wenn du zwei Kinder hast. Sie müssen nicht dasselbe wiegen, denn so trainierst du deine Armkraft sogar gegen unterschiedlich große Widerstände. Nach der Hälfte der Wiederholungen sollten sie allerdings die Plätze tauschen, damit du nicht einseitig trainierst.

Hinweise: Es ist wichtig, dass du anfangs die Arme nicht über die Schultergelenke hinaus beugst, da sonst zum einen die Belastung für die Gelenke zu hoch wäre. Zum anderen kannst du aus einer solchen Position noch nicht genug Kraft aus Armen und Schultergürtel aufbringen, um die Wippen wieder nach unten zu drücken.

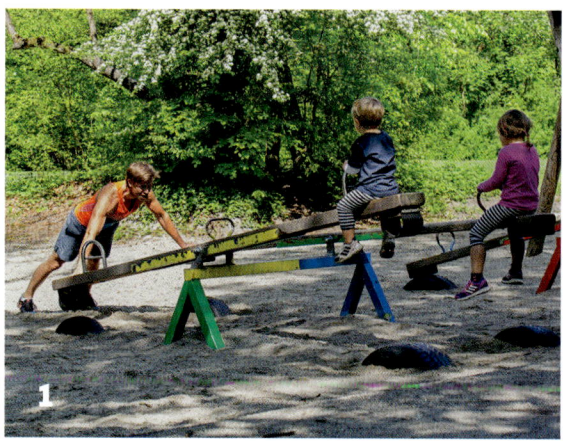

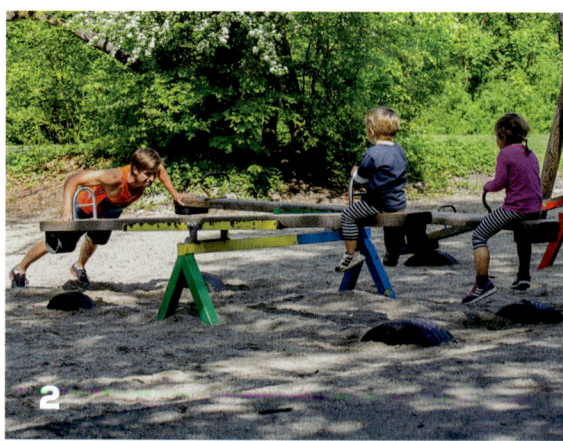

AUFZUG FAHREN

ab 2 Jahre

Kräftigung vor allem der Schultervorderseite und des Bizepses, aber auch von Gesäß, Oberschenkel und Wade

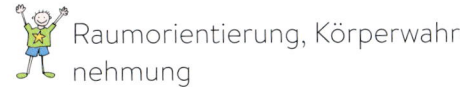
Raumorientierung, Körperwahrnehmung

Dein Kind wird diese Übung zu seinen Favoriten zählen – sie erinnert ein bisschen ans Trampolinspringen. Als Hilfsmittel brauchst du ein großes Handtuch.

Deine Bewegungsausführung

1. Dein Kind steht mit dem Rücken zu dir, während du das Handtuch um seine Brust schlingst und unter den Achseln nach hinten führst. Halte das Handtuch so, dass die Handflächen nach innen zeigen. Die Arme sind leicht angewinkelt und eng am Oberkörper. Spanne Gesäß- und Bauchmuskeln an.
2. Bleibe aufrecht und hebe dein Kind langsam nach oben, indem du die Arme so weit wie möglich beugst. Ellbogen und Oberarme bleiben dabei eng am Körper, die Hände ziehen in Richtung Schulter. Dann strecke die Arme wieder und setze dein Kind kurz ab, bevor du es erneut hochhebst.

Dein Kind trainiert mit

Ähnlich wie beim Bungeetrampolin kann dein Kind die Bewegung imitieren, indem es nach oben springt.

Hinweise

- Lasse die Rumpfmuskeln angespannt und die Schultern fixiert, damit der Rücken gestreckt bleibt.
- Achte darauf, dass sich dein Kind sicher im Handtuch befindet. Mache die Übung nur auf weichem Untergrund, wie Sand oder eine Wiese.

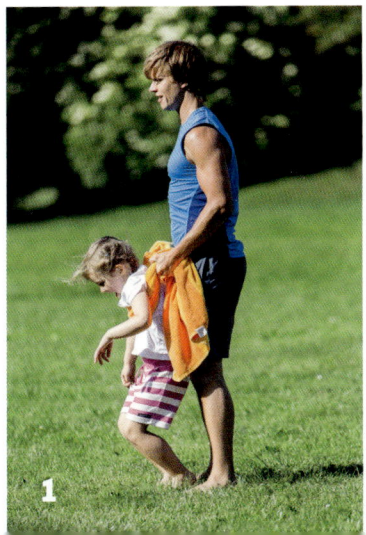
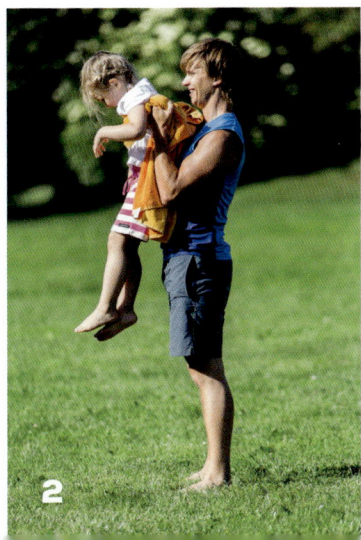

Variante: Aufzug aus der Kniebeuge

1. Du beginnst wie beim Aufzugfahren. Dann öffne die Füße hüftbreit und beuge die Knie so weit, dass du die Arme angewinkelt vor der Brust halten kannst.

2. Aktiviere die Rumpf- und Armmuskeln und ziehe die Schultern nach hinten unten. Richte dich mit deinem Kind explosiv, aber kontrolliert aus der Kniebeuge auf. Dabei dürfen die Fersen vom Boden abheben. So beanspruchst du zusätzliche die Wadenmuskeln. Stemme dein Kind so weit nach oben wie du kannst, idealerweise bis deine Oberarme auf Schulterhöhe sind. Dann setze es kontrolliert ab, indem du wieder in die Kniebeuge kommst. Schließe in einem zügigen Tempo sofort die nächste Wiederholung an.

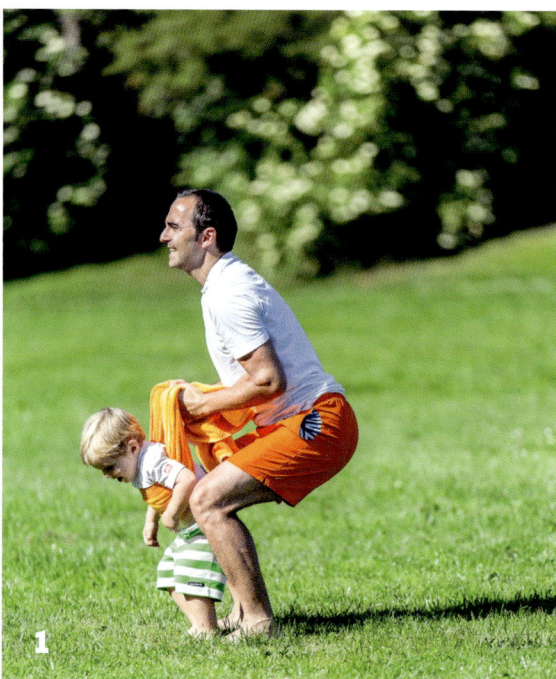 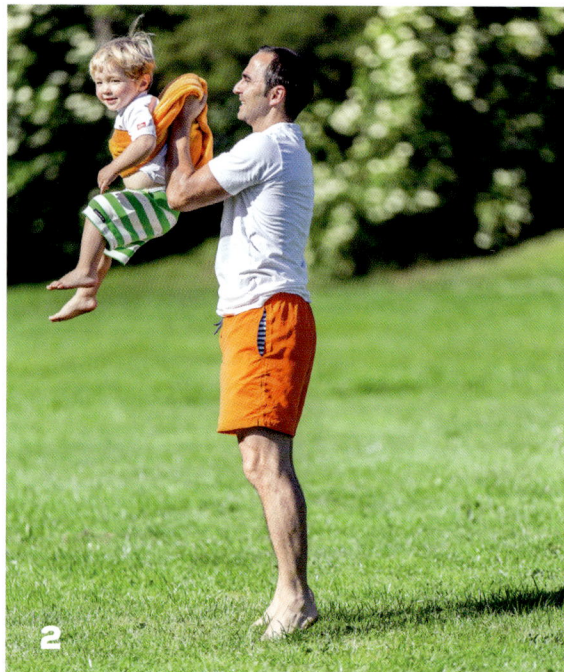

KLIMMZUG

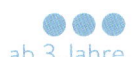
ab 3 Jahre

 Kräftigung von oberem Rücken, Schulterrückseite und Bizeps

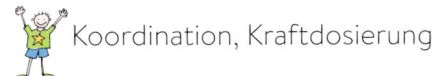 Koordination, Kraftdosierung

Eine anspruchsvolle Powerübung! Als Trainingsgerät kannst du die Latte eines kleinen Fuß-balltors, die Querstange eines Spielplatzgeräts oder einen waagrechten stabilen Ast nutzen.

Deine Bewegungsausführung

1. Hänge dich mit etwas mehr als schulterbreit geöffneten und gestreckten Armen an eine Stange oder einen Ast. Die Handflächen zeigen von dir weg. Ziehe bewusst die Schultern nach unten, um den Trapezmuskel zu aktivieren (Trainertipp Seite 95).
2. Spanne zusätzlich die Rumpfmuskeln an und ziehe dich so weit nach oben, bis das Kinn über Asthöhe ist. Senke dich kontrolliert wieder ab.

Dein Kind trainiert mit

Neben den Varianten ist es am anstrengendsten, wenn dein Kind an deinen Beinen zieht.

Hinweise: Aktiviere bewusst den aufsteigenden Teil des Trapezmuskels, sobald du am Ast hängst, indem du die Schultern nach unten ziehst. Vorübungen zum Klimmzug sind die Affenschaukel (Seite 95) oder die Übung zur Trapezaktivierung in Kapitel 2 auf Seite 32.

Varianten

- Führe explosive Klimmzüge aus: Ziehe dich so schnell wie möglich hoch, aber senke dich langsam ab. So verbesserst du die Schnellkraft. Mache nur so viele Wiederholungen, wie es dir gelingt, dein Kinn über den Ast zu ziehen.
- Besonders intensiv wird es, wenn du die höchste Position hältst. Ziehe dabei die Schulter-blätter so eng du kannst zusammen. Halte dich so lange wie möglich.

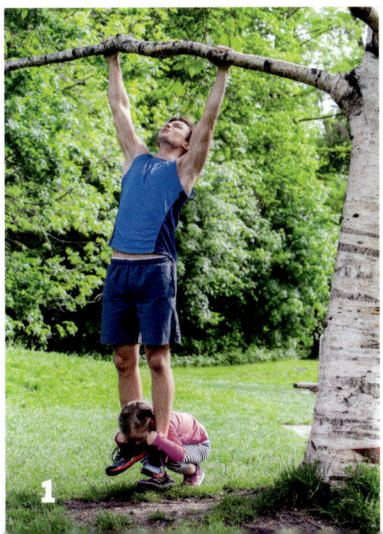

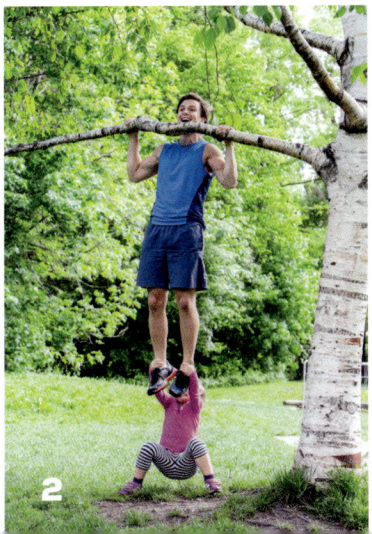

ABGESTÜTZTER HANDSTAND

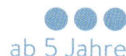

 Kräftigung von Schultern, Trizeps und Rumpf, vor allem von Bauch, Gesäß und Rücken, Koordination, Balance

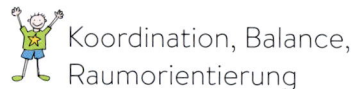 Koordination, Balance, Raumorientierung

Oft wird vermutet, beim Handstand sei sehr viel Kraft notwendig. Dabei kommt es vor allem auf die richtige Technik an: Sind die Arme gestreckt, ist weniger Kraft notwendig, dafür umso mehr Stabilität im gesamten Körper, vor allem in den Schultern. Beginne mit der einfacheren abgestützten Version.

Deine Bewegungsausführung

1. Stelle dich etwa einen Meter entfernt mit dem Rücken zu einem Baum auf. Komme dann in die Hocke und stütze die Hände vor den Füßen auf dem Boden ab.
2. Setze einen Fuß hinter dir an den Baum.
3. Nimm jetzt den zweiten Fuß dazu, sodass du nur noch auf den Händen abgestützt bist. Beginne nun, mit den Füßen nach oben zu wandern. Krabble gleichzeitig mit den Händen immer näher zum Baum.
4. Komme so nah zum Baum, dass sich dein Körper am Ende in einer fast senkrechten Position befindet. Aktiviere bewusst Rumpf- und Gesäßmuskeln, halte die Arme gestreckt und drücke dich aus den Schultern raus, um im Gleichgewicht zu bleiben. Dein Blick ist auf die Hände oder den Baum gerichtet.

Dein Kind trainiert mit

In den Pausen kannst du deinem Kind Hilfestellung für seinen Handstand geben. Eine Vorübung dazu ist die Schubkarre, mit der dein Kind schon die nötigen Muskeln für seinen Handstand aktivieren kann.

Hinweise

Es gibt drei Möglichkeiten, damit du aus dem Handstand wieder elegant und sicher auf zwei Beinen landest:
• Kippe die Beine zu einer Seite weg und drehe dich ähnlich eines halben Rads zum Boden.
• Ziehe das Kinn zur Brust, beuge die Arme, senke dich ab und rolle dich über einen Purzelbaum nach vorn weg.
• Krabble mit den Händen wieder nach vorn, sodass du die Füße absetzen kannst.

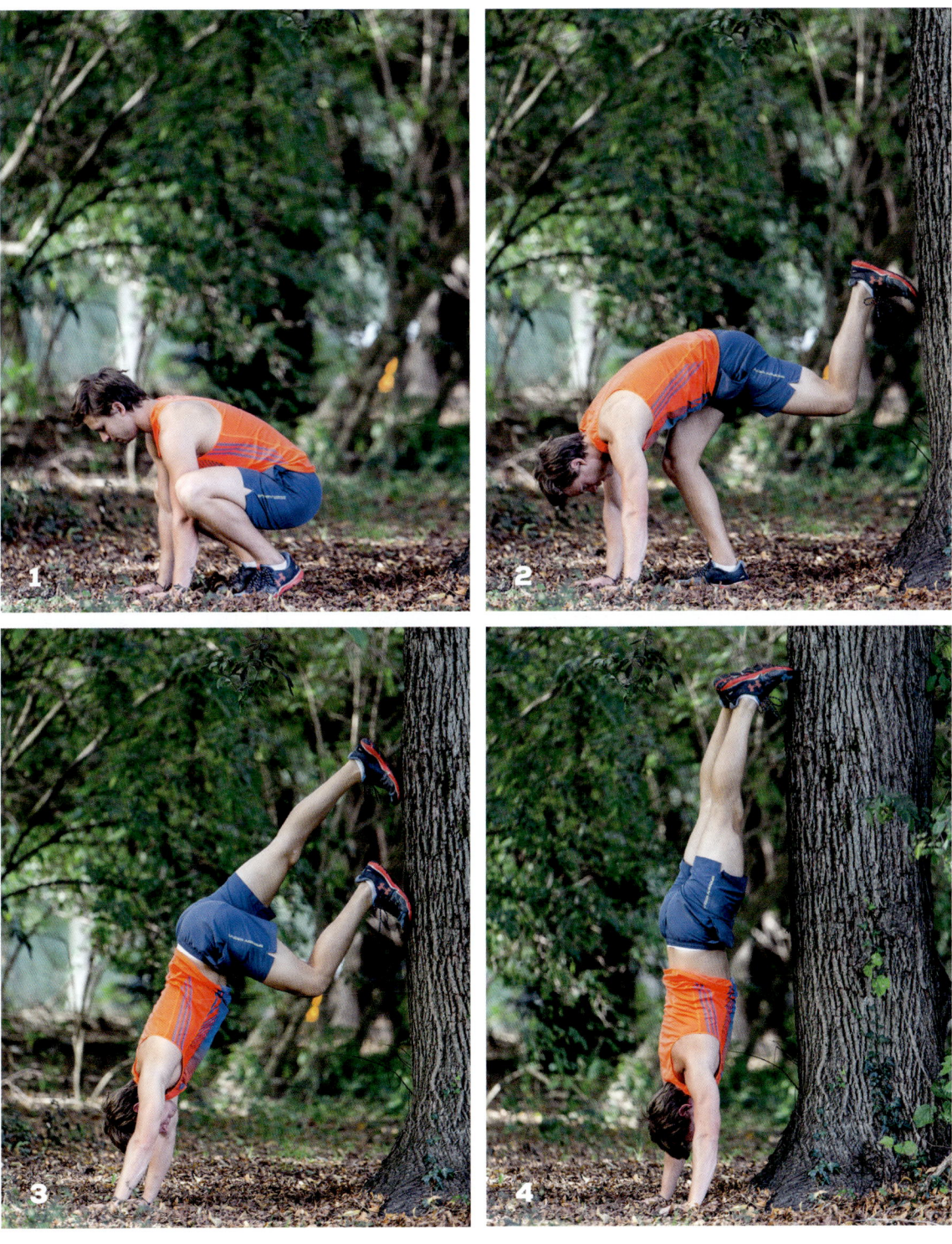

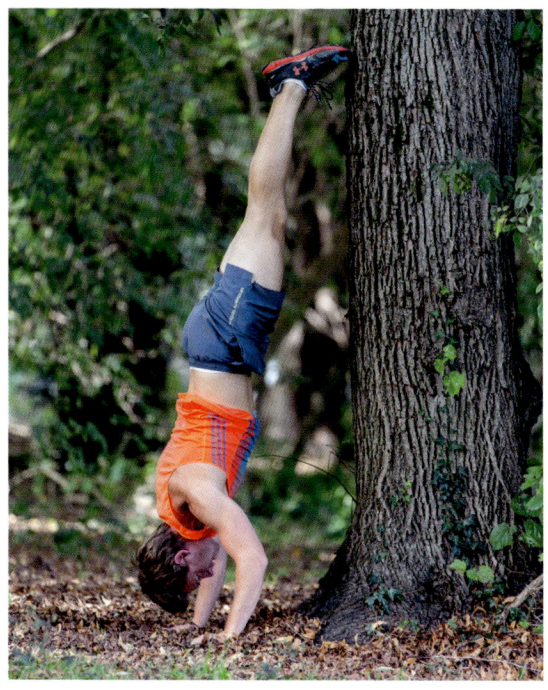

Variante: Abgestütztes Handstanddrücken
Um den Handstand zu intensivieren und die Muskeln des Schultergürtels verstärkt zu kräftigen, beuge zusätzlich die Arme. Die Ellbogen zeigen dabei leicht nach außen.

Die Königsdisziplin: der freie Handstand

Der freie Handstand ist deutlich schwieriger, aber damit zeigst du eine absolut ästhetische Bewegung, mit der du nicht nur dein Kind beeindrucken wirst. Es gibt drei verschiedene Herangehensweisen:

• Komme zunächst in den abgestützten Handstand. Aus dieser Position löst du nun nacheinander vorsichtig die Füße vom Baum.
• Nimm eine Schrittstellung ein und strecke die Arme über Kopf. Setze mit gestreckten Armen die Hände auf dem Boden auf und bringe gleichzeitig mit dem hinteren Bein deinen Körper mit Schwung nach oben. Der Schwung sollte perfekt dosiert sein, was neben dem anschließenden Stabilisieren die größte Herausforderung ist.
• Diese Möglichkeit ist am besten, da du sie bewusst und kontrolliert ausführst:

1. Komme in eine tiefe Hocke. Stütze die Hände schulterbreit geöffnet so zwischen den Beinen vor dir auf, dass die Knieinnenseiten an den Oberarmen anliegen. Verlagere dann dein Gewicht langsam auf die Hände, hebe den Po an und drücke die Knie gegen die Arme, die leicht gebeugt sind.
2. Löse die Füße vom Boden, halte die Knie immer noch an die Oberarme gedrückt.
3. Nimm jetzt die Knie von den Armen weg, sodass dein Körper quasi auf deinen Händen schwebt.
4. Dann bringe die Beine und Arme langsam zur Streckung.

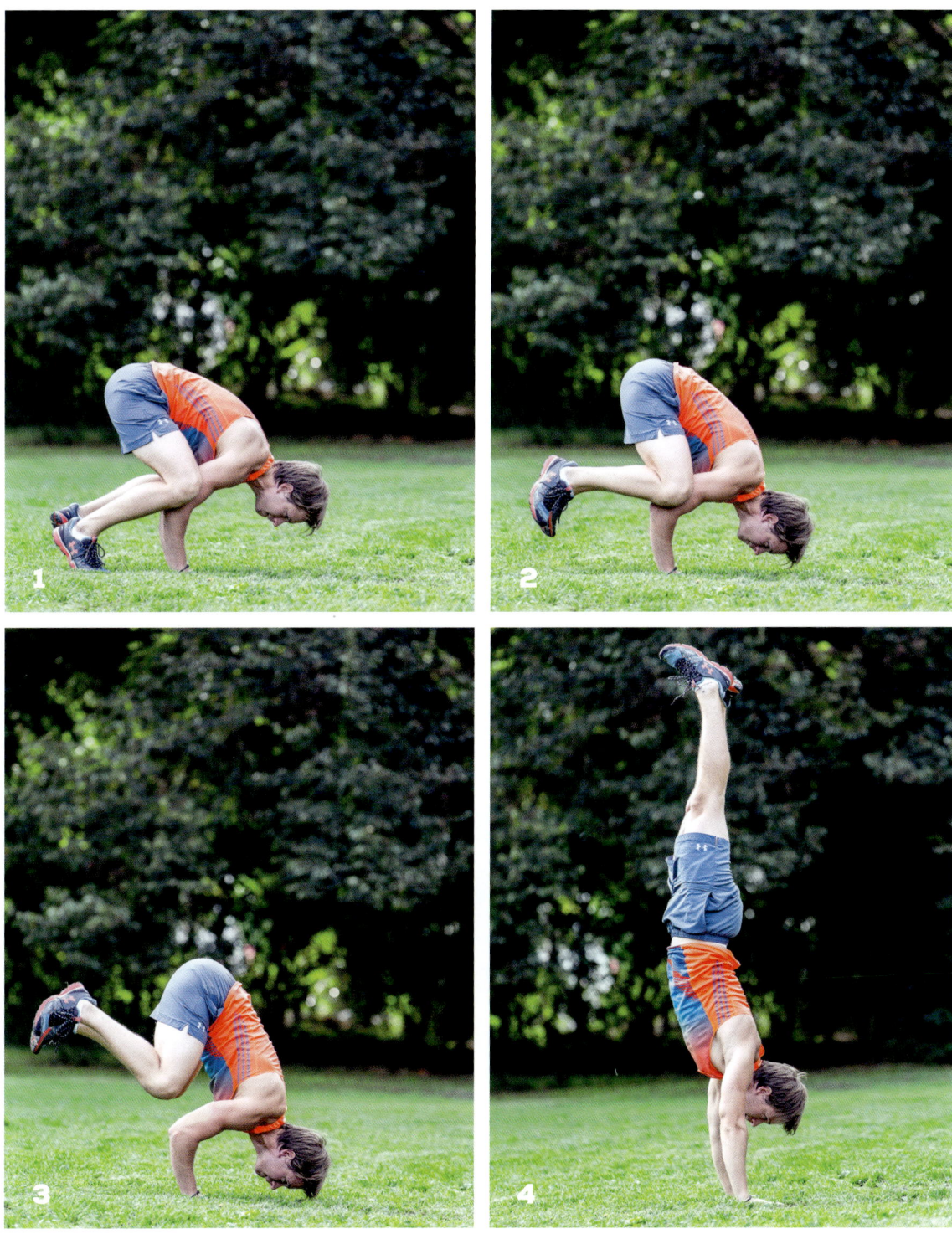

Alle bisherigen Übungen konntest du allein oder mit Kind ausüben. Zum Abschluss zeigen wir dir noch sieben Übungen, bei denen die gemeinsame Fitness mit dem Partner im Vordergrund steht – Spaß für die ganze Familie also.

Für die nächsten fünf Übungen braucht ihr eine Decke oder ein großes Handtuch. Stellt euch gegenüber auf, breitet Decke oder Handtuch auf dem Boden aus und lasst euer Kind in der Mitte Platz nehmen. Hebt euer Kind nun, wie beim Kreuzheben (Seite 70), rückenschonend hoch: Beugt eure Knie, neigt euch mit gestrecktem Rücken nach vorn, fasst die Enden der Decke und richtet euch mit geradem Oberkörper in den Stand auf.

SCHWINGEN

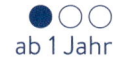

ab 1 Jahr

 Kräftigung der Körpermitte, vor allem der schrägen Bauchmuskeln

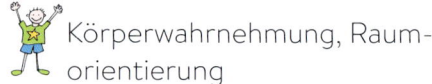 Körperwahrnehmung, Raumorientierung

Der Trainingseffekt ist hier zwar etwas geringer, aber die Kinder lieben das Schwingen.

Eure Bewegungsausführung

Greift die Decke und haltet sie mit gestreckten Armen. Spannt den ganzen Körper fest an und nehmt einen stabilen, aufrechten Stand ein: Der Rücken ist lang, die Schultern sind nach hinten unten gezogen. Jetzt beginnt ihr gleichzeitig, die Decke in eine Richtung zu schwingen. Der Schwung sollte hauptsächlich aus den gestreckten Armen kommen, während der Rumpf stabilisiert. Zusätzlich könnt ihr den Oberkörper ein wenig mitrotieren.

Hinweise: Schwingt so lange, wie ihr eure stabile Körperhaltung beibehalten könnt, und legt zwischendurch Pausen ein.

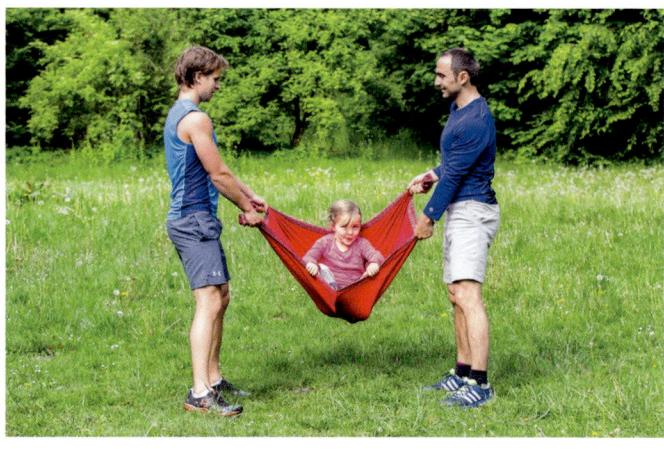

KNIEBEUGE MIT DECKE

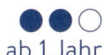
ab 1 Jahr

 Kräftigung von Oberschenkel, Gesäß und Wade sowie unterem Rücken und Armen

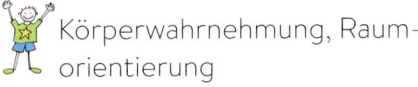 Körperwahrnehmung, Raum-orientierung

Bei dieser Kniebeuge haltet ihr die Decke mit angewinkelten Armen während des gesamten Bewegungsablaufs oben. Das werden eure Arme ganz schön zu spüren bekommen.

Eure Bewegungsausführung

1. Haltet die Decke mit gebeugten Armen nah am Körper, etwas oberhalb der Brust, und dreht eure Handflächen zum Körper. Durch die höhere Position eures Kindes könnt ihr die Kniebeuge ziemlich tief ausführen. Eure Füße sind etwa hüftbreit geöffnet und parallel.

2. Mit gestrecktem Rücken und möglichst aufgerichtetem Oberkörper senkt ihr euch gleichzeitig ab, indem ihr die Knie beugt. Schiebt euer Gesäß weit nach hinten. Am tiefsten Punkt sind die Oberschenkel waagrecht oder auch tiefer, Knie und Fußspitzen sind in einer Linie. Lasst die Knie nicht nach innen kippen. Dann drückt ihr euch wieder nach oben.

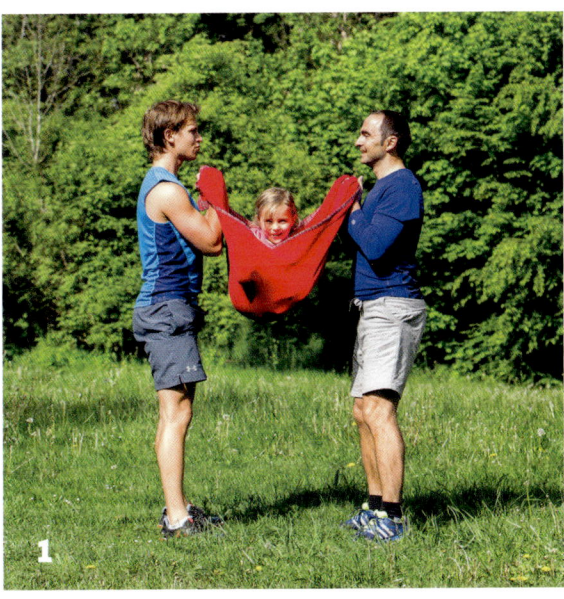

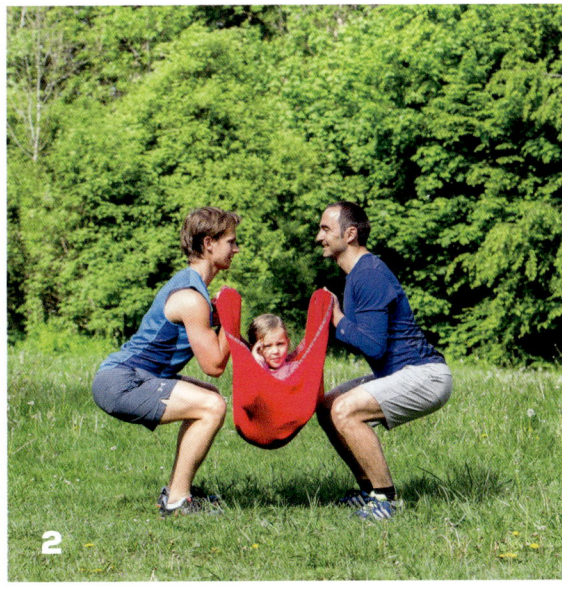

KREUZHEBEN MIT DECKE

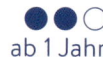
ab 1 Jahr

Kräftigung von Oberschenkelrückseite, Gesäß, Wade und Rücken

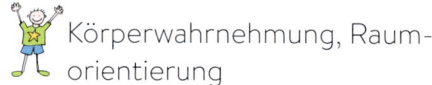
Körperwahrnehmung, Raumorientierung

Das Kreuzheben hast du bereits mit Babyschale (Seite 70) kennengelernt. Je schwerer das Kind ist, desto intensiver wird hier die Übung.

Eure Bewegungsausführung
1. Stellt euch mit schulterbreit geöffneten Füßen aufrecht hin. Haltet die Decke mit gestreckten Armen möglichst nah am Körper. Fixiert eure Schulterblätter.
2. Es beginnt zunächst nur einer von euch mit der Bewegung. Startet ihr gleichzeitig, würden eure Köpfe aneinanderstoßen. Einer von euch neigt nun den Oberkörper mit gestrecktem Rücken so weit nach vorn, dass das Kind nicht auf dem Boden aufsetzt. Dann richtet sich derjenige mit geradem Rücken wieder auf und der nächste startet. Entweder ihr führt die Übung im Wechsel aus oder jeder von euch wiederholt mehrmals nacheinander. Wir empfehlen euch acht Wiederholungen.

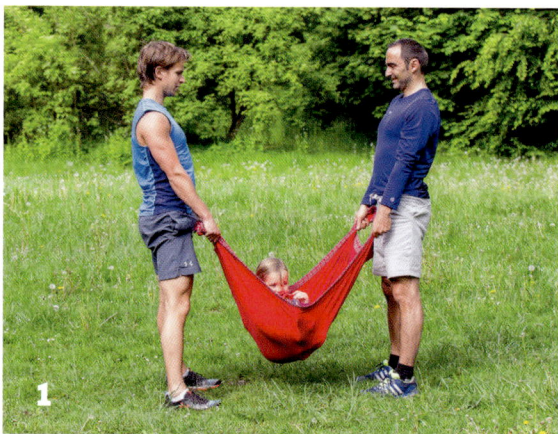

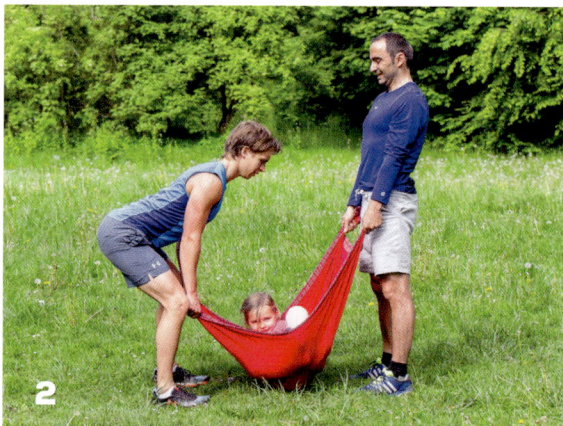

RUDERN MIT DECKE

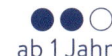
ab 1 Jahr

 Kräftigung vor allem der Schulterrückseite und des Bizepses, aber auch von Gesäß, Oberschenkel und Wade

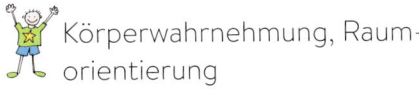 Körperwahrnehmung, Raumorientierung

Das Rudern kennst du bereits mit Babyschale, jedoch einarmig (Seite 104). Jetzt ist das Gewicht gleichmäßig auf beide Körperhälften verteilt, wird jedoch intensiver, je schwerer das Kind ist.

Eure Bewegungsausführung

1. Stellt euch mit schulterbreit geöffneten Füßen aufrecht hin. Fixiert eure Schulterblätter im Rücken. Dann neigt einer von euch den Oberkörper mit gestrecktem Rücken nach vorn. Die Decke wird nah an den Beinen gehalten.

2. Jetzt zieht derjenige die Decke Richtung Bauchnabel, indem er die Ellbogen beugt. Die Arme werden eng am Oberkörper geführt, die Ellbogen zeigen nach hinten. Dann werden die Arme wieder gestreckt. Entweder ihr führt die Übung im Wechsel aus oder jeder von euch wiederholt mehrmals nacheinander. Wir empfehlen euch acht Wiederholungen.

Variante: Aufrechtes Rudern

Die Decke wird im aufrechten Stand so weit nach oben gezogen, dass die Hände etwa auf Brusthöhe sind. Die Arme bleiben eng am Oberkörper, die Ellbogen zeigen nach hinten.

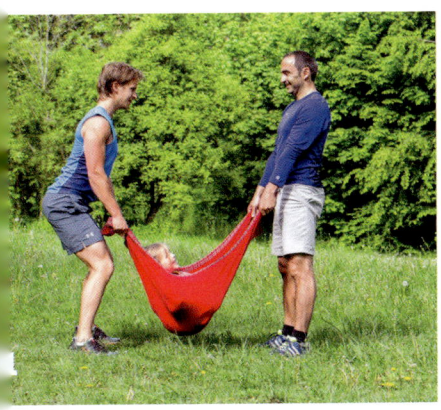
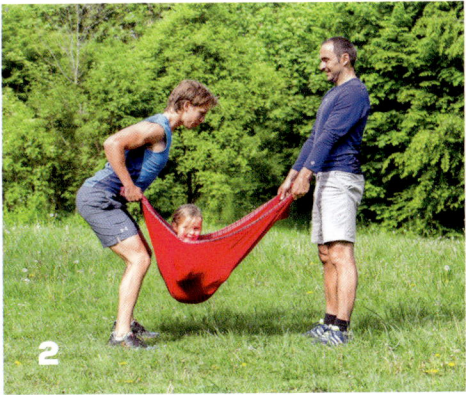
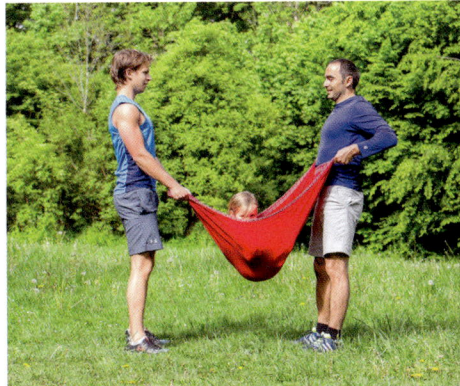

Variante

BIZEPS-CURL MIT DECKE

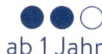

ab 1 Jahr

 Kräftigung von Schultervorderseite und Bizeps

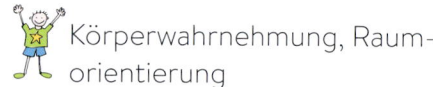 Körperwahrnehmung, Raumorientierung

Den Bizeps-Curl haben wir bereits beim Aufzugfahren (Seite 113) integriert. Jetzt wird er aus dem Stand ausgeführt. Diese Version hier ist von der Ausführung etwas einfacher, kann jedoch auch intensiviert werden, je schwerer das Kind ist.

Eure Bewegungsausführung

1. Stellt euch aufrecht hin und haltet die Decke mit gestreckten Armen nach unten.
2. Dann beginnt ihr gleichzeitig, eure Arme zu beugen und die Decke so weit wie möglich nach oben zu ziehen. Lasst die Oberarme eng am Oberkörper. Dann senkt ihr die Decke wieder langsam und kontrolliert ab, bis eure Arme gestreckt sind.

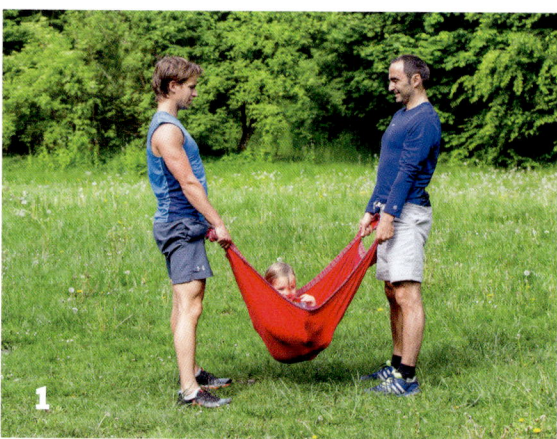

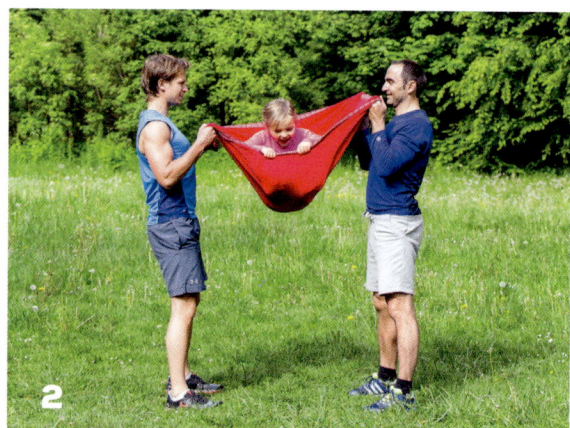

RUMPFDREHEN

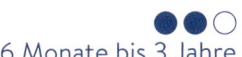
6 Monate bis 3 Jahre

 Kräftigung der geraden und schrägen Bauchmuskeln

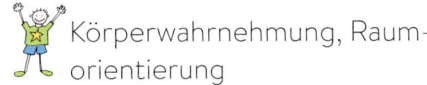 Körperwahrnehmung, Raumorientierung

Eine tolle Übung, bei der ihr Geschick und Kraft beweisen müsst, während euer Kind einen Riesenspaß dabei hat.

Eure Bewegungsausführung

1. Stellt euch Rücken an Rücken, die Füße sind etwa hüftbreit geöffnet. Einer von euch nimmt das Kind unter den Achseln und hält es mit angewinkelten Armen vor seiner Brust.
2. Dann dreht ihr euch gleichzeitig in eine Richtung und derjenige, der das Kind hält, übergibt es behutsam dem Partner. Die Drehung erfolgt dabei hauptsächlich aus der Brustwirbelsäule. Beide Füße bleiben fest auf dem Boden.
3. Anschließend dreht ihr euch sofort in die Gegenrichtung und der andere gibt das Kind zurück.

Hinweise: Achtet gerade wegen des Zusatzgewichts auf einen geraden Rücken und haltet Bauch und Po angespannt.

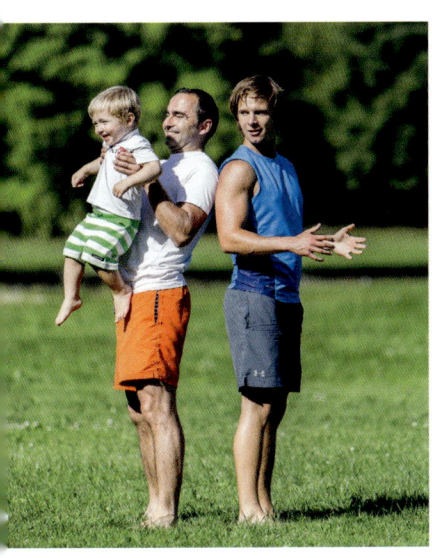
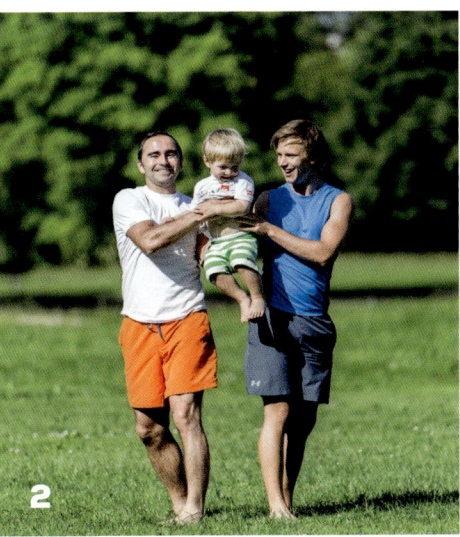
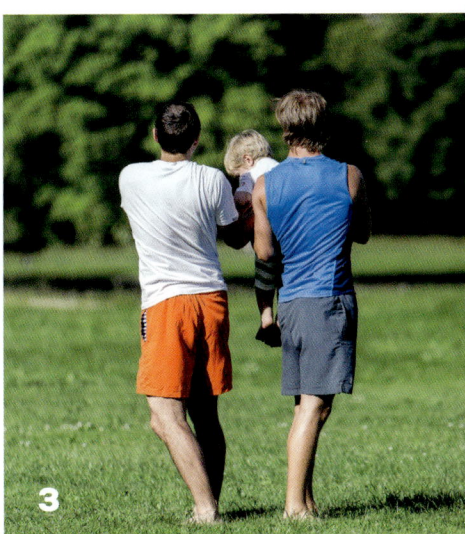

PARTNER-SIT-UP

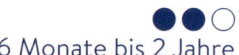

6 Monate bis 2 Jahre

 Kräftigung der geraden Bauchmuskeln   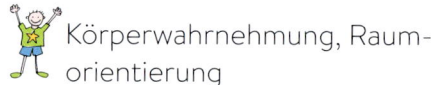 Körperwahrnehmung, Raum-orientierung

Den klassischen Sit-up haben wir hier zur Familienübung für drei abgewandelt.

Eure Bewegungsausführung

1. Setzt euch mit angewinkelten Beinen gegenüber und drückt die Fußspitzen aneinander. Stellt euer Kind in die Mitte. Winkelt die Beine so an, dass ihr euer Kind im Sitzen mit ausgestreckten Armen greifen könnt.
2. Einer von euch nimmt es nun unter den Achseln und neigt sich mit ihm so weit nach hinten, bis der Rücken den Boden berührt. Das Kind wird mit gestreckten Armen direkt über der Brust gehalten. Sobald der Rücken den Boden berührt, wird die Bewegung umgekehrt und derjenige drückt sich möglichst schnell, aber kontrolliert, wieder nach oben.
3. Sobald derjenige aufgerichtet ist, übergibt er das Kind dem Partner.
4. Jetzt legt sich der andere ganz nach hinten ab. Sobald der Rücken den Boden berührt, geht es sofort wieder nach oben und das Kind wird an den Partner übergeben.

Hinweise: Die Ausführung darf zwar schnell ablaufen, aber ohne Schwung und ausholende Impulsbewegung, sondern kontrolliert. Lasst die Bauchmuskeln angespannt, wenn ihr sie richtig trainieren wollt.

Variante: Schräger Sit-up

1. Setzt euch leicht versetzt nebeneinander und stellt die Beine angewinkelt auf. Der erste nimmt nun das Kind unter den Achseln und führt einen Sit-up aus.
2. Beim Hochdrücken wird die Bewegung schräg ausgeführt, um das Kind an den Partner zu übergeben.

Partner-Sit-up

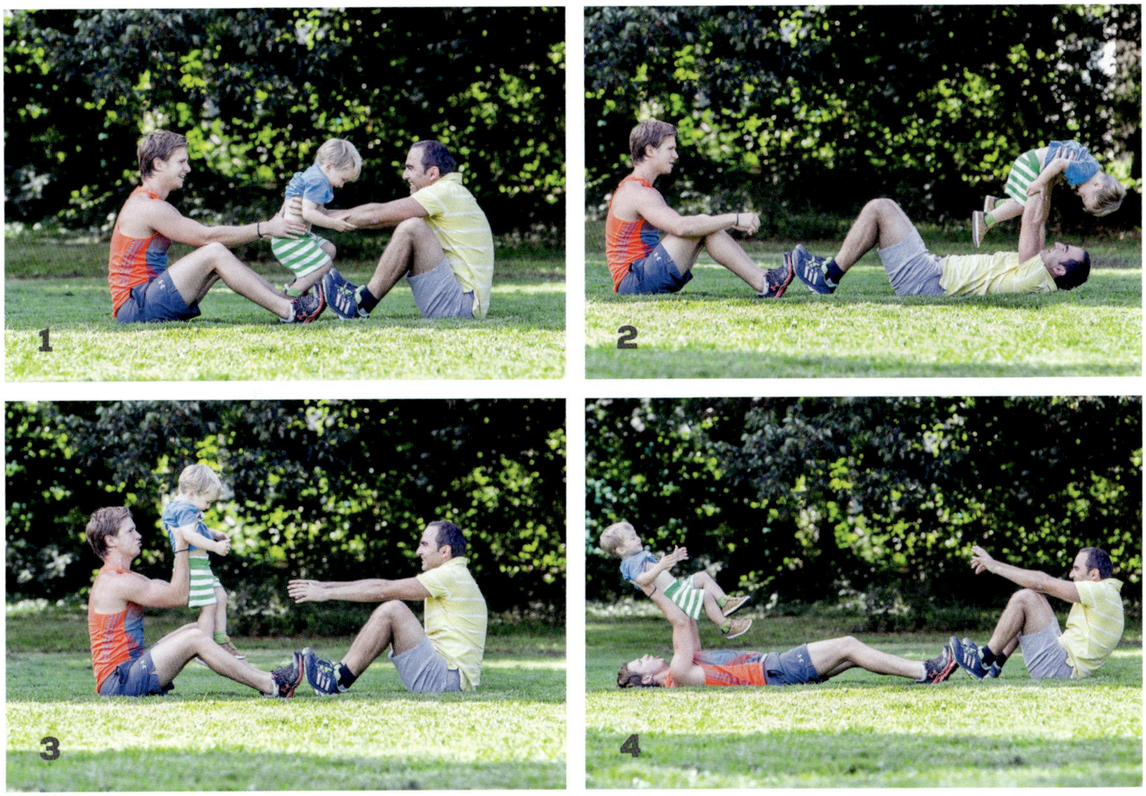

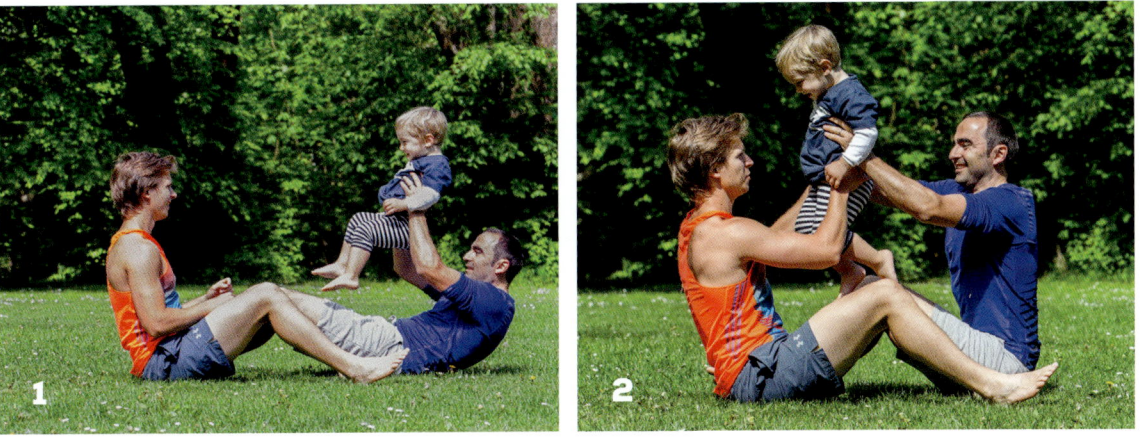

Variante: Schräger Sit-up

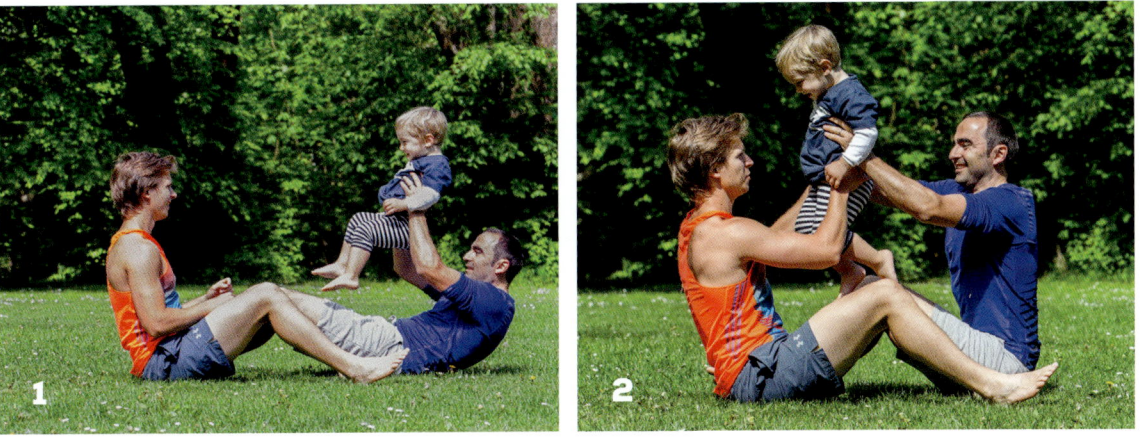

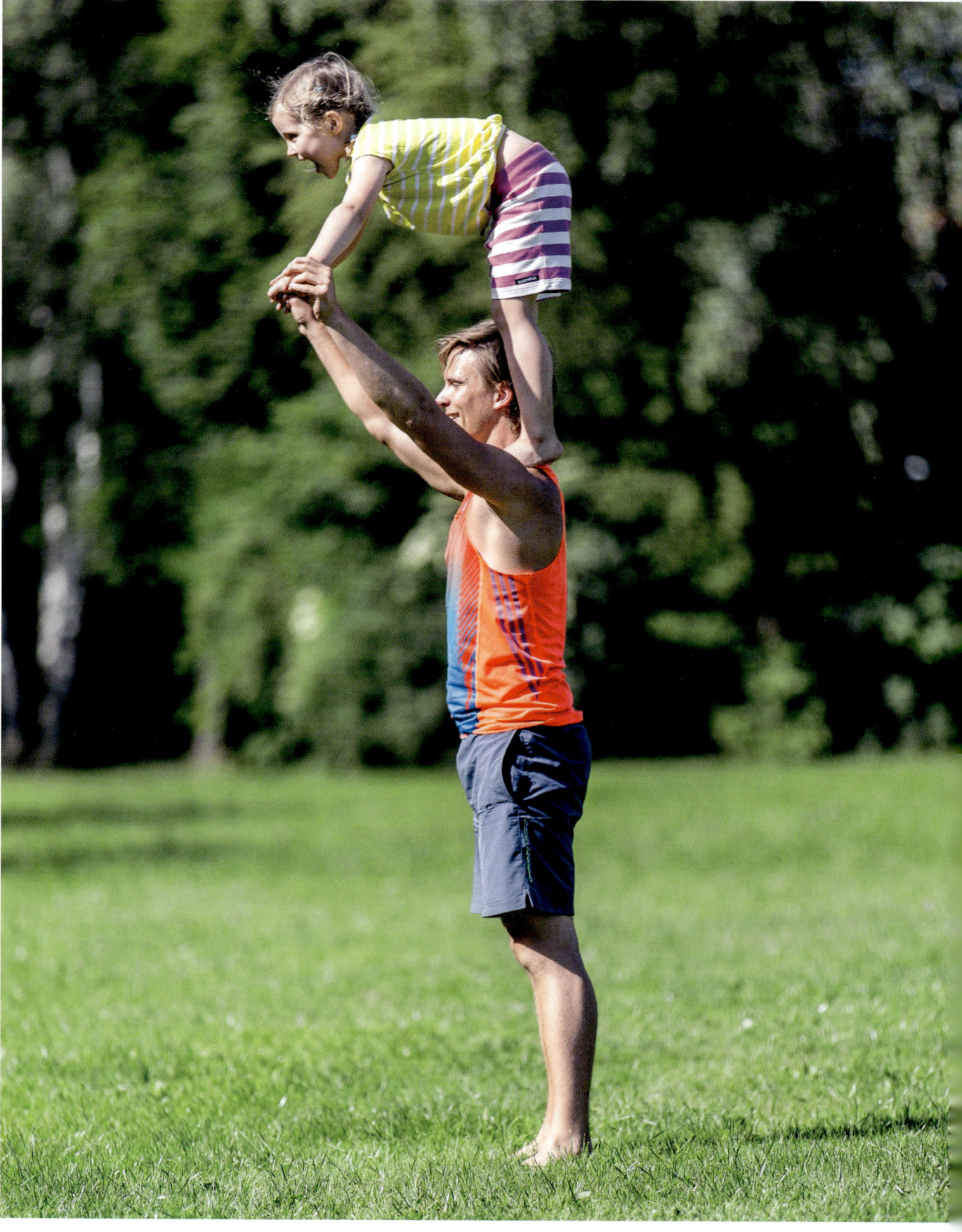

4

DAS 12-WOCHEN-PROGRAMM

Jetzt kann es losgehen! Unser Trainingsprogramm ist die ideale Starthilfe, damit du vom Einsteiger zum Powerpapa wirst. Egal, welches Trainingsziel du vor Augen hast, du wirst spürbare Fortschritte erzielen, denn mit jeder Woche wird das Training anspruchsvoller. Die Workouts pro Monat bauen deshalb aufeinander auf. Die ausgewählten Übungen sind aber so abwechslungsreich zusammengestellt, dass es dir und deinem Kind garantiert leichtfällt, begeistert dabeizubleiben. Viel Spaß beim Fitwerden!

SO WIRST DU ZUM POWERPAPA!

Inzwischen weißt du, warum ein planvolles und zielgerichtetes Training so sinnvoll ist. Unser 12-Wochen-Programm ist für jedes Fitnessniveau geeignet – ob für den Einsteiger mit wenig oder keiner Trainingserfahrung oder den Fortgeschrittenen, der schon fitter ist. Du wirst dich von der Kraft über die Ausdauer bis zur Verbesserung deiner Flexibilität kontinuierlich steigern. Achte darauf, dass du den Ablauf möglichst genau befolgst, um gute Trainingsfortschritte zu erzielen. Das 12-Wochen-Programm haben wir in drei Phasen aufgeteilt, die aufeinander aufbauen. Halte dich innerhalb eines Monats an die Reihenfolge der Workouts. Die Übungen innerhalb eines Workouts sind ebenfalls sinnvoll strukturiert. Hier möchten wir dir aber so viel Freiheit lassen, während des Trainings individuell auf dein Kind zu reagieren. Der Spaß und die Motivation stehen im Vordergrund. Es macht also nichts, wenn du dich hier nicht sklavisch an die Übungsreihenfolge hältst. Das gilt ebenso für Warm-up und Cool-down.

Vor jedem Monat findest du allgemeine Hinweise, wie dein Training in den darauffolgenden vier Wochen aussehen wird. Dort steht, wie oft du pro Woche trainieren solltest, wie du die Workouts ausführst oder was es bei manchen Übungen zu beachten gibt.

Das Warm-up

Anders als bei den Workouts wird beim Warm-up nicht pausiert. Es besteht aus sieben Übungen, die nicht verändert werden, also wie ein Ritual für dich sind. Das hat viele Vorteile: Du musst dir nicht ständig neue Übungen merken und auch erlernen. Es ist auf eine ganzheitliche Mobilisation deiner Muskeln und Gelenke abgestimmt. Du wirst den Ablauf mit der Zeit verinnerlichen und auch hier Fortschritte feststellen. Für unser ritualisiertes Warm-up benötigst du bei einem Durchgang etwa fünf Minuten. Hast du mehr Zeit und ihr habt gerade Spaß, könnt ihr es auch zweimal durchführen. Wenn du nach dem 12-Wochen-Programm selbstständig weitertrainierst, hast du die Möglichkeit, die beiden Übungen Papa fangen (Seite 47) und

	Übung	Wiederholungen/Zeit
1	Tänzer, S. 46	5 Wdh. pro Seite im Wechsel
2	Papa fangen (z. B. Frosch), S. 47/48	30 Sek.
3	Rolle, S. 49	5 Wdh. pro Seite im Wechsel
4	Schere, S. 50	8 Wdh. pro Seite
5	Raupe, S. 51/52	5 Wdh.
6	Kniebeuge mit gestreckten Armen, S. 56	5 Wdh.
7	Hampelmann, S. 53	20 Wdh.

Hampelmann (Seite 53) durch ähnliche Übungen oder Bewegungen im wöchentlichen oder monatlichen Rhythmus zu ersetzen. Statt des Hampelmanns könntest du beispielsweise eine andere Fangvariante nehmen oder den Skifahrersprung wählen.

Das Cool-down

Für das Cool-down benötigst du wie beim Warm-up ebenfalls etwa fünf Minuten. Diese Übungen leiten die Regeneration ein. Du führst sie langsamer und noch bewusster aus. Am Ende der Bewegung bei Tänzer und Raupe kannst du für ein bis zwei Atemzüge innehalten. Dadurch wird der Fokus noch einmal verstärkt auf die Beweglichkeit gelegt. Bei Hund und Katze könnt ihr ein wenig entspannen. Damit es deinem Kind leichter fällt, sich für 30 Sekunden ruhig zu verhalten, erzähle eine kleine Geschichte. Innere Bilder helfen, diese Zeit zu überbrücken: Stellt euch vor, ihr seid ein Hund oder eine Katze und döst behaglich vor euch hin. Ihr dürft dabei hörbar atmen.

	Übung	Wiederholungen/Zeit
1	Tänzer, S. 46	2 Wdh. pro Seite
2	Raupe, S. 51/52	5 Wdh.
3	Hund, S. 54	30 Sek. halten
4	Katze, S. 55	30 Sek. halten

Alternative Powereinheiten

Hat dein Kind einmal keine Lust auf ein Workout oder möchtest du eine Extraschicht einlegen, lasse dich von unseren Ideen inspirieren. Klassiker für eine Ausdauereinheit sind Joggen, Fahrradfahren oder Schwimmen: Du kannst entweder den Kinderwagen joggend vor dir herschieben, dich von deinem größeren Kind auf dem Fahrrad begleiten lassen oder am Wochenende eine ausgedehnte Radtour mit der ganzen Familie planen. Im Schwimmbad kannst du deine Bahnen ziehen und Brust- oder Kraulstil verbessern, während dein Kind im Schwimmkurs übt. Wollt ihr euch gemeinsam auspowern, probiert Gorilla, Krabbe oder Kutsche im flachen Wasser aus oder nimm dein Kind huckepack und spurte durchs Becken. Du kannst aber auch einmal bewusst Koordination und Balance schulen. Spielplätze oder Trimm-dich-Pfade sind ideal dafür. Balanciert gemeinsam auf einem Balken oder einer Wippe, geht abwechselnd vorwärts und rückwärts. Oder wie wäre es mit Seilspringen? Es erfordert schnelle Fußarbeit und du trainierst deine Ausdauer. Kniffliger wird's mit einer Slackline. Kinder im Vorschulalter können sich durchaus schon daran versuchen und beweisen oft mehr Geschick als wir Erwachsene. Ebenso ist es mit dem Einradfahren. Es sieht nicht nur toll aus, wenn man es beherrscht, es macht auch sehr viel Spaß. Denn es ist nie zu spät, etwas Neues auszuprobieren.

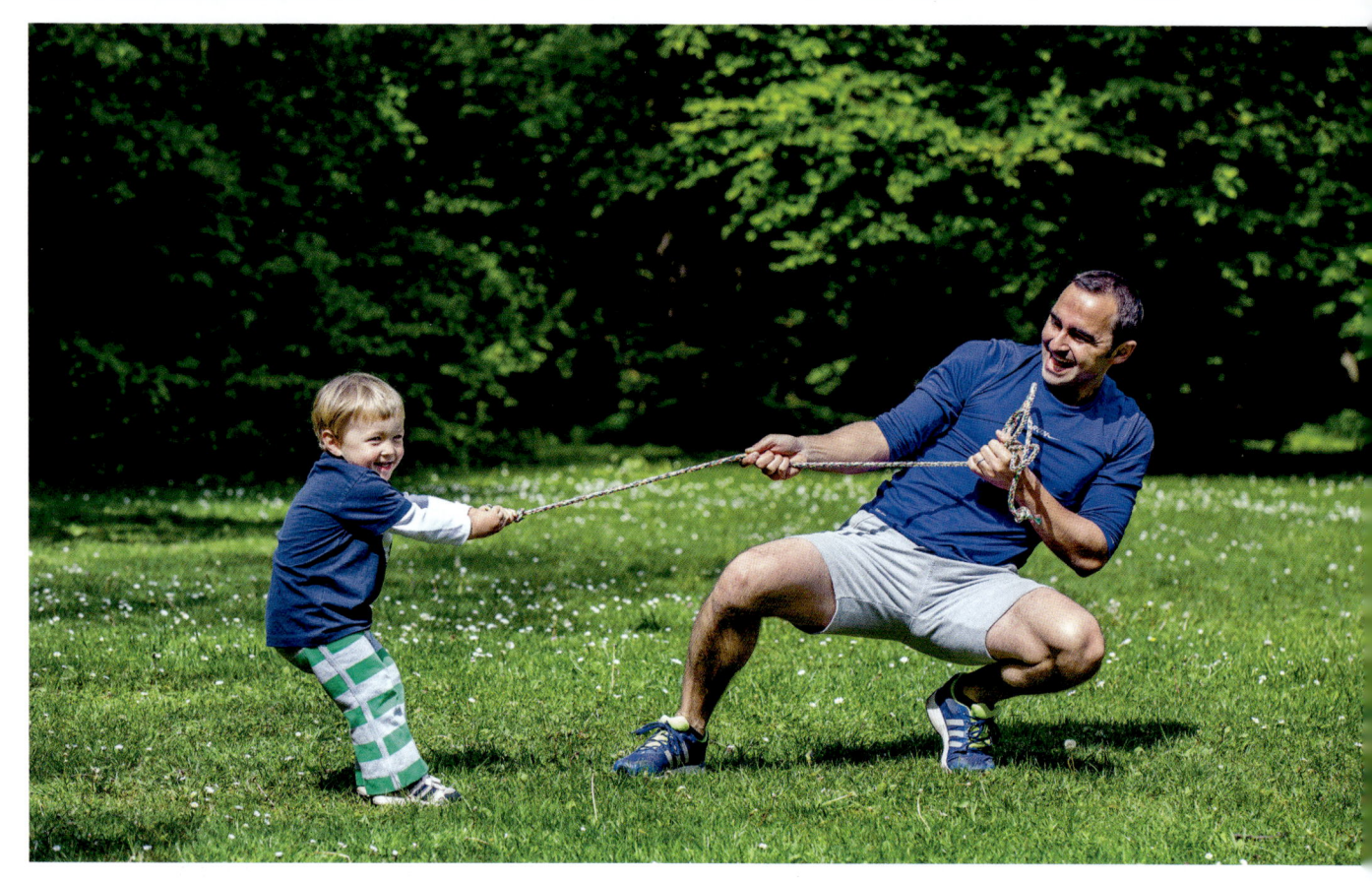

STARTE MIT DEINER
GRUNDFITNESS

WOCHE 1 BIS 4: STARTPHASE

Die ersten vier Wochen werden deine schwierigsten Wochen sein, denn jeder Anfang braucht etwas Anfangsenergie, vor allem wenn du schon länger nicht mehr sportlich aktiv warst. Aber du wirst dich mit jeder Einheit besser fühlen. Bald wird der Spaß am gemeinsamen Training überwiegen und du wirst dich jede Woche mehr darauf freuen. Vorfreude auf das Training empfinden? Wir glauben fest daran, vorausgesetzt du befolgst unsere Ratschläge.

So sieht dein Training aus

- In den ersten vier Wochen wirst du dir eine Grundfitness erarbeiten. Zum einen bist du damit vor Verletzungen besser gewappnet, zum anderen ermöglicht sie dir, dich in den darauffolgenden Wochen kontinuierlich zu steigern.
- Es gibt pro Woche ein Workout, das auf 30 Minuten inklusive des ritualisierten Warm-ups und Cool-downs ausgelegt ist.
- Absolviere im ersten Monat pro Woche möglichst drei Einheiten. Nur so wirst du rasch die gewünschten Trainingseffekte erzielen. Du kannst eine Einheit davon durch eine alternative Powereinheit ersetzen, aber auch gern ein zusätzliches Training einschieben.
- In den ersten Workouts sind zwischen den Übungen und Sätzen längere Pausen vorgesehen, vor allem wenn es schwieriger wird. Einsteiger sollten diese Pausen auch einhalten.
- Wir werden Schwierigkeit und Intensität von Woche zu Woche etwas steigern, damit du optimal auf die nächste Phase im zweiten Monat vorbereitet bist.

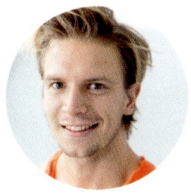

WIE DU DIE PAUSEN GESTALTEN KANNST

Es sollte etwas sein, das nicht im Widerspruch zu deinem Training steht, also keine zusätzliche Krafteinheiten einbauen, die dieselben Muskeln beanspruchen. Ob zu Hause oder im Freien – es gibt viele Möglichkeiten, die Pausen sinnvoll zu nutzen. Spiele mit deinem Kind. Nimm es auf die Schultern, gehe oder jogge in einem lockeren Tempo ein paar Meter. Lasse es um dich herum oder auf dich draufklettern. Wenn ihr auf dem Spielplatz seid, baut Sandfiguren, wippt eine Runde oder balanciert ein Mal auf dem Balken. Zu Hause könnt ihr Memory spielen, aber jeder darf dabei nur einen Zug pro Pause machen.

WOCHE 1

Die erste Woche deines Powerpapa-Programms ist sowohl für dich als auch dein Kind etwas völlig Ungewohntes, da ihr zusammen Sport machen werdet. Diese erste Woche ist für dich aber noch viel mehr: Sie ist zum einen die Basis dafür, dass du deinen Trainingsablauf und das immer wiederkehrende Warm-up verinnerlichen kannst, zum anderen beginnst du mit dem Aufbau deiner Grundfitness. Das betrifft sowohl die Ausdauer als auch die Kraft. Das erste Workout ist relativ einfach. Trotzdem gilt: Achte auf eine saubere Ausführung, vor allem bei den Kraftübungen, denn nur so trainierst du effizient. Die Pausen sind noch relativ lang und du wirst sie anfangs wahrscheinlich auch benötigen.

In der ersten Woche ist es am sinnvollsten, wenn dein Kind dir die Übungen erst einmal nachmacht. Ihr dürft während des Trainings jederzeit etwas rumalbern und du wirst wahrscheinlich für deine erste Einheit etwas mehr als 30 Minuten benötigen. Aber das macht nichts, denn ihr müsst euch schließlich erst einmal an einen bestimmten Ablauf gewöhnen.

Kniebeuge: Wenn du beim Workout mit den Kniebeugen beginnst, animiere dein Kind dazu, es dir gleich zu tun und lasse es dabei die Wiederholungen laut mitzählen. Ihr könnt auch beide laut mitzählen. Das gemeinsame Zählen könnt ihr bei jeder Übung anwenden.

Brücke: Deine erste Brücke – die richtige Technik solltest du bereits aus Kapitel 3 kennen – hältst du 30 Sekunden lang. Lasse dein Kind unter dir hindurchkrabbeln, aber noch nicht auf dich draufklettern. Du solltest die Brücke erst einmal beherrschen, bevor dich dein Kind schubsen darf.

Rolle: Die Rolle führst du beim Workout wesentlich langsamer aus als beim Warm-up. Denn nur so wird sie zu einer wirklich intensiven und anspruchsvollen Kraftübung. Dein Kind kann so schnell rollen, wie es möchte. Bei ihm steht die bewusste Ausführung nicht im Vordergrund. Es soll ihm schließlich Spaß machen. Wenn du die angegebenen Wiederholungen geschafft und noch Power hast, kannst du gern eine Spaßrunde mit deinem Kind einlegen. Denn viele Kinder lieben hier Tempo.

Nur wenn dein Kind wirklich merkt, dass das Training auch dir große Freude bereitet, wird es dir nacheifern, Spaß haben und mitmachen wollen.

Warm-up, Seite 130

Workout

	Übung	Sätze	Wiederholungen/Zeit	Pause
1	Kniebeuge (ohne Kind), S. 56	2	15 Wdh.	30 Sek.
2	Brücke, S. 84	2	30 Sek. halten	30 Sek.
3	Krabbe, S.86	1	20 Sek.	30 Sek.
4	Erhöhter Liegestütz, S. 107	3	5 Wdh.	30 Sek.
5	Rolle, S. 49	2	5 Wdh. pro Seite im Wechsel	15 Sek.
6	Russischer Twist, S. 87	2	10 Wdh. pro Seite im Wechsel	30 Sek.

Cool-down, Seite 131

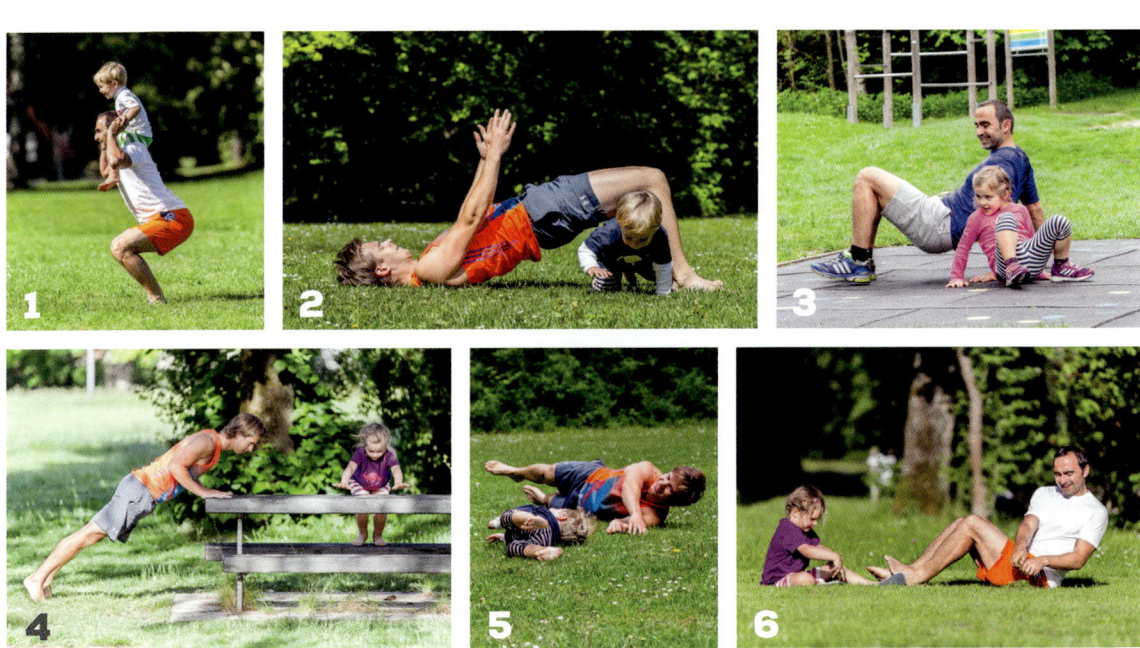

WOCHE 2

Deine erste Woche liegt hinter dir. Vielleicht hast du sogar eine Trainingseinheit ohne dein Kind absolviert. Je öfter du es schaffst, Übungen allein zu machen, desto sicherer wirst du bei der Ausführung und kannst dich mehr auf dein Kind konzentrieren. Falls euer Zusammenspiel noch nicht so gut geklappt hat, gebt euch etwas Zeit. Überlege dir, was du vielleicht in dieser Woche anders oder noch besser machen kannst, damit das Training für dich stets effizient bleibt. Gib deinem Kind immer die Freiheit zu pausieren, wenn es danach verlangt. Wenn alle Stricke reißen, greife auf unsere alternativen Powereinheiten zurück (Seite 131). Auch in dieser Woche ist es ratsam, wenn dein Kind die Übungen nachahmt.

Brücke: Bei der Brücke kann es unter dir durchkrabbeln oder dich sogar schon leicht schubsen, während du die Position hältst. Je größer und kräftiger dein Kind, desto schwieriger wird es für dich. Kinder freuen sich, wenn es ihnen ab und zu gelingt, dich umzuschubsen. In der zweiten Runde kannst du gern ein bisschen nachhelfen, denn je theatralischer dein Abgang aus der Brücke, desto mehr Spaß hat dein Kind, weil es sich stark fühlt.

Riesenschritt: Stellt euch vor, ihr imitiert einen Riesen und wandert durch die Wohnung oder den Park. Dabei dürft ihr auch mal laute Geräusche von euch geben.

Schräges Ziehen: Diese Übung führst du zwar für dich allein aus, allerdings könnt ihr euch die Rutsche teilen, falls sie lang genug ist. Du kannst dein Kind aber auch dazu anspornen, in deiner Pausenzeit die Übung auszuprobieren. Statt einer Rutsche könnt ihr euch ebenso andere geeignete Spielgeräte suchen. Es funktioniert sogar unter einem stabilen Tisch.

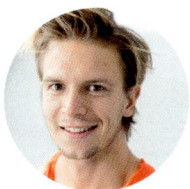

ERST MAL OHNE ZUSÄTZLICHES GEWICHT

Abhängig von deinem Fitnessgrad, den du zu Beginn deines Trainings hast, oder vom Gewicht deines Kindes solltest du manche Übungen anfangs erst mal allein ausprobieren, wie etwa den unsichtbaren Stuhl oder Hoppereiter. Wenn du das Gefühl hast, nach den ersten 30 Sekunden Haltezeit wäre noch mehr möglich gewesen, dann nimm dein Kind dazu. Das gilt für alle Übungen, bei denen dein Kind dir eine Ausführung erschwert.

Warm-up, Seite 130

Workout

	Übung	Sätze	Wiederholungen/Zeit	Pause
1	Unsichtbarer Stuhl, S. 62	2	30 Sek. halten	30 Sek.
2	Riesenschritt, S. 58	2	5 Schritte pro Bein im Wechsel	30 Sek.
3	Schräges Ziehen, S. 108	2	10 Wdh.	30 Sek.
4	Hoppereiter, S. 105	2	5 Wdh.	30 Sek.
5	Brücke, S. 84	2	45 Sek. halten	30 Sek.
6	Kugel, S. 77	2	10 Wdh.	30 Sek.

Cool-down, Seite 131

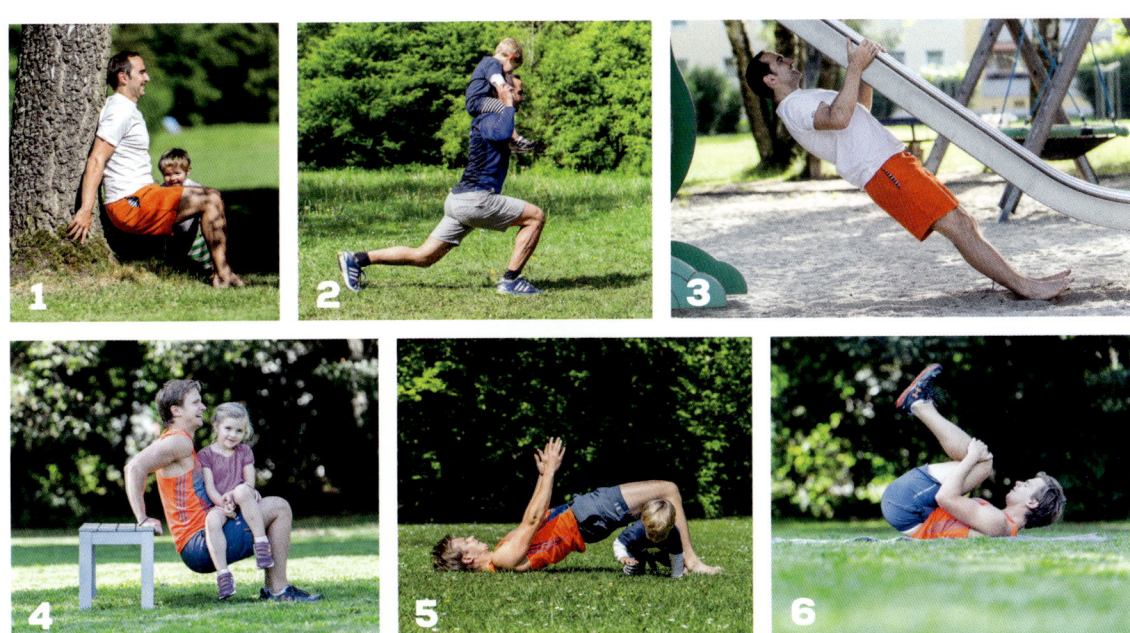

WOCHE 3

„Mühsam ernährt sich das Eichhörnchen" – ein passender Spruch für dein Training. Am Ende jedoch wird dieser langsame, aber beständige Weg von Erfolg gekrönt sein. In dieser Woche steigern wir die Wiederholungen bei der Kniebeuge, die du bereits aus der ersten Woche kennst. Es warten aber auch neue Herausforderungen auf dich, etwa die Affenschaukel. Taste dich langsam an solche Übungen heran, probiere sie vorher aus. Während deiner Trainingseinheit stehen nach wie vor dein Kind und der Spaß im Mittelpunkt. Motiviert euch gegenseitig, lasse dich von deinem Kind anfeuern. Das gibt dir den notwendigen Energieschub!

Tisch: Der Tisch stellt eine Steigerung zur Brücke dar. Du solltest sie mit der angegebenen Haltezeit aber gut meistern können.

Affenschaukel: Bevor du richtige Klimmzüge ausführst, beginnst du hier mit einer tollen Vorübung, und zwar mit unserer Affenschaukel. Wichtig dabei ist, dass du deine Trapezmuskeln aktivierst, indem du die Schultern nach unten ziehst, wenn du an einem Ast oder einer Stange hängst. Lies dir meinen Tipp zur Trapezaktivierung in Kapitel 3 auf Seite 95 noch einmal durch und übe gegebenenfalls ein paarmal, bevor du dich an eine Stange oder einen Ast hängst. Die Trapezaktivierung ist übrigens auch außerhalb deines Trainings eine gute Übung, um Nackenverspannungen zu mindern.

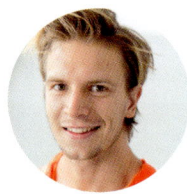

KLIMMZUGSTANGE FÜR ZU HAUSE

Falls das Wetter mal nicht mitspielen sollte, kannst du alle Workouts jederzeit auch zu Hause ausführen. Manchmal brauchst du etwas Fantasie, wie du die Übungen für daheim abwandeln kannst. Oft gibt's aber auch nützliches Sportequipment zu kaufen, etwa die Klimmzugstange für Affenschaukel oder Klimmzug. Im Handel wird sie auch oft als „Türreck" bezeichnet. Es gibt Modelle für Türrahmen, Decke oder Wand. Achte in jedem Fall darauf, dass du ein nach deutscher Industrienorm (DIN) oder europäischer Norm (EN) geprüftes Modell mit ausreichender Belastbarkeit wählst. Das ist zwar nicht immer das günstigste, aber dafür sicher.

Warm-up, Seite 130

Workout

	Übung	Sätze	Wiederholungen/Zeit	Pause
1	Kniebeuge (ohne Kind), S. 56	2	20 Wdh.	45 Sek.
2	Tisch, S. 94	2	30 Sek. halten	30 Sek.
3	Handstemmen, S. 110	2	15 Wdh.	45 Sek.
4	Affenschaukel, S. 95	3	10 Sek. halten	20 Sek.
5	Tiger, S. 80	2	20 Sek.	30 Sek.
6	Kleiner Stütz, S. 81	2	30 Sek. halten	20 Sek.

Cool-down, Seite 131

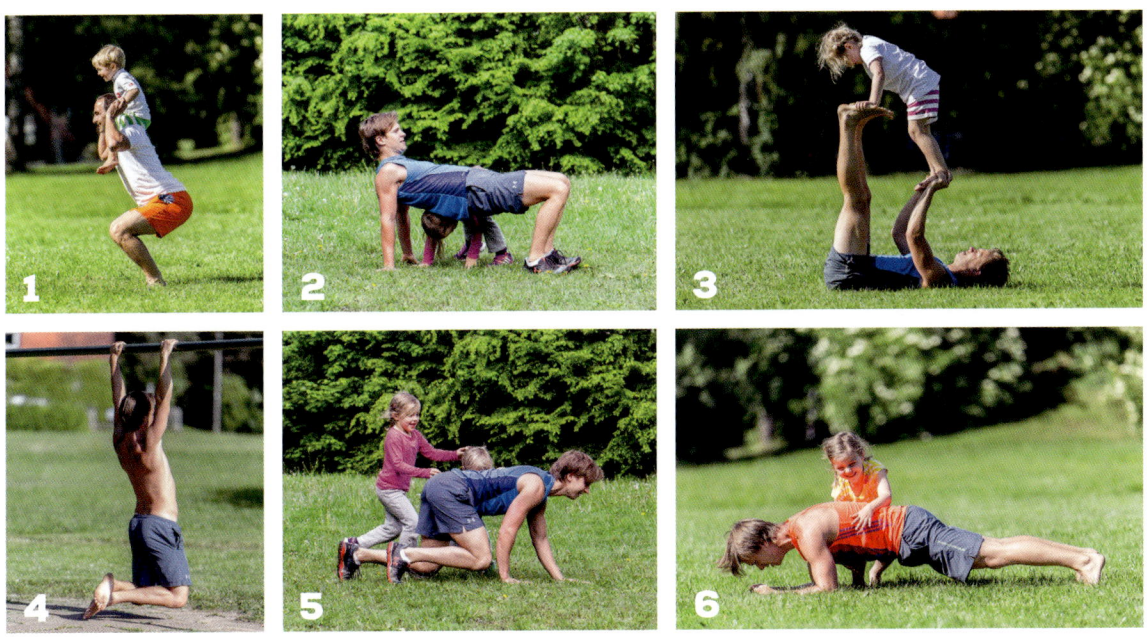

WOCHE 4

In den letzten drei Wochen hast du, wenn du dich an die Empfehlung von drei Einheiten pro Woche gehalten hast, schon neun Trainingseinheiten absolviert. Mit der Regelmäßigkeit etablierst du eine feste Routine in deinem Alltag. Ab dieser Woche darfst du auch immer häufiger dein Kind als Zusatzgewicht einsetzen. So verhinderst du eine Leistungsstagnation, die so viele Trainierende ohne ein anständiges Konzept oder eine fachgerechte Betreuung erleben müssen. Freue dich in dieser Woche wieder auf neue Herausforderungen!

Kniebeuge: Bei jeder Kniebeuge – egal, ob du sie allein ausführst oder mit Kind – ist es wichtig, dass du auf eine saubere Technik achtest: Lasse deinen Rücken gestreckt und den Oberkörper möglichst aufrecht. Führe die Kniebeuge in einem gleichmäßigen moderaten Tempo aus. Um die Komponente Schnellkraft ins Spiel zu bringen, kannst du – wenn du schon etwas geübter bist – entweder in einem schnelleren Tempo tief kommen und dich langsam nach oben stemmen oder du drückst dich aus der Kniebeuge explosiv nach oben und streckst am Ende noch die Füße, sodass die Fersen abheben. Das erhöht den Spaßfaktor – und den Trainingsreiz – ungemein. Entscheide dich während eines Satzes für eine Variante, beim zweiten Satz kannst du die andere wählen.

Segelflieger: Diese Übung ist prima dafür geeignet, bei deiner zweiten oder dritten Trainingseinheit in dieser Woche ein paar Sätze mehr einzulegen. Du kannst gern auf vier Sätze erhöhen, aber halte die Pausen dazwischen ein. Mittlerweile solltest du auf intensivere Trainingsreize vorbereitet sein und keinen allzu heftigen Muskelkater mehr bekommen.

Raupe: Wir haben sie ganz bewusst noch ein weiteres Mal eingebaut, obwohl sie bereits in Warm-up und Cool-down enthalten ist. Jetzt soll sie dich richtig zum Schwitzen bringen. Du führst sie hier möglichst langsam und mit bewusster Rumpfspannung aus. Gerade bei Männern, die Fußball spielen und vielleicht noch einen Job ausüben, bei dem man viel sitzt, ist sie ideal, um die verkürzten Muskeln des Rückens und der Oberschenkelrückseite zu dehnen. Dein Kind kann entweder mitmachen oder zwischen Start- und Endposition unter dir durchkrabbeln.

Kleines T: Beim kleinen T kann dein Kind, wenn es klein genug ist, unter deiner Achsel durchkriechen. Du kannst es auch über deine Unterschenkel springen lassen, aber nur, wenn es bereits trittsicher ist. Landet es auf deinem Knöchel, ist das nicht nur schmerzhaft für dich, sondern auch gefährlich. Ist dein Kind schon etwas größer, kann es ebenso gut über deine Oberschenkel steigen. Was auch immer dein Kind anstellt, halte deine Position mit all deiner Muskelspannung für die vorgegebene Zeit, selbst wenn es versucht, dich aus dem Gleichgewicht zu bringen.

Warm-up, Seite 130

Workout

	Übung	Sätze	Wiederholungen/Zeit	Pause
1	Kniebeuge mit „Sandsack", S. 64	3	10 Wdh.	45 Sek.
2	Segelflieger, S. 92	3	20 Sek.	30 Sek.
3	Schräges Ziehen, S. 108	3	10 Wdh.	20 Sek.
4	Erhöhter Liegestütz, S. 107	3	10 Wdh.	30 Sek.
5	Raupe, S. 51	2	8 Wdh.	45 Sek.
6	Kleines T, S. 82	2	30 Sek. pro Seite halten	30 Sek.

Cool-down, Seite 131

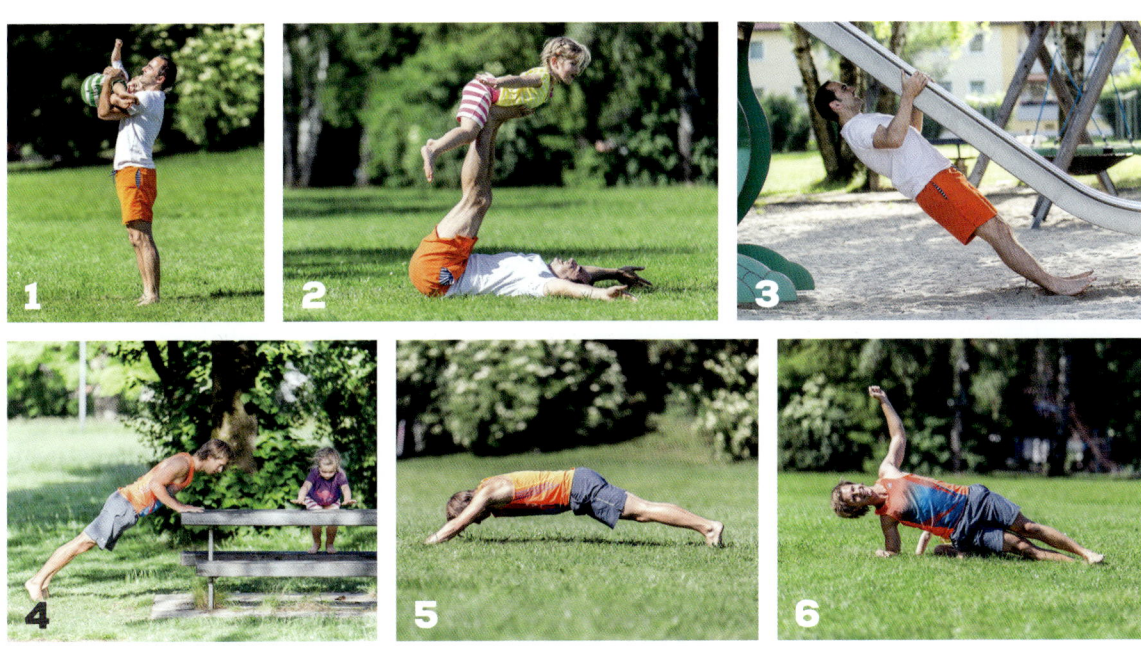

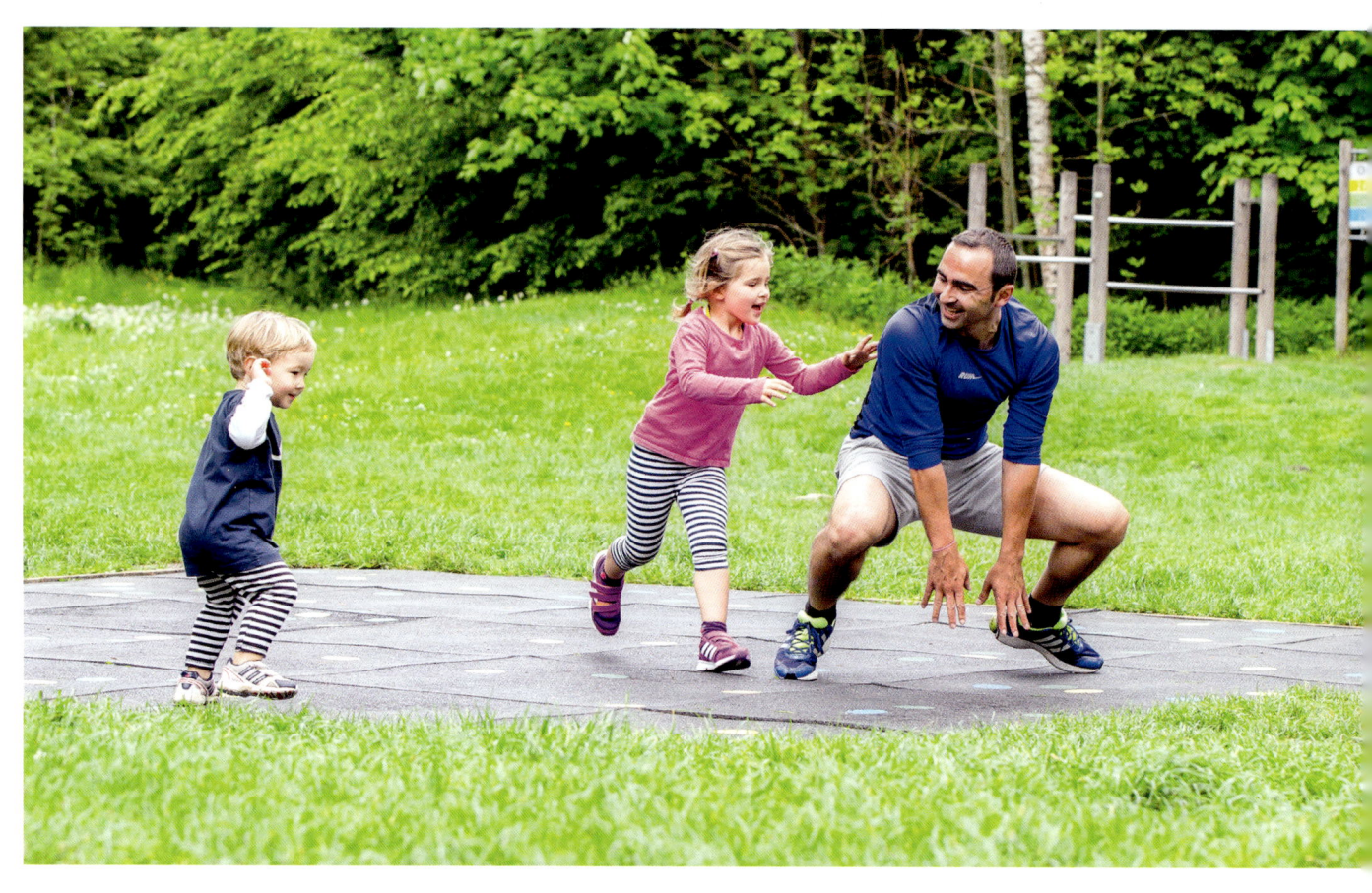

DU LEGST EINEN
GANG ZU

WOCHE 5 BIS 8: STEIGERUNGSPHASE

Nach vier Wochen sollte dir und deinem Kind das gemeinsame Training mittlerweile schon etwas leichter fallen, da ihr bestimmte Routinen entwickelt und eure Vorlieben kennengelernt habt. In der fünften Woche legen wir jedoch einen Gang zu. Die Workouts dauern nun etwas länger. Deine Muskeln werden durch höhere Intensitäten, also schwierigere Übungsvarianten, mehr Wiederholungen und Sätze, oder kürzere Pausen stärker gefordert. Die höheren Trainingsreize sorgen für eine weitere Anpassung deines Körpers, denn dadurch wird er allgemein leistungsfähiger werden, um den neuen wöchentlichen Herausforderungen gewachsen zu sein.

Dafür solltest du aber Geduld mitbringen, denn diese Veränderungen passieren nicht von heute auf morgen. Ein Flugzeug benötigt gerade beim Start sehr viel Energie, um abheben zu können. Ist es aber erst einmal in der Luft, wird der Verbrauch geringer, um dich weiterhin von A nach B zu bringen. Den Start hast du geschafft, du befindest dich jetzt in der Steigerungsphase. Aber Achtung, liebe Powerpapas, gerade Männer wollen oftmals immer höher und schneller voran – also einfach mit dem Kopf durch die Wand. Leistungsfähigkeit und Kraft erreichst du aber niemals im Sprint, sondern durch Beständigkeit. Betrachte dein Training nicht als einen Kurzstreckenlauf, sondern vielmehr als einen Marathon oder Dauerlauf. Das, was viele Trainierende immer wieder aus der Bahn wirft, sind Schmerzen oder Verletzungen, weil sie versuchen, möglichst schnell ans Ziel zu kommen – egal wie. Lege auch in diesem Monat dein Augenmerk wieder auf die richtige Ausführung und arbeite weiter an der Qualität. Die Quantität kommt von selbst.

So sieht dein Training aus

- Aufbauend auf deiner Grundfitness wirst du die Intensität des Trainings insgesamt steigern, um dich weiterhin zu verbessern.
- In den nächsten vier Wochen erwarten dich Workouts, die auf insgesamt 40 Minuten inklusive des ritualisierten Warm-ups und Cool-downs ausgelegt sind.
- Absolviere weiterhin möglichst drei Einheiten pro Woche, um die gewünschten Trainingseffekte erzielen. Du kannst eine Einheit davon wieder durch eine alternative Powereinheit ersetzen, aber auch gern ein zusätzliches Training einschieben.
- Die Pausen zwischen den Sätzen haben wir ab und zu verkürzt, sodass du mehr in Bewegung bist. Bei schwierigen Übungen wird es nach wie vor längere Pausen geben. Sie sind sinnvoll, damit sich dein Körper zwischendurch erholen kann und du wieder kraftvoll und konzentriert an den nächsten Satz gehen kannst.

WOCHE 5

Zum Einstieg in deine zweite Trainingsphase möchten wir dich noch einmal an das ritualisierte Warm-up und Cool-down erinnern. Sie sind feste Bestandteile des Trainingsprogramms. Vernachlässige sie deshalb nicht! Auch hier kannst du beständig an deiner Ausführung arbeiten. So wie du dich diesen Monat auf schwierigere Übungen und mehr Wiederholungen einlassen wirst, kannst du dich auch beim Warm-up steigern: Springe beispielsweise den Hampelmann über Kreuz oder schließe ein paar Wiederholungen mehr an.

Unsichtbarer Stuhl: Lasse dein Kind auf deinen Schoß klettern. Will es mehr Action, kann es an dir ziehen und versuchen, dich wegzudrücken, am besten von allen Seiten.

Bergsteiger: Hier kannst du zusammen mit deinem Kind ausgezeichnet Balance und Koordination trainieren.

Die weiteren Übungen sind dir aus dem ersten Monat, deiner Startphase, bereits bekannt. Die Technik solltest du inzwischen gut beherrschen. Jetzt absolvierst du mehr Wiederholungen und die Haltezeit wird deutlich länger im Vergleich zum ersten Monat.

Hoppereiter: Führe den Hoppereiter mit deinem Kind auf dem Schoß aus. Wenn du dir noch nicht sicher bist, mache die ersten acht Wiederholungen ohne dein Kind und nimm es erst beim zweiten oder dritten Satz dazu. Dein Kind findet es bestimmt toll, wenn du deine Wiederholungen im Rhythmus des bekannten Reims ausführst. Na, kannst du ihn noch? „Hoppe, hoppe, Reiter, wenn er fällt, dann schreit er …" Doppelt spannend wird es, wenn du die Endposition nach der letzten Wiederholung jeden Satzes noch für zwei bis drei Sekunden hältst.

Brücke: Eine Minute kann ganz schön lang sein. Viel schneller verstreicht die Zeit, wenn dein Kind unter dir durchkrabbelt, dich schubst oder an dir zieht, du aber trotzdem die Position hältst. Achte darauf, dass dein Gesäß die Hauptarbeit leistet. Je länger die Haltezeit, desto wahrscheinlicher ist es, dass sich der Rücken bemerkbar macht. Durch zu vieles und langes Sitzen sind die Rückenmuskeln im Lendenwirbelbereich oft verspannt, weil sie mehr arbeiten müssen. Du entlastest sie und wirkst hier einer übermäßigen Wölbung entgegen, indem du die muskulären Gegenspieler, die Gesäß- und Bauchmuskeln, aktivierst. Ziehe also den Bauchnabel Richtung Wirbelsäule und spanne die Gesäßmuskeln an.

Affenschaukel: In Woche drei waren es nur zehn Sekunden Haltezeit, jetzt sind es schon 30 Sekunden. Erkläre deinem Kind die Steigerung und bitte es um Unterstützung, indem es dich anfeuert oder ihr laut die Sekunden mitzählt.

Warm-up, Seite 130

Workout

	Übung	Sätze	Wiederholungen/Zeit	Pause
1	Unsichtbarer Stuhl (mit Kind), S. 62	3	45 Sek. halten	30 Sek.
2	Bergsteiger, S. 63	2	15 Schritte pro Bein im Wechsel	30 Sek.
3	Hoppereiter (mit Kind), S. 105	3	8 Wdh.	30 Sek.
4	Brücke, S. 84	2	1 Min. halten	30 Sek.
5	Kugel, S. 77	2	20 Wdh.	20 Sek.
6	Affenschaukel, S. 95	3	30 Sek. halten	30 Sek.

Cool-down, Seite 131

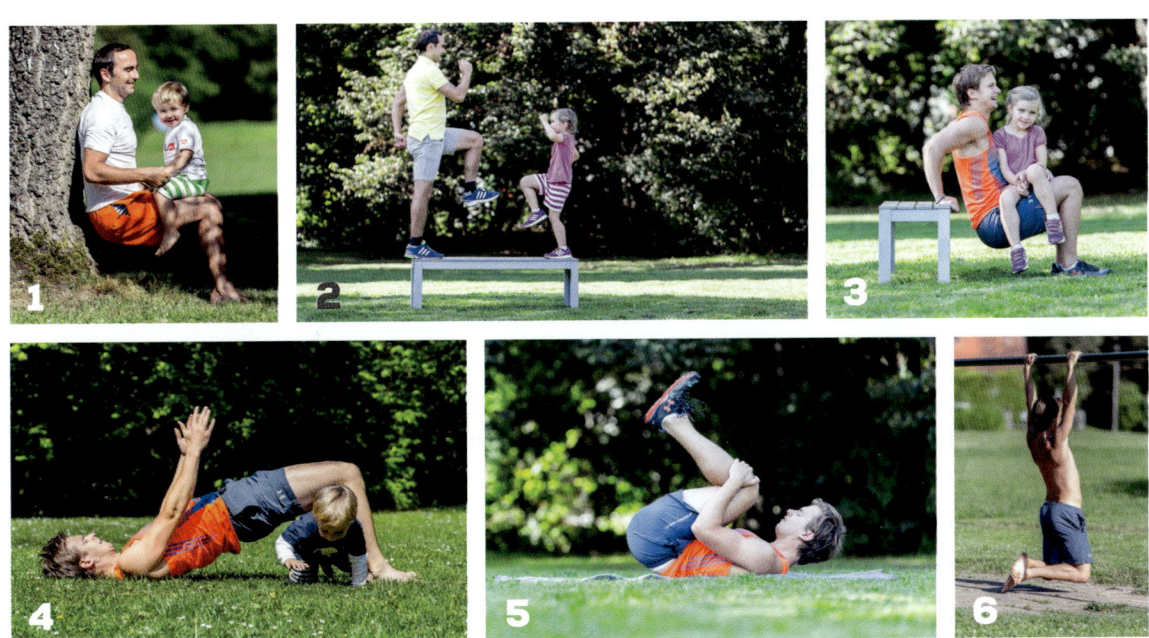

WOCHE 6

In dieser Woche schalten wir einen vollen Gang hoch. Es warten eine Menge neuer Übungen mit viel Action für dich und deinen Nachwuchs. Außerdem wird sich die Anzahl der Übungen von sechs auf sieben erhöhen.

Aufzug fahren und Glocke: Aufzug fahren und Glocke sind absolute Lieblingsübungen der Kinder, weil sie dabei schön herumgewirbelt werden. Achte aber bei aller Begeisterung besonders bei diesen beiden Übungen immer auf einen sicheren Stand und führe sie auf einem weichen Untergrund aus.

Segelflieger: Beim Segelflieger ist auch von deinem Kind etwas Koordinationsarbeit gefragt, damit ihr die Übung stabil über 20 Sekunden halten könnt.

Mit dem schrägen Ziehen und dem Butterfly an der Schaukel hast du zwei tolle Übungen, die deinen Rücken kräftigen und für eine gute Haltung sorgen.

Schräges Ziehen: Wenn ihr auf einem Spielplatz seid und du an einer Rutsche deine Muskeln kräftigst, kann dein Kind in der Zwischenzeit die Rutsche hochklettern und wieder runterrutschen. Fordert euren sportlichen Wettkampfgeist heraus: Während du dir vornimmst, für jede Runde deines Kindes eine von dir festgelegte Wiederholungszahl zu schaffen, versucht dein Nachwuchs, so schnell wie möglich seine Kletter- und Rutschpartie auszuführen.

Butterfly an der Schaukel: Etwas komplexer wird es mit dem Butterfly an der Schaukel. Wenn du dir nicht mehr sicher bist, lies dir die Bewegungsausführung auf Seite 109 noch einmal durch und präge dir die Bilder dazu ein. Die beiden Sätze dieser Übung kannst du beispielsweise auch dann einstreuen, wenn dein Kind gerade Pause macht oder von etwas anderem abgelenkt ist – so viel Flexibilität ist von unserer Seite während des Workouts jederzeit erlaubt.

Abgestützter Handstand: Sucht euch eine Wand oder einen Baum mit viel Platz drumherum. Dann könnt ihr gleichzeitig üben, falls dein Kind den Handstand schon allein ausführen kann. Ansonsten kannst du dein Kind während deiner Satzpausen bei seinem Handstand unterstützen.

Warm-up, Seite 130

Workout

	Übung	Sätze	Wiederholungen/Zeit	Pause
1	Aufzug fahren, S. 113	3	10 Wdh.	45 Sek.
2	Segelflieger, S. 92	4	20 Sek. halten	20 Sek.
3	Erhöhter Liegestütz, S. 107	3	15 Wdh.	45 Sek.
4	Schräges Ziehen, S. 108	3	15 Wdh.	45 Sek.
5	Butterfly an der Schaukel, S. 109	2	8 Wdh.	30 Sek.
6	Glocke, S. 88	2	10 Wdh.	30 Sek.
7	Abgestützter Handstand, S. 116	2	15 Sek. halten	45 Sek.

Cool-down, Seite 131

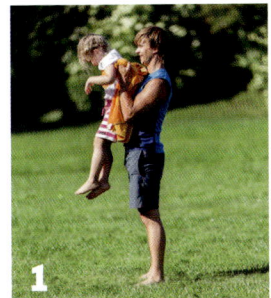
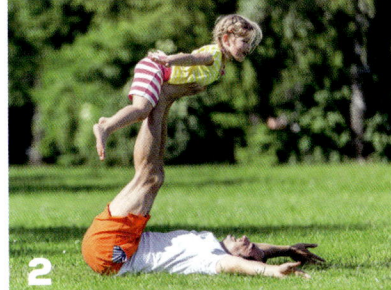
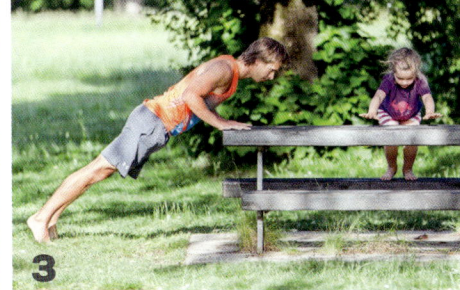
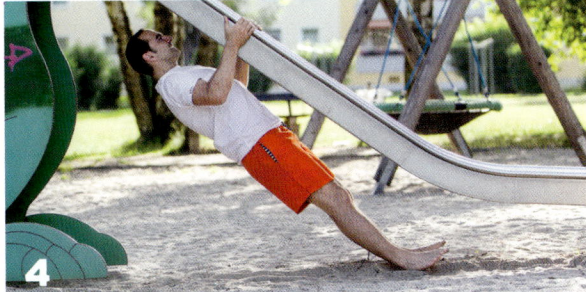
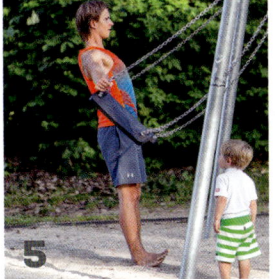
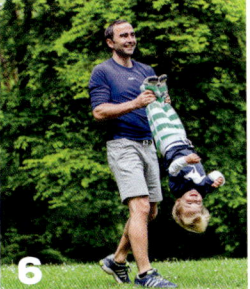
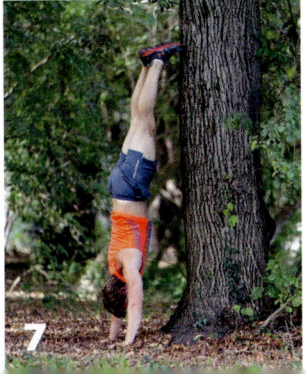

WOCHE 7

Bevor du in die siebte Woche einsteigst, ist Zeit für eine Zwischenbilanz. Du hast nun schon die Hälfte des 12-Wochen-Programms absolviert. Glückwunsch! Welche Veränderungen spürst du an deinem Körper? Hat sich dein allgemeines Wohlbefinden bereits verbessert? Wie klappt das Training mit deinem Kind? Konntet ihr alle Übungen weitgehend wie geplant durchführen? Sicher hast du mittlerweile schon ein Gespür dafür entwickelt, wann dein Kind Lust aufs Training hat und zu welcher Zeit du besser allein trainierst.

Du weißt inzwischen, was dir selbst guttut und wie ihr gemeinsam am meisten Spaß habt. Mit dieser Erfahrung und deiner bereits deutlich verbesserten Grundfitness werden dir die nächsten sechs Trainingswochen spielend gelingen. Neben ein paar alten Bekannten darfst du dich jetzt auch wieder an neue Übungen wagen, die es in sich haben.

Grashüpfer: Hier dürft ihr wirklich einen Grashüpfer nachahmen. Springt so hoch und weit wie ihr könnt. Für dich gilt zusätzlich: Achte auf eine kontrollierte Landung, da ein solches Springen für dich – wie für die meisten Väter – wohl schon eine Ewigkeit her ist. Bremse den Sprung bei der Landung mit den Oberschenkeln ab und setze die Füße stabil auf. Im Eifer des Gefechts kann man schnell mal ein paar grundlegende Dinge vergessen. Komplexe Übungen solltest du immer wieder einmal für dich allein üben.

Standwaage: Die Standwaage ist eine technisch anspruchsvolle Übung, mit der du nicht nur deine Balance und Flexibilität verbesserst, sondern deine ganze rückwärtige Muskulatur von der Wade bis zum Rücken trainierst. Da es deine erste Standwaage im Programm ist, führst du sie ohne das Rudern und ohne ein zusätzliches Gewicht aus. Wir empfehlen dir, die Arme seitlich eng am Körper zu halten, damit du dich auf die Streckung konzentrieren kannst. Lasse dir für die Wiederholungen Zeit, führe jede von ihnen langsam und kontrolliert aus.

L-Sitz an der Stange: Für den L-Sitz brauchst du wie für die Affenschaukel eine stabile Querstange, die du am wahrscheinlichsten auf einem Spielplatz finden wirst. Falls du in dieser Woche tatsächlich sieben Tage Regenwetter haben solltest, wäre zu überlegen, ob du dir nicht eine Klimmzugstange (Trainertipp Seite 138), die man beispielsweise im Türrahmen befestigt, anschaffst. So kannst du unabhängig von jeglichen Wetterkapriolen trainieren.

Der L-Sitz ist eine richtige Powerübung. Auch wenn du die Position noch keine 15 Sekunden halten kannst, wird der Trainingseffekt für deine Bauchmuskeln hoch sein. Dein Kind sollte erst einmal neben dir turnen. Durch sein geringeres Gewicht kann es dir bei der Haltezeit vielleicht schon Konkurrenz machen.

Warm-up, Seite 130

Workout

	Übung	Sätze	Wiederholungen/Zeit	Pause
1	Standwaage (ohne Rudern und Zusatzgewicht), S. 96	2	10 Wdh. pro Bein	30 Sek.
2	Grashüpfer, S. 67	4	3 Wdh.	30 Sek.
3	Affenschaukel, S. 95	3	45 Sek. halten	30 Sek.
4	Handstemmen, S. 110	3	20 Wdh.	45 Sek.
5	L-Sitz an der Stange, S. 101	2	15 Sek. halten	30 Sek.
6	Schneckenrolle, S. 91	3	10 Wdh.	30 Sek.
7	Kleiner Stütz, S. 81	2	45 Sek. halten	30 Sek.

Cool-down, Seite 131

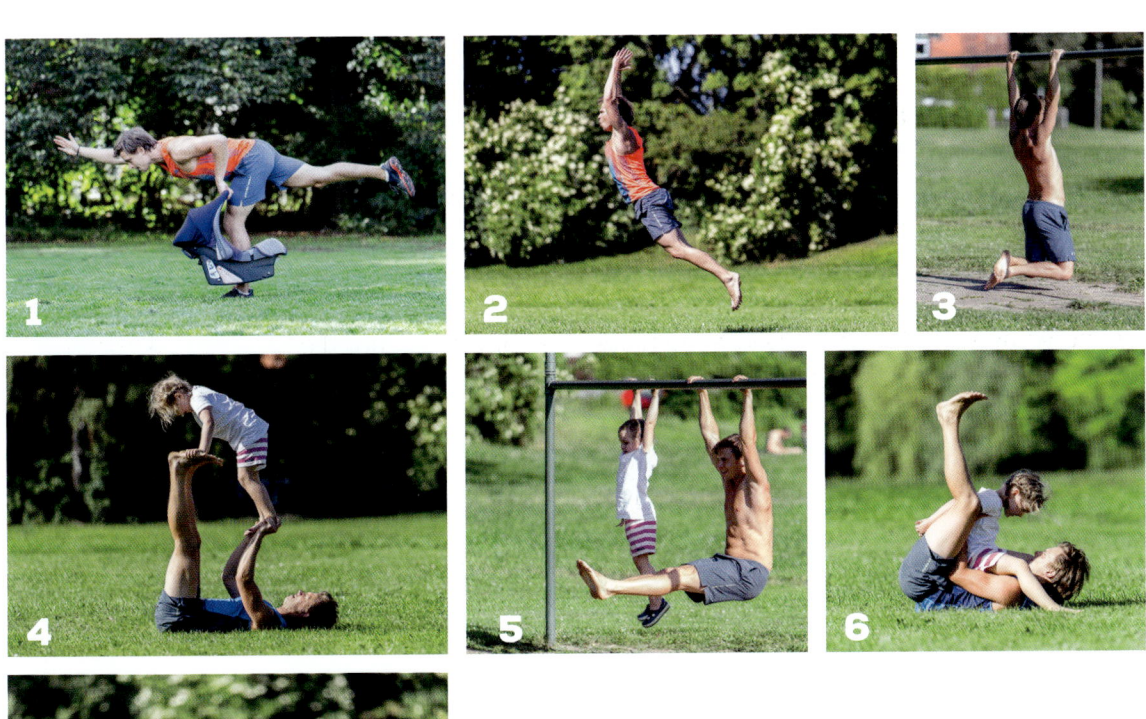

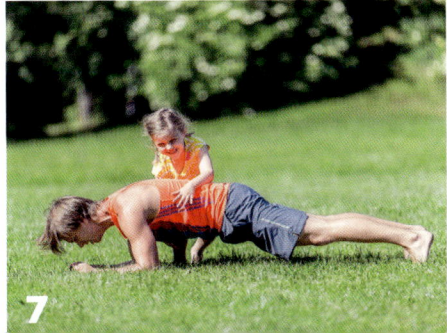

WOCHE 8

Jetzt wird es deutlich intensiver für deinen ganzen Körper. Aber immerhin befindest du dich auch schon am Ende des zweiten Drittels des gesamten Programms. Du sollst schließlich ordentlich schwitzen und deine Muskeln so richtig anfeuern, damit sie Woche für Woche immer wieder aufs Neue gefordert werden.

Kniebeuge Aussichtsturm und Riesenschritt: Bei der Kniebeuge, bei der du für dein Kind zum Aussichtsturm wirst, und beim Riesenschritt sitzt dein Kind auf deinen Schultern. Hast du eine gute Tagesform, absolviere beide Übungen direkt nacheinander mit deinem Kind als zusätzliches Gewicht. Selbst in den Pausen bleibt es auf deinen Schultern und du kannst locker mit ihm umherlaufen und einfach nur Spaß haben. Der Aussichtsturm ist Pflicht, der Riesenschritt ist die Kür. Wenn dir also beim Riesenschritt Kraft und Puste ausgehen, setze dein Kind in den Pausen ab und sucht euch eine andere Pausenalternative. Die Beine dürfen auf jeden Fall richtig brennen und dann pausieren, während du Oberkörper und Körpermitte trainierst. Bei der letzten Übung des Workouts wird sich dann herausstellen, wie viel Saft deine Beine noch haben. Gehe immer mehr an dein persönliches Limit. Immerhin hast du zu diesem Zeitpunkt schon fast zwei Monate Training hinter dir.

Klimmzug: Zwei langsame, aber wunderschön kontrollierte Klimmzüge sind nun gefordert. Nimm diese Vorgabe ernst, auch wenn du schon mehr schaffen würdest. Es wird garantiert nicht zu einfach, wenn du in diesen zwei Wiederholungen alles gibst. Fällt dir der Klimmzug eher schwer, nimm den umgekehrten Weg: Statt dich hochzuziehen, springe so hoch du kannst, während sich beide Hände schon an der Stange befinden, und halte dich am höchsten Punkt. Von diesem lasse dich so langsam wie möglich ab. Du wirst schnell Fortschritte machen. Volle Konzentration und los!

Liegestütz auf den Knien mit Kind: Auch hier lautet unsere Devise „Qualität vor Quantität". Taste dich spielerisch heran. Führe den ersten Satz erst einmal ohne Kind aus. Nimm es beim zweiten und vielleicht auch beim dritten Satz dazu. Den vierten Satz absolvierst du wieder allein. Und wenn du dann noch Power hast, kannst du einen fünften Satz anschließen. Ihr könnt hier wunderbar als Team agieren. Lasse dich von deinem Kind anfeuern, zählt laut mit. Gelingen dir mit Kind nur zwei oder drei Wiederholungen pro Satz, ist das völlig okay. Du hast ja noch die ganze Woche dafür Zeit.

Großer Stütz und Tiger: Diese beiden Übungen werden deine Rumpfmuskeln an ihre Grenze bringen, vorausgesetzt, der Trizeps meldet sich nicht zuerst. Augen zu und durch. Du bist bereits auf der Zielgeraden!

Warm-up, Seite 130

Workout

	Übung	Sätze	Wiederholungen/Zeit	Pause
1	Kniebeuge Aussichtsturm, S. 56	3	15 Wdh.	30 Sek.
2	Riesenschritt (mit Kind), S. 58	3	8 Schritte pro Bein im Wechsel	30 Sek.
3	Klimmzug, S. 115	4	2 Wdh.	30 Sek.
4	Liegestütz auf den Knien (mit Kind), S. 106	4	5 Wdh.	30 Sek.
5	Großer Stütz, S. 81	2	1 Min. halten	45 Sek.
6	Tiger, S. 80	2	45 Sek.	45 Sek.
7	Skifahrersprung, S. 68	3	20 Wdh.	20 Sek.

Cool-down, Seite 131

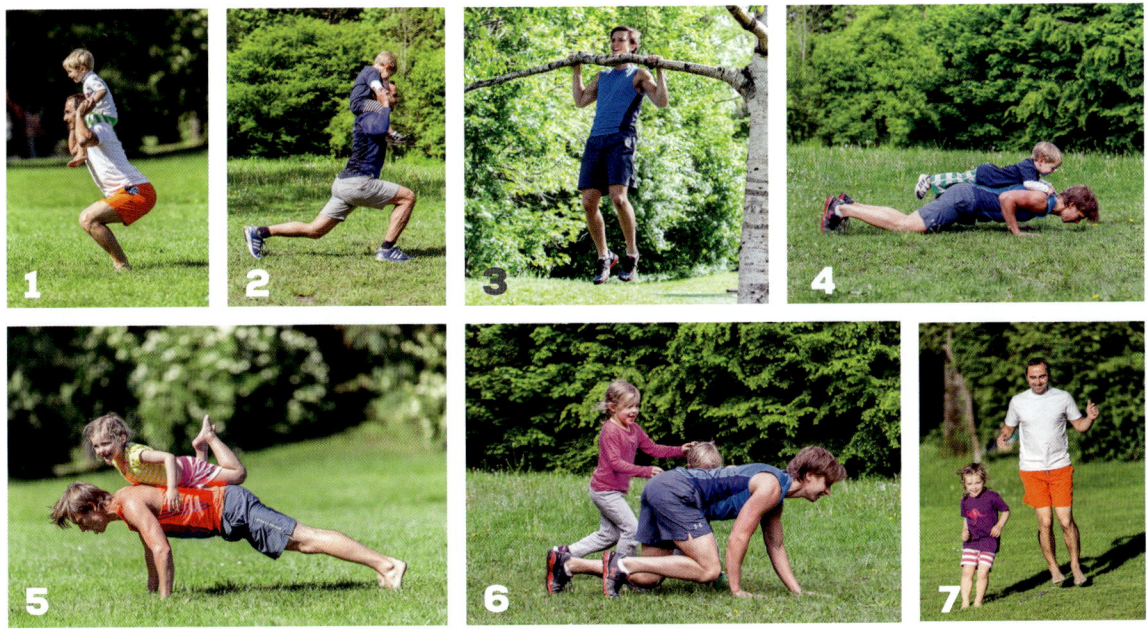

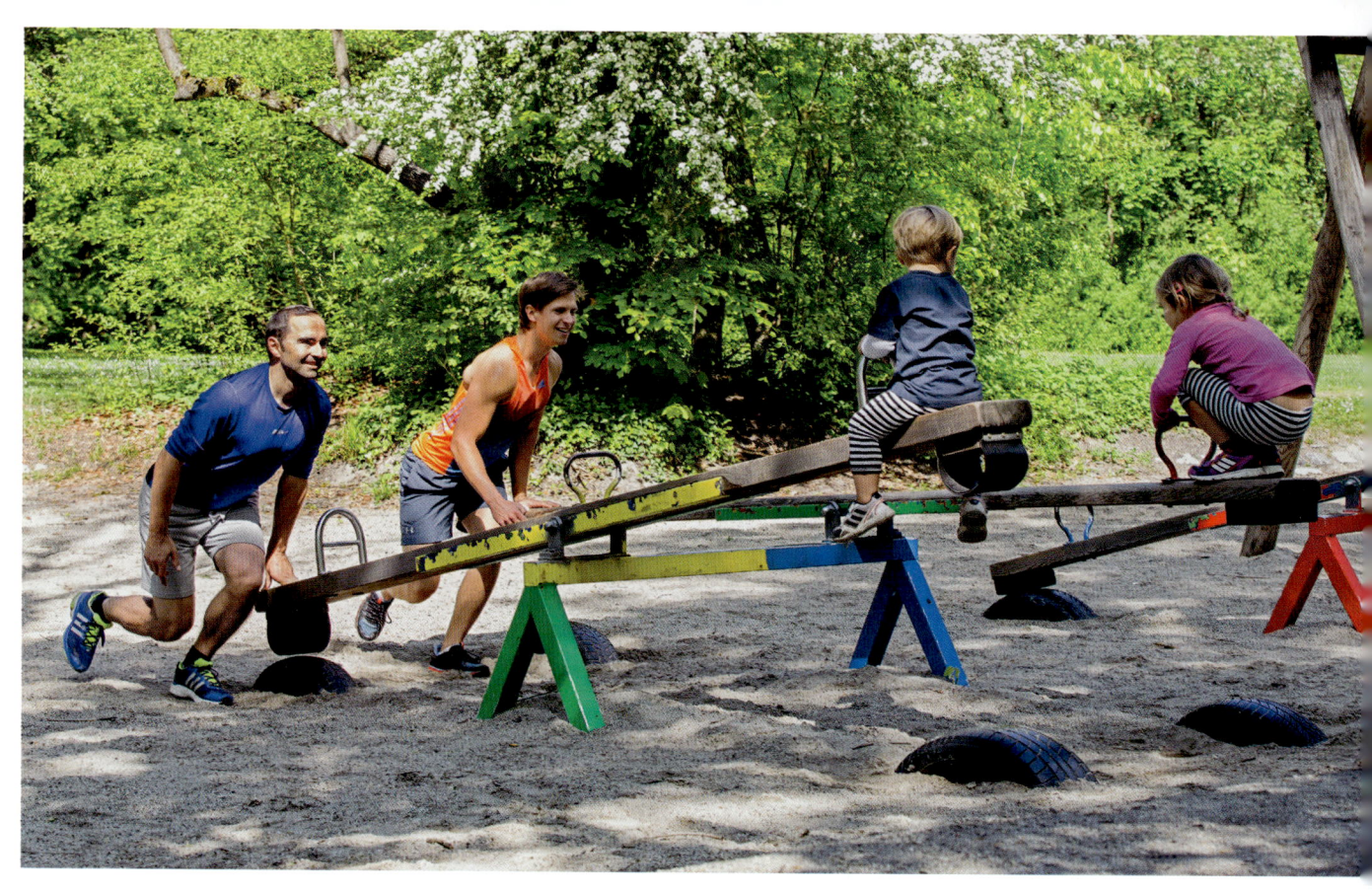

JETZT BEGINNT DEINE
POWERPAPA-PHASE

WOCHE 9 BIS 12: POWERPAPA-PHASE

Spätestens ab jetzt wirst du deutliche Verbesserungen an dir und deinem Energielevel feststellen. Wir kennen keinen Menschen, der sich nach acht Wochen regelmäßigem Training nicht besser gefühlt hat. Das Flugzeug haben wir in die Luft gebracht, aber wirklich landen will und soll es auch nicht. Denn niemand trennt sich gern von mehr Energie, Spaß mit seinen Kids und einem gesünderen sowie attraktiveren Körper. Deine Muskeln werden sich in den letzten Wochen des Programms noch deutlicher formen, deine Kraft wird weiter zunehmen und auch deine Flexibilität in Muskeln und Gelenken wird sich mehr und mehr verbessern. Konditionell bist du jetzt auf einem Niveau, mit dem du den dritten Monat spielend schaffst, deshalb schalten wir noch einen Gang höher. Es erwarten dich Workouts, die deine Trainingszeit im Vergleich zum Vormonat noch einmal um fünf Minuten erhöhen. Zudem wirst du dich immer mehr den wahren Powerpapa-Übungen widmen, die dich noch weiter über dein altes Ich hinauswachsen lassen. Taste dich mit deinem Kind weiterhin etwas spielerisch an die komplexeren Übungen heran. Lasse dich von der Leichtigkeit deines Kindes inspirieren, das im Alltag sowieso ständig neue Herausforderungen mit großer Neugier bewältigt. Wir versprechen dir, dass die letzte Etappe auf dem Weg zum Powerpapa zwar noch einmal richtig anstrengend wird, aber du zusammen mit deinem Kind ebenso viel Spaß haben wirst.

So sieht dein Training aus

- Du steigerst dich in der Powerpapa-Phase bei einigen Übungen noch einmal in Satz- und Wiederholungszahl. Allerdings nimmt auch der Schwierigkeitsgrad der Übungen zu, somit wird dein Training nochmals intensiver, damit du auf der Zielgeraden das Beste aus dir herausholen kannst.
- In den letzten vier Wochen wirst du 45 Minuten inklusive des ritualisierten Warm-ups und Cool-downs trainieren.
- Obwohl sich die Pausenlänge im Vergleich zum Vormonat nicht wesentlich unterscheidet, absolvierst du jetzt deutlich mehr Wiederholungen. Vor allem bei schwierigen Übungen, noch dazu mit deinem Kind als Zusatzgewicht, werden die Pausen nach wie vor länger sein, damit du dich zwischen den Sätzen erholen kannst.
- Es bleibt bei drei Einheiten pro Woche. Allerdings könntest du aufgrund der längeren Trainingszeit von 45 Minuten auch sechs Einheiten zu je 25 Minuten absolvieren. Teile deshalb die Workouts und führe beispielsweise die ersten vier Übungen aus Woche neun am Montag aus, die anderen drei Übungen am Dienstag, dann wieder drei oder vier Übungen am Mittwoch, den Rest am Donnerstag und so weiter. Vergiss bei den kürzeren Einheiten ebenfalls nicht dein Warm-up und Cool-down.

WOCHE 9

Du kannst weiterhin jede Übung mit den angegeben Sätzen und Pausen nacheinander durchführen oder beispielsweise zwei Übungen ohne Pause miteinander kombinieren. Das wird auch deinem Kind sicher gut gefallen, da deutlich mehr Action geboten ist. Erst nach der zweiten Übung gönnst du dir eine längere Pause zwischen ein und zwei Minuten.

Purzelbaum und Riesenschritt: Schlage drei Purzelbäume und schließe sofort die Wiederholungen des Riesenschritts an. Erst dann folgt die Pause. Wiederhole die Kombination erneut, bis du von beiden Übungen alle Sätze absolviert hast.

Schlittschuhschritt: Hier kannst du gezielt an deiner Kniestabilität arbeiten oder einen Trainingsreiz für mehr Ausdauer setzen. Für die Kniestabilität konzentriere dich vor allem auf die Landung und stabilisiere dein Knie, indem du nach jedem Sprung die Position für mindestens fünf Sekunden hältst. Die Ausdauer trainierst du mit schnellen Sprungwechseln hintereinander. Wenn du dich gut fühlst, kannst du die Wiederholungszahl verdoppeln und trotzdem drei Sätze machen. Es genügen aber auch zwei Sätze.

Krabbe und schräges Ziehen: Diese beiden Übungen lassen sich im Freien ebenfalls toll kombinieren. Seid ihr auf einem Spielplatz, könnt ihr als Krabbe zum Beispiel um eine Rutsche herumkrabbeln. Anschließend führst du deine 20 Wiederholungen schräges Ziehen aus, während dein Kind noch eine Runde als Tiger die Rutsche umrundet oder dich anfeuert.

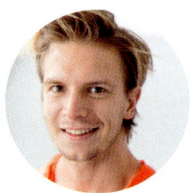

WIE DU ÜBUNGEN NOCH KOMBINIEREN KANNST

Solltest du mal weniger Zeit haben oder den Fokus mehr auf die Ausdauer legen wollen, verkürze die Pausen, sodass du fast permanent in Bewegung bist. Es kann zwar passieren, dass dir pro Satz weniger Wiederholungen gelingen, aber solange du wirklich volle Power gibst, ist das in Ordnung. Du kannst auch um einen Satz reduzieren. Möglich wäre noch, die Übungen als Zirkel zu absolvieren: Führe von jeder Übung den ersten Satz mit Pause aus und beginne wieder von vorn. Oder du kombinierst zwei oder drei Übungen. Danach pausiere für ein oder zwei Minuten.

Warm-up, Seite 130

Workout

	Übung	Sätze	Wiederholungen/Zeit	Pause
1	Purzelbaum, S. 78	3	3 Wdh.	30 Sek.
2	Erhöhter Riesenschritt, S. 60	3	10 Schritte pro Bein im Wechsel	45 Sek.
3	Schlittschuhschritt, S. 69	3	20 Wdh.	30 Sek.
4	Krabbe, S. 86	3	30 Sek.	30 Sek.
5	Schräges Ziehen, S. 108	3	20 Wdh.	45 Sek.
6	Schulterdrücken auf der Bank, S. 111	3	15 Wdh.	45 Sek.
7	L-Sitz an der Stange, S. 101	2	30 Sek. halten	45 Sek.

Cool-down, Seite 131

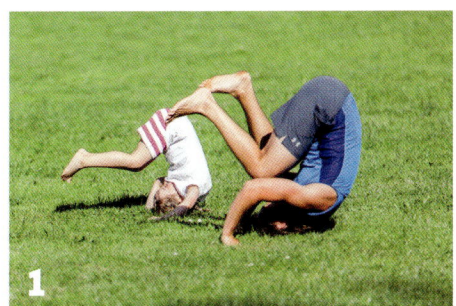
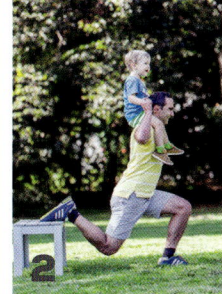
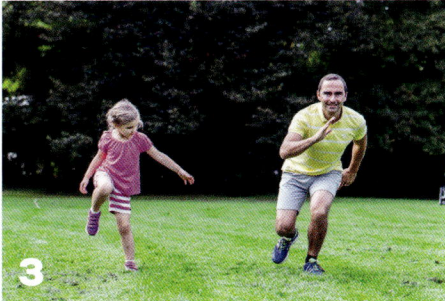
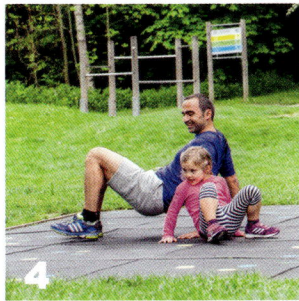
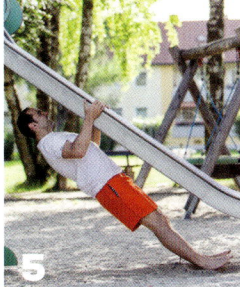
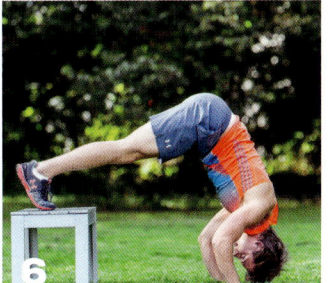
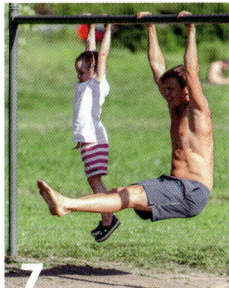

WOCHE 10

In der zehnten Woche setzt du noch mal zum Steigflug an – mit dem Kopfstand. Zusätzlich wirst du den Liegestütz – diesmal mit gestreckten Beinen! – mit deinem Kind auf dem Rücken ausführen. Das sind deutliche Steigerungen. Die anderen Eltern auf dem Spielplatz werden dich nicht nur für die tolle Zeit mit deinem Kind beneiden, sondern dich auch für deine Power und deinen Mut bewundern.

Standwaage mit einarmigem Rudern und Zusatzgewicht: Die Standwaage kennst du bereits aus Woche sieben. Allerdings kannst du jetzt schon mit Zusatzgewicht trainieren und auch das Rudern integrieren. Verwende als Gewicht entweder eine Babyschale, einen Wasserträger, bei dem du das Gewicht durch die Anzahl der Flaschen variieren kannst, oder ein anderes geeignetes Gerät aus dem Alltag.

Kniebeuge Vogelflug: Führe hier wirklich nur die angegebenen drei Wiederholungen aus, diese aber explosiv. Bleibe dabei hoch konzentriert, um dein Kind auch sicher zu fangen und die nächste Wiederholung ebenso explosiv und mit gestrecktem Rücken durchführen zu können. Gönne dir die volle Minute Pause zwischen den Sätzen. Richtig ausgeführt hat es diese Übung absolut in sich.

Butterfly an der Schaukel: Mit dem Butterfly wirst du Muskeln im Oberkörper ansteuern, von denen du gar nicht wusstest, dass es sie überhaupt gibt. Achte bei der Ausführung darauf, dass du die Schulterblätter vor allem in der Endposition im Rücken zusammenziehst und die Spannung für einen Moment hältst.

Liegestütz mit Kind: Traue dich ruhig mal, ans Limit zu gehen. Solange die Ausführung technisch einwandfrei ist, kannst du dabei nur stärker werden. Selbst fünf statt der acht Wiederholungen pro Satz sind bereits mehr als anspruchsvoll. Hauptsache, du legst kraftvoll los und forderst dich immer wieder aufs Neue.

Kopfstand: In Woche sechs hast du bereits den abgestützten Handstand gemacht. Jetzt gehst du eine Stufe weiter. Auch wenn du den Kopf als zusätzliche Stütze hast, ist es deutlich schwieriger, den Rest des Körpers ohne weitere Hilfe in die Senkrechte zu bringen. Dafür benötigst du die entsprechende Körperspannung und vor allem Konzentration.

Warm-up, Seite 130

Workout

	Übung	Sätze	Wiederholungen/Zeit	Pause
1	Standwaage mit einarmigem Rudern und Zusatzgewicht, S. 96	2	10 Wdh. pro Bein im Wechsel	30 Sek.
2	Kniebeuge Vogelflug, S. 65	3	3 Wdh.	1 Min.
3	Butterfly an der Schaukel, S. 109	3	8 Wdh.	30 Sek.
4	Liegestütz (mit Kind), S. 107	4	8 Wdh.	45 Sek.
5	Kutsche, S. 80	2	30 Sek.	45 Sek.
6	Kopfstand, S. 102	2	30 Sek. oder so lange du halten kannst	30 Sek.
7	Klimmzug, S. 115	3	3 Wdh.	45 Sek.
8	Schiffchen, S. 98	3	10 Wdh.	30 Sek.

Cool-down, Seite 131

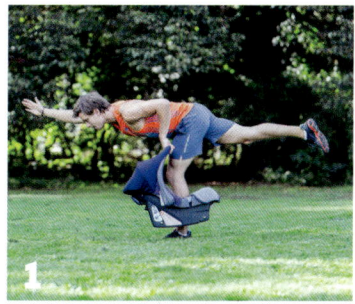
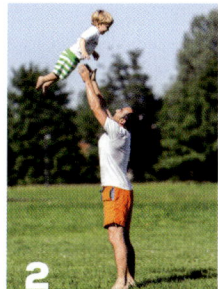
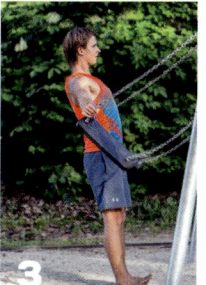
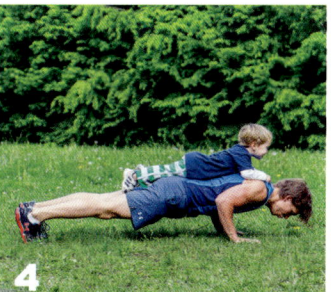

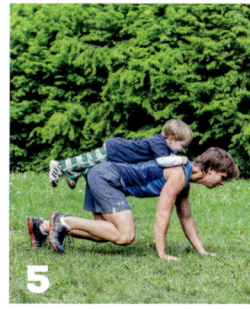
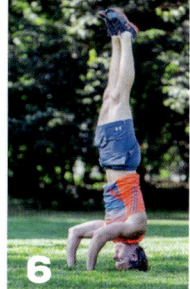
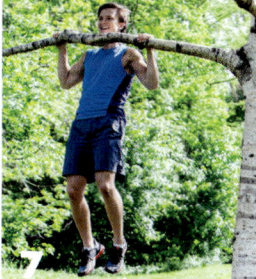
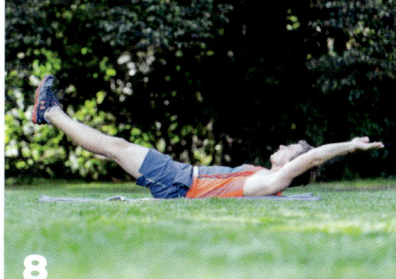

WOCHE 11

Vorletzte Woche! Wow! Blicke zurück auf zehn Wochen regelmäßiges Training. Darauf kannst du stolz sein. Diese Woche beginnst du wieder mit einer Übungskombination.

Purzelbaum und Grashüpfer: Fünf Purzelbäume und anschließend acht Grashüpfer – und das ohne Pause! Das wird richtig anstrengend. Nimm dazwischen ein, zwei tiefe Atemzüge, bevor du weitermachst. Hast du noch genügend Kraft, kannst du die Kniebeuge Vogelflug dranhängen. Pausiere dann für ein bis zwei Minuten und wiederhole den Dreierzirkel.

Liegestütz an der Wippe: Das Schwierige daran wird für dich nicht sein, die Kids dazu zu bewegen, sich auf die Wippe zu setzen, sondern den Gewichtsunterschied auszugleichen und die Körperspannung zu halten. Aber genau das bewirkt den erwünschten Trainingseffekt. Damit du gleichmäßig trainierst, können die Kinder während deiner Satzpausen über die Wippe auf die andere Seite balancieren. Du wechselst ebenfalls die Seite.

Glocke: Ein absoluter Joker, um die Motivation deines Kindes hochzuhalten. Dann heißt es nicht nur „happy wife, happy life", sondern auch „happy child und daddy cool", denn die ganze Familie profitiert davon. Die Glocke gehört einerseits zu den Lieblingsübungen der Kinder, andererseits kannst du mit ihr mehr Leichtigkeit in dein Training bringen.

Tisch: Die Hüfte oben zu halten, ist für viele Männer nicht einfach. Außerdem spürst du vielleicht eine Dehnung in Brust und Schultern. Bei Menschen, die viel Sitzen, ist das nicht ungewöhnlich und sogar gewollt, da die Beweglichkeit verbessert wird.

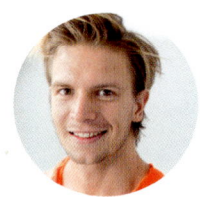

AKTIVIERE MEHR MUSKELFASERN DURCH KONZENTRATION

》 Zehn Wiederholungen können äußerst anstrengend sein oder dir eher leicht fallen. Für deinen Trainingserfolg ist es wichtig, dass du dich konzentrierst und deine Muskeln mit voller Intensität anspannst. Dadurch kannst du deine Effektivität 《 steigern. Es kann jedoch sein, dass dir zunächst weniger Wiederholungen gelingen, da deine Körperspannung intensiver ist, weil mehr Muskelfasern aktiviert wurden.

Warm-up, Seite 130

Workout

	Übung	Sätze	Wiederholungen/Zeit	Pause
1	Purzelbaum, S. 78	3	5 Wdh.	30 Sek.
2	Grashüpfer, S. 67	3	8 Wdh.	1 Min.
3	Kniebeuge Vogelflug, S. 65	3	5 Wdh.	1 Min.
4	Krabbe, S. 86	2	45 Sek.	45 Sek.
5	Liegestütz an der Wippe, S.112	4	8 Wdh.	45 Sek.
6	Glocke, S. 88	2	8 Wdh. pro Seite	30 Sek.
7	Tisch, S. 94	3	1 Min. halten	45 Sek.
8	Schneckenrolle, S. 91	3	15 Wdh.	45 Sek.

Cool-down, Seite 131

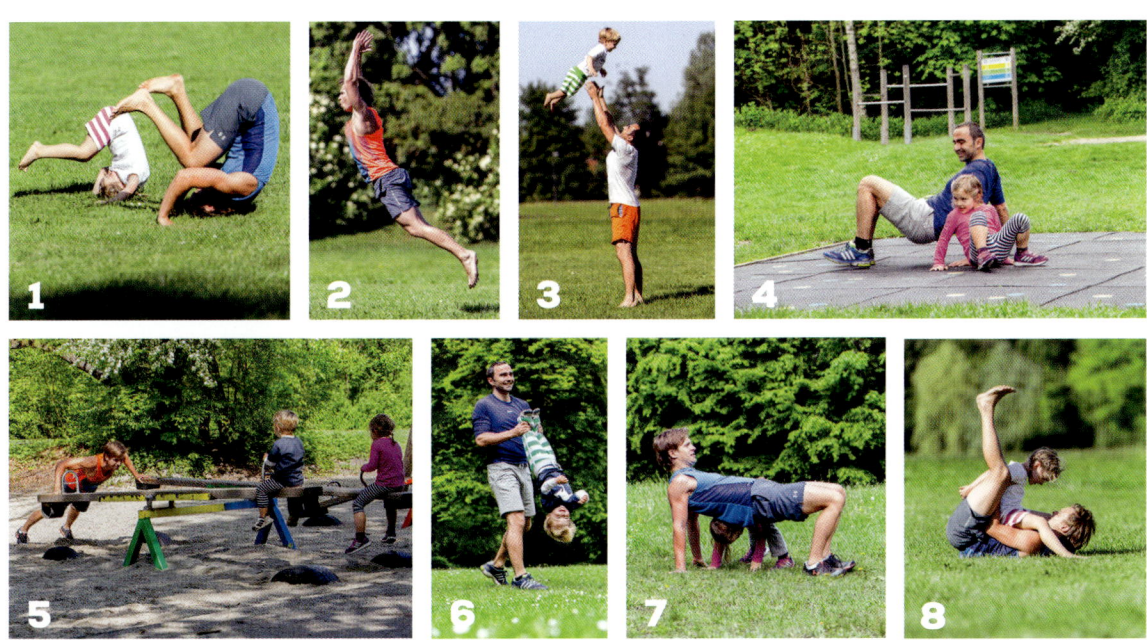

WOCHE 12

Ihr seid längst ein eingespieltes Papa-Kind-Team. Spätestens jetzt sollte Mama dazukommen und von euch ein paar coole Actionfotos schießen oder eure besten und spektakulärsten Übungen auf Video festhalten. Die letzte Woche birgt noch mal absolute Höhenflüge, für die es sich lohnt, die Kamera bereitzuhalten. Gebt richtig Gas!

Banksprung: Für einen Powerpapa wie dich eine geniale Übung, um Sprungkraft und Schnelligkeit zu verbessern. Jedes Mal, wenn du auf den Boden springst, halte die Kontaktzeit so kurz wie möglich. So legst du noch mehr Fokus auf die Reaktivkraft. Achte bei jedem Sprung auf einen gestreckten Rücken, lasse deine Knie nicht nach links und rechts ausweichen. Ist deine Landung fast geräuschlos, hast du die Kontrolle über deinen Körper, denn deine Muskeln bremsen und beschleunigen ihn.

Klimmzug mit Kind: Eine Übung, die nicht nur bei den anderen Spielplatzbesuchern Eindruck hinterlässt. Dein Kind findet es total cool und deine Muskeln freuen sich über den intensiven Reiz. Als Vorübung kannst du die Affenschaukel (Seite 95) ausführen, aber mit gestreckten Beinen. Dabei darf dein Kind an dir ziehen und es dir etwas schwerer machen. Wenn du den Klimmzug startest und es dein Kind schafft, sich an deinen Beinen festzuhalten, könnt ihr vielleicht sogar gemeinsam abheben.

Freier Handstand: Hier entscheidet meist der Kopf. Es gibt kein Falsch, solange du dich sicher fühlst. Wenn nicht, stütze dich noch einmal gegen einen Baum oder eine Wand. Betrachte die Wiederholungen mehr als Versuch denn als tatsächliche Übung.

Großes T und kleiner Stütz: Diese beiden Übungen heizen deiner Körpermitte ordentlich ein und können perfekt miteinander kombiniert werden. Komme in das große T, dann ohne dich abzusetzen in den kleinen Stütz und wieder in das große T, diesmal zur anderen Seite. Wenn du jetzt noch Power hast, hänge den kleinen Stütz als Extrarunde hinten dran. Gönne dir eine Minute Pause.

Kindersitz: Nach dem L-Sitz an der Stange darf jetzt dein Kind auf deinen Schoß klettern oder lässt sich von Mama draufsetzen. Das werden zehn Sekunden, die es in sich haben.

Brett: Hier ist noch einmal volle Körperbeherrschung angesagt. Bitte dein Kind – und am besten noch ein weiteres Familienmitglied –, es sich auf deinen Unterschenkeln bequem zu machen. Dieses Gegengewicht benötigst du, um deinen Oberkörper frei schwebend in der Waagrechten zu halten. Intensiver wird's, wenn du noch die Arme nach vorn streckst und so ins lange Brett (Seite 100) kommst.

Warm-up, Seite 130

Workout

	Übung	Sätze	Wiederholungen/Zeit	Pause
1	Banksprung, S. 74	3	8 Wdh.	45 Sek.
2	Einbeinige Kniebeuge an der Wippe, S. 66	3	8 Wdh. pro Bein	20 Sek.
3	Klimmzug (mit Kind), S. 115	3	5 Wdh.	45 Sek.
4	Freier Handstand, S. 118	5	3 Wdh., halte so lange du kannst	20 Sek.
5	Schulterdrücken auf der Bank, S. 111	3	3 Wdh.	45 Sek.
6	Großes T, S. 82	3	45 Sek. pro Seite halten	20 Sek.
7	Kleiner Stütz, S. 81	3	1 Min. halten	30 Sek.
8	Kindersitz, S. 101	3	10 Sek. halten	30 Sek.
9	Brett, S. 99	2	45 Sek. halten	30 Sek.

Cool-down, Seite 131

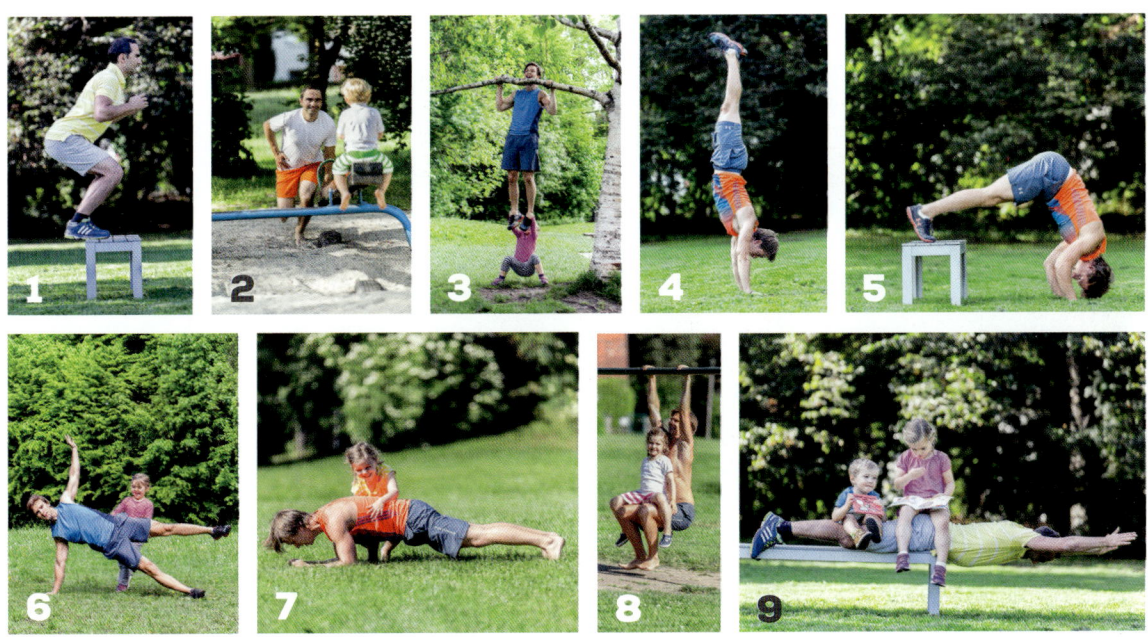

SO GEHT'S NACH DEN ZWÖLF WOCHEN WEITER

Arme hoch zum Jubeln! Zwölf Wochen Training liegen hinter dir. Du darfst stolz auf dich und deinen Nachwuchs sein! Bevor es aktiv weitergeht, lasse die letzten drei Monate mit deiner Familie noch einmal Revue passieren: Welche Etappe war für dich am anstrengendsten? Was waren die lustigsten Momente? Welche Übungen sind zu euren gemeinsamen Favoriten geworden? Habt ihr vielleicht während der zwölf Wochen Freunde oder Nachbarn zum Mittrainieren animieren können? Gab es auch Zeiten, an denen du das Training abbrechen wolltest? Erinnere dich daran, wie du es trotzdem geschafft hast dranzubleiben. Das wird dir vielleicht auch helfen, andere schwierige Situationen zu meistern.

Wir hoffen, dass du auch eines oder mehrere deiner Fitnessziele erreicht hast. Jetzt heißt es: am Ball bleiben. Du hast dir das Know-how erarbeitet, du weißt, wie du trainieren musst, und du hast dein Kind auf deiner Seite. Zum Abschluss möchten wir dir noch ein paar Möglichkeiten aufzeigen, wie du dein Training zukünftig gestalten kannst. Lasse beim Zusammenstellen deiner eigenen Trainingspläne deine Erfahrungen aus den letzten Monaten einfließen. Unsere Vorschläge kannst du deiner individuellen Bedürfnisse entsprechend anpassen.

Trainiere in kleineren Einheiten
Im 12-Wochen-Programm haben wir dir im ersten Monat inklusive Warm-up und Cool-down 30 Minuten pro Workout dreimal wöchentlich vorgegeben, macht 90 Minuten pro Woche. Im dritten Monat waren es 135 Minuten wöchentlich. Das Minimum von 90 Minuten solltest du zukünftig nicht unterschreiten. Hast du mehr Zeit zur Verfügung, umso besser. Musst du in

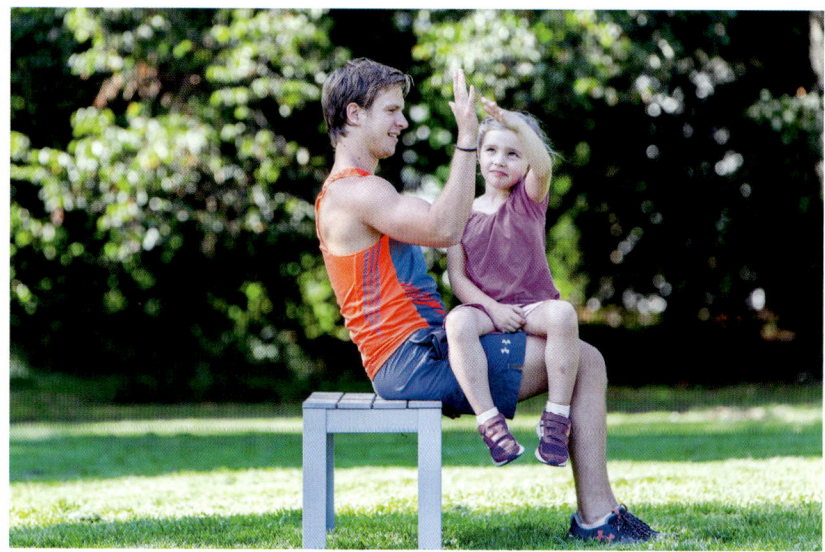

High five – es ist geschafft! Wie Andreas und Lina hier kannst auch du stolz auf dich sein.

Familien- und Berufsalltag öfter mal flexibel reagieren, kannst du das Minimum auch in kleineren Einheiten absolvieren, zum Beispiel in sechsmal 15 Minuten.

Setze ausreichend Trainingsreize

Abhängig von der Auswahl deiner Übungen solltest du immer darauf achten, dass die gesetzten Trainingsreize ausreichend hoch sind, da manche Muskeln möglicherweise nur einen oder zwei Trainingsreize pro Woche bekommen. Idealerweise führst du eine Übung zweimal pro Woche aus. Wählst du eine Übung für den Unterkörper, etwa die Kniebeuge, kannst du sie beispielsweise am Montag und Mittwoch oder Donnerstag, aber auch am Dienstag und Donnerstag oder Freitag ausführen. Idealerweise gönnst du den beanspruchten Muskeln immer einen Tag Pause dazwischen.

So wäre es auch möglich, dass du dir zwei Workouts zusammenstellst, die unterschiedliche Muskeln beanspruchen und die du pro Woche abwechselnd ausführst. Teilst du dir die Woche in kleinere Häppchen auf wie die genannten 15 Minuten, kannst du dir drei Workouts zusammenstellen – pro Körperbereich eine Einheit – und diese von Montag bis Samstag nacheinander im Wechsel ausführen. Am Sonntag ist dann dein Pausentag.

Wenn du dir relativ kurze Workouts zusammenstellst und du mit Warm-up und Cool-down nur zwei Übungen integrierst, baue idealerweise pro Woche mehrmals oder sogar in jedes Workout eine beliebte Spaßübung deines Kindes ein. Dadurch werden die Trainingseinheiten positiv im Gedächtnis abgespeichert. Hat dein Kind mal keine Lust aufs Training, halte als Ersatz für die Spaßübung eine Übung für dich parat.

Wähle Trainingsschwerpunkte

Grundsätzlich ist es wichtig, dass du deinen ganzen Körper ausgewogen trainierst. Du kannst trotzdem jederzeit einen Trainingsschwerpunkt setzen. Sind dir bestimmte Bewegungsmuster oder Muskelpartien wichtiger, integriere mehr von solchen Übungen und erhöhe die Wiederholungen oder intensiviere die Belastung durch schwierigere Varianten oder zusätzliches Gewicht. Wenn beispielsweise eines deiner Trainingsziele mehr Kraft in Oberkörper und Brust ist, wirst du statt des Liegestützes mit abgelegten Knien den klassischen Liegestütz mit gestreckten Beinen wählen und sogar zusätzlich dein Kind auf den Rücken nehmen. Achte bei hoher Belastung auf ausreichende Pausen zwischen den Sätzen. Möchtest du dagegen deine Ausdauerfähigkeit verbessern, sollte der Puls konstant hoch gehalten werden.

Wenn du für deine eigenen Trainingspläne die genannten Hinweise berücksichtigst, sind wir uns sicher, dass du auch zukünftig ein erfolgreicher Powerpapa sein wirst. Auf den folgenden Seiten geben wir dir und deiner Familie noch weitere Ideen. Diese Trainingspläne behandeln entweder unterschiedliche Schwerpunkte oder beziehen sich auf bestimmte Familiensituationen.

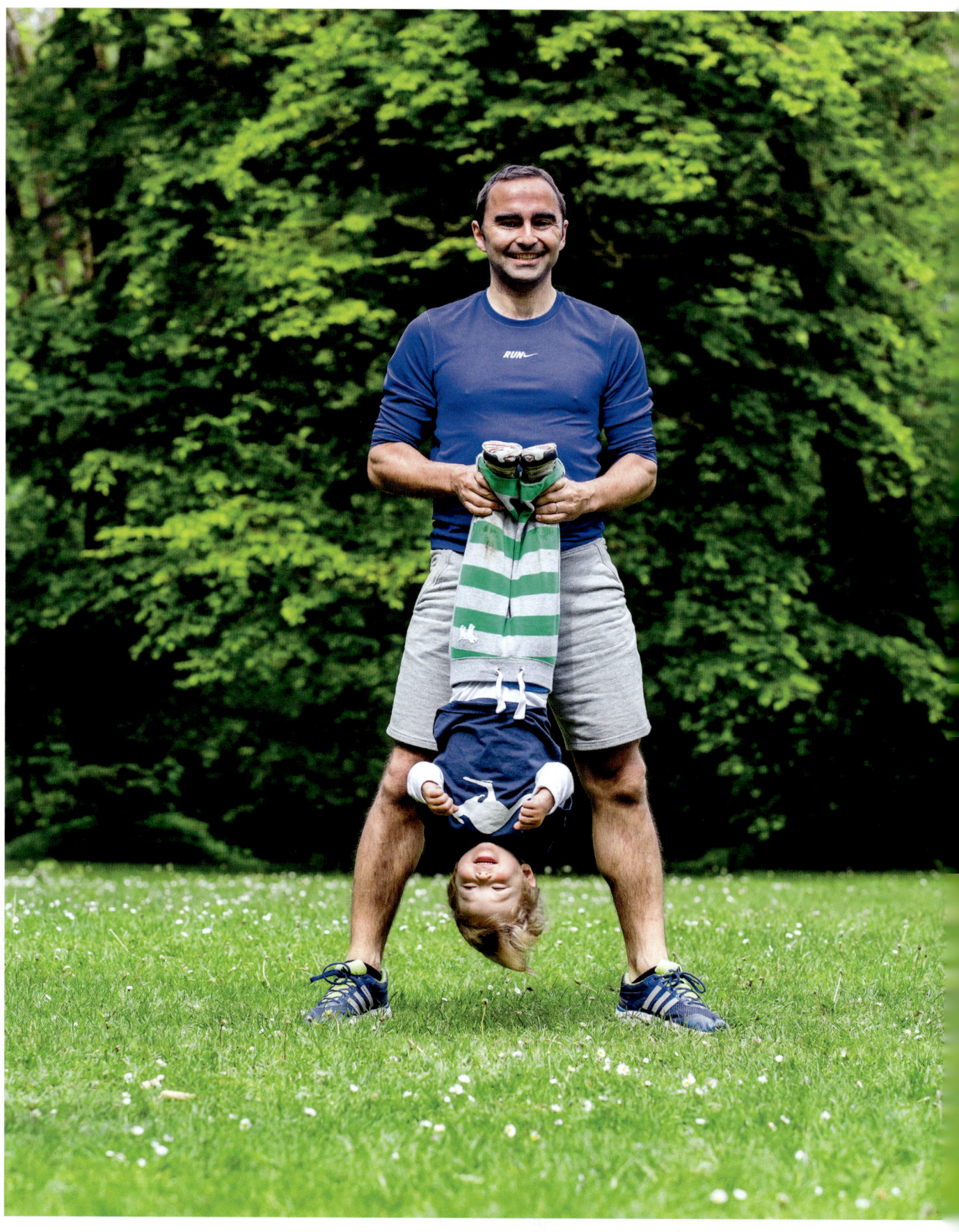

5

WEITERE IDEEN FÜR EUER TRAINING

Auf den letzten Seiten stellen wir dir acht individuelle Trainingspläne vor.
Bei der Übungsauswahl haben wir auf unterschiedliche Trainingsziele,
Familiensituationen oder das Alter deines Kindes geachtet.
Es gibt jede Menge Extraspaß zu dritt oder zu viert und es kann die ganze
Familie aktiv werden. Für diese Workouts solltest du zwischen 30 und
40 Minuten einplanen. Und denke immer daran:
Achte auf ein sicheres Trainingsumfeld mit deinem Kind, vergiss nicht
das Warm-up zu Beginn und das Cool-down am Ende.

DER PULSBESCHLEUNIGER FÜR MEHR AUSDAUER

Mit vielen Wiederholungen und kurzen Pausen bleibt bei diesem Trainingsplan dein Puls durchgehend auf einem konstant hohen Niveau. Führe die Übungen deshalb in einem zügigen Tempo aus. Aber: Technik nicht vergessen! Solltest du dabei wenig oder kaum aus der Puste kommen, sind für dich 30 Sekunden Pause zu viel und du kannst auf 20 Sekunden verkürzen, vielleicht sogar von 20 auf 10 Sekunden. Die „einfachen" Übungen mit wenig Pause sorgen für eine gezielte Verbesserung deiner Ausdauer.

	Übung	Sätze	Wiederholungen/Zeit	Pause
1	Schlittschuhschritt, S. 69	1	40 Wdh.	30 Sek.
2	Erhöhter Liegestütz, S. 107	2	15 Wdh.	20 Sek.
3	Kniebeuge Aussichtsturm, S. 56	2	12 Wdh.	20 Sek.
4	Tiger, S. 80	2	45 Sek.	30 Sek.
5	Krabbe, S. 86	2	45 Sek.	30 Sek.
6	Russischer Twist, S. 87	2	20 Wdh. pro Seite	30 Sek.
7	Kleiner Stütz, S. 81	2	45 Sek. halten	30 Sek.
8	Schräges Ziehen, S. 108	3	15 Wdh.	30 Sek.
9	Banksprung, S. 74	2	10 Wdh.	30 Sek.
10	Hampelmann, S. 53	1	1 Min.	

DIE POWEREINHEIT FÜR MEHR KRAFT

Im Gegensatz zum Pulsbeschleuniger für die Ausdauer absolvierst du hier weniger Wiederholungen, aber mehr Sätze und machst eine volle Minute Pause. Benötigst du sie nicht, gib mehr Power in jede Wiederholung. Achte bei diesen Übungen besonders auf eine saubere Ausführung. So baust du systematisch Kraft im ganzen Körper auf. Wähle beim Banksprung eine höhere Bank oder Mauer – 50 Zentimeter Höhe sollten in jedem Fall machbar sein. Beim Liegestütz empfehlen wir dir die klassische und somit schwierigste Variante – mit deinem Kind auf deinem Rücken.

	Übung	Sätze	Wiederholungen/Zeit	Pause
1	Banksprung, S. 74	4	5 Wdh.	1 Min.
2	Erhöhter Riesenschritt, S. 60	5	6 Wdh. pro Bein	1 Min.
3	Klimmzug, S. 115	5	3 Wdh.	1 Min.
4	Liegestütz (mit Kind), S. 107	4	5 Wdh.	1 Min.
5	L-Sitz an der Stange, S. 101	4	20 Sek. halten	1 Min.
6	Hoppereiter, S. 105	4	8 Wdh.	1 Min.

TRAINING IN DER RAPPELKISTE

Dieses platzsparende Training ist in jeder Wohnung durchführbar. Für Warm-up und Schlittschuhschritt braucht ihr eine Fläche von etwa zwei mal zwei Metern. Beim Hoppereiter dienen Bett- oder Stuhlkante als Stütze. Schwitzkasten-Crunch oder Brücke sind auch im Elternbett möglich. Trainiert ihr in zwei Räumen, gelingt dir der Übergang von einem ins andere Zimmer spielerisch mit der Kutsche und deinem Kind rücklings obenauf.

	Übung	Sätze	Wiederholungen/Zeit	Pause
1	Schlittschuhschritt, S. 69	2	20 Wdh.	45 Sek.
2	Kleiner Stütz, S. 81	2	45 Sek. halten	30 Sek.
3	Liegestütz (mit Kind), S. 107	3	5 Wdh.	30 Sek.
4	Kutsche, S. 80	1	1 Min.	45 Sek.
5	Hoppereiter, S. 105	2	15 Wdh.	45 Sek.
6	Schwitzkasten-Crunch , S. 76	2	25 Wdh.	30 Sek.
7	Brücke, S. 84, oder Tisch, S. 94	2	45 Sek. halten	30 Sek.
8	Unsichtbarer Stuhl, S. 62	2	45 Sek. halten	30 Sek.

TRAINING IM DREIERPACK

Mit Mama zusammen macht das Training doppelt Spaß. Nicht nur die Übungen mit Decke lassen sich wunderbar zu dritt ausführen, wir haben da noch ein paar mehr auf Lager. Vielleicht findet ihr für euer Training zu dritt sogar einen festen Termin in eurem Wochenablauf. Wie wäre es nach dem Sonntagsfrühstück?

	Übung	Sätze	Wiederholungen/Zeit	Pause
1	Rumpfdrehen, S. 125	2	15 Wdh.	30 Sek.
2	Rudern mit Decke, S. 123	2	10 Wdh.	15 Sek.
3	Bizeps-Curl mit Decke, S. 124	2	10 Wdh.	15 Sek.
4	Kniebeuge mit Decke, S. 121	2	10 Wdh.	15 Sek.
5	Kreuzheben mit Decke. S. 122	2	10 Wdh.	15 Sek.
6	Partner-Sit-up, S. 126	2	20 Wdh.	15 Sek.
7	Bergsteiger, S. 63	2	20 Schritte im Wechsel	30 Sek.
8	Tiger oder Kutsche, S. 80	2	45 Sek.	45 Sek.

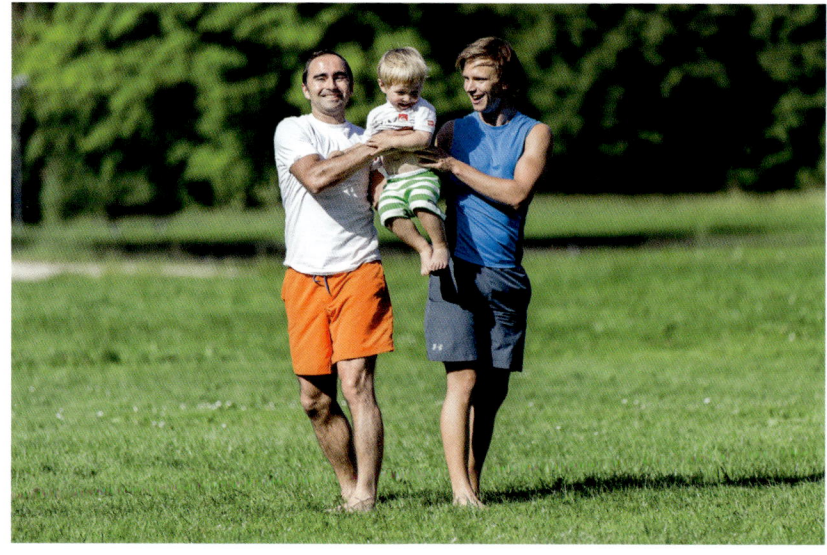

Während ihr euch ins Zeug legt, hat euer Nachwuchs beim Rumpfdrehen mit Sicherheit viel Spaß dabei.

TRAINING IM VIERERPACK

Ihr seid zu viert? Dann nichts wie ran ans Training! Während Mama und Papa die Brücke oder den kleinen Stütz halten, können die Kinder über euch drüberklettern oder unter euch durchkrabbeln – so werdet ihr ruckzuck zum Kletterhindernis. Bei den Kniebeugen bildet ihr zwei Teams: Stellt euch gegenüber auf, haltet Blickkontakt und versucht, so synchron wie möglich zu sein. Feuert euch gegenseitig an. Wer kommt tiefer? Abschließend dürft ihr alle gemeinsam Schlittschuh laufen und Skifahren gehen.

	Übung	Sätze	Wiederholungen/Zeit	Pause
1	Brücke, S. 84	2	1 Min. halten	45 Sek.
2	Kleiner Stütz, S. 81	3	45 Sek. halten	30 Sek.
3	Kniebeuge Aussichtsturm, S. 56, oder einbeinige Kniebeuge an der Wippe, S. 66	3	8 Wdh. 8 Wdh. pro Bein	45 Sek.
4	Schneckenrolle, S. 91	3	15 Wdh.	45 Sek.
5	Liegestütz (mit Kind), S. 107	4	6 Wdh.	45 Sek.
6	Schlittschuhschritt, S. 69	3	20 Wdh.	45 Sek.
7	Skifahrersprung, S. 68	3	20 Wdh.	30 Sek.

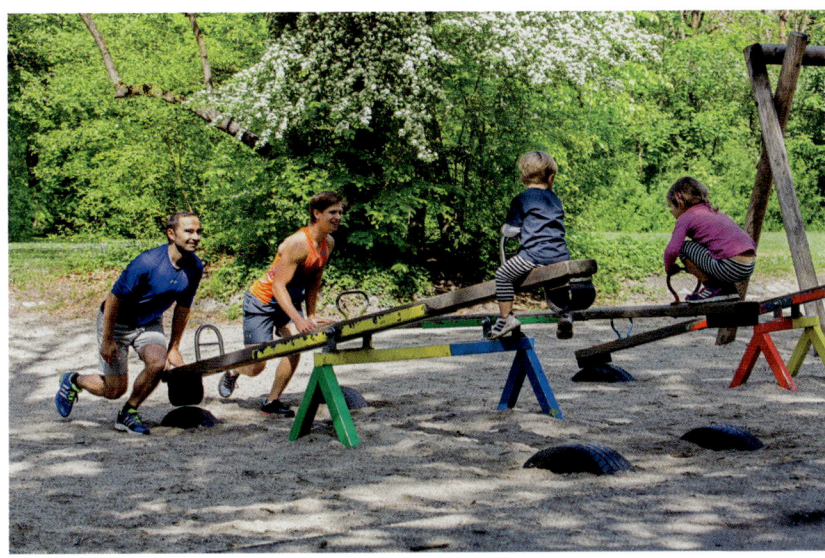

Auf vielen Spielplätzen gibt's zwei Wippen – dann klappt die einbeinige Kniebeuge sogar zu viert.

ZWERGERLTRAINING

bis 2 Jahre

Bei diesem Workout sind schon die ganz Kleinen vorn dabei. Dein Kind ist in Babyschale oder Babytrage fest gesichert und könnte sogar schlafend mitmachen. Bei den Übungen sechs bis acht befindet es sich auf deinem Bauch, während du es an den Händen festhältst. Dafür sollte dein Kind etwa ein Jahr alt sein. Wenn es seinen Kopf gut halten kann, könnt ihr auch ein paar Monate früher starten.

	Übung	Sätze	Wiederholungen/Zeit	Pause
1	Einarmiges Rudern mit Babyschale, S. 104	2	10 Wdh. pro Seite	45 Sek.
2	Kreuzheben mit Babyschale, S. 70	2	10 Wdh.	45 Sek.
3	Standwaage mit Babyschale (ohne Rudern), S. 96	2	10 Wdh. pro Seite	45 Sek.
4	Kniebeuge (mit Babytrage) oder Kniebeuge Aussichtsturm, S. 56	3	15 Wdh.	45 Sek.
5	Bergsteiger (mit Babytrage), S. 63	2	15 Schritte im Wechsel	45 Sek.
6	Schneckenrolle, S. 91	3	10 Wdh.	45 Sek.
7	Papa platthüpfen, S. 97	3	20 bis 60 Sek. (je nach Gewicht des Kindes)	30 Sek.
8	Schwitzkasten-Crunch, S. 76	3	20 Wdh.	45 Sek.

KLEINE KRAFTPAKETE GANZ GROSS   2 bis 4 Jahre

Kinder zwischen zwei und vier Jahren ahmen dir einfache Übungen bereits eifrig nach und lassen sich auch gern mal etwas wilder durch die Luft wirbeln. Der größte Teil unserer Übungen ist für diese Altersgruppe machbar. Deshalb ist dieses Workout nur ein Vorschlag – viele weitere Kombinationen kannst du dir nach Belieben selbst zusammenstellen.

	Übung	Sätze	Wiederholungen/Zeit	Pause
1	Purzelbaum, S. 78	2	4 Wdh.	30 Sek.
2	Kran, S. 90	2	10 Wdh.	30 Sek.
3	Glocke, S. 88	2	6 Wdh.	45 Sek.
4	Kleiner Stütz, S. 81	2	30 Sek. halten	45 Sek.
5	Tisch, S. 94, oder Brücke, S. 84	2	30 Sek. halten	30 Sek.
6	Aufzug fahren, S. 113	3	15 Wdh.	30 Sek.
7	Hoppereiter, S. 105	3	5 Wdh.	45 Sek.

DAS DREAMTEAM   ab 5 Jahre

Dein Kind im Vorschulalter kennt vielleicht bereits erste Wettkampfsituationen aus dem Sportverein, kann schon gefühlt unendlich viele Wiederholungen mitzählen und ist koordinativ so weit, die meisten Übungen auch mitzumachen. Fordert euch als eingespieltes Zweierteam in diesem abwechslungsreichen Workout so richtig heraus.

	Übung	Sätze	Wiederholungen/Zeit	Pause
1	Bergsteiger, S. 63	2	20 Schritte im Wechsel	30 Sek.
2	Brett, S. 99	2	45 Sek. halten	30 Sek.
3	Skifahrersprung, S. 68	2	20 Wdh.	45 Sek.
4	Purzelbaum, S. 78	2	5 Wdh.	45 Sek.
5	Kniebeuge Leuchtturm, S. 57	2	12 Wdh.	30 Sek.
6	Schräges Ziehen, S. 108	3	15 Wdh.	30 Sek.
7	Kopfstand, S. 102	3	30 Sek. halten	45 Sek.

ALLE ÜBUNGEN IM ÜBERBLICK

Übungen und Varianten	Kindesalter	Schwierigkeit	Seite
Kreuzheben mit Babyschale	bis 18 Monate	●●	70 f.
Riesenschritt mit Rotation und Babyschale		●●●	72 f.
Rudern mit Babyschale, einarmiges		●	104
Standwaage mit einarmigem Rudern und Babyschale		●●●	96
Papa platthüpfen	1 bis 2 Jahre	●●●	97
Glocke	1 bis 3 Jahre	●●	88 f.
Kran	1 bis 4 Jahre	●●	90
Bizeps-Curl mit Decke	ab 1 Jahr	●●	124
Hoppereiter		●	105
Kniebeuge		●	56
Kniebeuge an der Wippe, einbeinige		●●	66
Kniebeuge Aussichtsturm		●●	56
Kniebeuge Leuchtturm		●●	56 f.
Kniebeuge mit „Sandsack"		●●	64
Kniebeuge mit Decke		●●	121
Kniebeuge Vogelflug		●●●	65
Kreuzheben mit Decke		●●	122
Riesenschritt		●	58
Riesenschritt am Platz		●	59
Riesenschritt, erhöhter		●●	60
Riesenschritt rückwärts		●	59
Riesenschrittsprung		●●●	61
Rudern, aufrechtes		●●●	123
Rudern mit Decke		●●	123
Schneckenrolle		●●	91
Schwingen		●	120
Schwitzkasten-Crunch		●	76
Stuhl, unsichtbarer		●	62
Partner-Sit-up	bis 2 Jahre	●●	126 f.
Sit-up, schräger		●●●	126 f.
Affenschaukel	ab 2 Jahre	●●	95
Aufzug aus der Kniebeuge		●●●	114
Aufzug fahren		●●●	113
Brett		●●●	99
Brett, langes		●●●	100
Brett mit Schulterblattadduktion		●●●	100
Brücke		●	84 f.
Grashüpfer		●●	67
Handstemmen		●●	110
Katze		●	55
Kugel		●	77
Kugel, freie		●●	77

Übungen und Varianten	Kindesalter	Schwierigkeit	Seite
Kutsche		● ●	80
Liegestütz		● ● ●	107
Liegestütz an der Wippe		● ● ●	112
Liegestütz auf den Knien		●	106
Liegestütz, erhöhter		●	107
Purzelbaum		●	78 f.
Raupe		● ●	51
Raupe mit angehobenem Bein		● ● ●	52
Raupe vor und zurück		● ●	52
Schiffchen		● ● ●	98
Segelflieger		● ●	92 f.
Segelflieger mit Beckenheben		● ● ●	92
Stütz, großer		●	81
Stütz, kleiner		● ●	81
T, großes		● ● ●	82 f.
T, kleines		● ●	82 f.
T mit angehobenem Bein, kleines		● ●	82 f.
Tiger		●	80
Tisch		● ●	94
Rumpfdrehen	bis 3 Jahre	● ●	125
Frosch	ab 3 Jahre	●	47
Gorilla		●	48
Hampelmann		●	53
Hampelmann im Wechsel		●	53
Hampelmann über Kreuz		●	53
Hund		● ●	54
Kindersitz		● ● ●	101
Klimmzug		● ● ●	115
Kopfstand		● ● ●	102 f.
Krabbe		●	86
L-Sitz an der Stange		● ● ●	101
Papa fangen		●	47
Rolle		●	49
Schere		●	50
Schlittschuhschritt		● ●	69
Skifahrersprung		● ●	68
Storch, einbeiniger		●	48
Tänzer		●	46
Twist, russischer		●	87
Banksprung	ab 4 Jahre	● ● ●	74 f.
Bergsteiger		●	63
Handstand, abgestützter	ab 5 Jahre	● ● ●	116 f.
Butterfly an der Schaukel	ohne Kind	● ●	109
Handstand, freier		● ● ●	118 f.
Handstanddrücken, abgestütztes		● ● ●	118
Schulterdrücken auf der Bank		● ● ●	111
Ziehen, schräges		●	108

ÜBER DIE AUTOREN

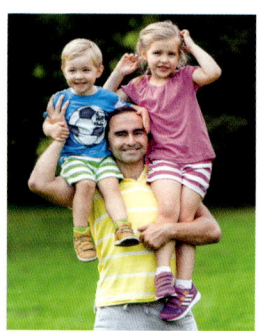

ANDREAS LOBER ist sportbegeisterter Vater eines Sohnes (3 Jahre) und einer Tochter (6 Jahre). Sein Job bringt oft lange Abende im Büro oder mehrtägige Geschäftsreisen mit sich. Umso intensiver möchte er die vorhandene Freizeit mit seinen Kindern nutzen. Er hat für sich viele spielerische Möglichkeiten entdeckt, sich mit ihnen gemeinsam auszutoben. Seine Kinder sind dabei sowohl Antreiber als auch begeisterte Erfinder neuer Übungen. Als ehemaliger Leichtathlet liegt ihm der Erhalt der eigenen Fitness ebenso am Herzen wie die Förderung von Bewegung und Koordination bei seinen Kindern.

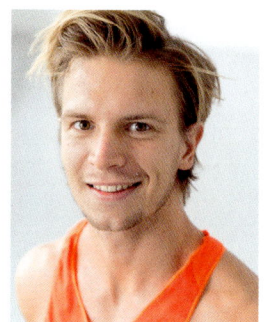

ANDREAS ULLRICH ist Unternehmer und Sportwissenschaftler und liebt es, unter seinem Motto „Ich bewege dich" andere zur Bewegung auf allen Ebenen zu begeistern. Neben seiner Tätigkeit als Trainer und Lifestylecoach für Einzelpersonen gibt er Gruppentrainings und unterrichtet unter anderem auch eine Kindergartengruppe. Sein Training basiert auf einer hohen Präzision der Bewegungsausführung und geht gezielt auf die Bedürfnisse des Einzelnen ein. Spielerische Elemente, die ein wichtiger Teil beim Training mit den Kindern sind, bindet er bewusst auch bei seinen erwachsenen Kunden mit ein. Andreas Ullrich betreibt außerdem seinen eigenen Fitness- und Lifestyleblog und ist als Speaker und Seminarleiter für die Themen „Gesundheit", „Erfolg" und „Leichtigkeit im Leben" aktiv. Weitere Informationen sind auf seiner Website andreas-ullrich.com zu finden.

Mit einem Vorwort von Priv.-Doz. Dr. med. Johannes Scherr

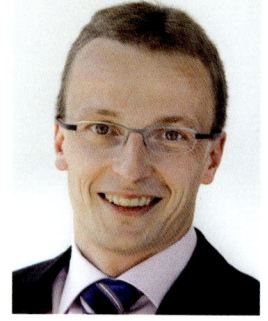

PRIV.-DOZ. DR. MED. JOHANNES SCHERR ist Oberarzt am Lehrstuhl für Präventive und Rehabilitative Sportmedizin der Technischen Universität München. Nach Beendigung seines Studiums war er zunächst am Universitäts-Herzzentrum Freiburg-Bad Krozingen als Assistenzarzt tätig. Heute beschäftigt er sich insbesondere mit den Auswirkungen von körperlichen Extrembelastungen auf das Herz-Kreislauf-System. Er ist leitender Mannschaftsarzt der deutschen Ski-Alpin-Nationalmannschaft (Männer und Frauen) sowie stellvertretender leitender Verbandsarzt des Deutschen Skiverbands. Dr. Scherr ist seit 2009 bei den Skiweltmeisterschaften für die medizinische Betreuung der Athleten zuständig und war dies auch bei den Olympischen Winterspielen 2014 in Sotschi und 2010 in Vancouver als Olympiaarzt.

IMPRESSUM

Originalausgabe
1. Auflage 2015
© Verlag Komplett-Media GmbH
© FaszinationFitness, Verlag Komplett-Media GmbH
2015, München/Grünwald
www.FaszinationFitness.de

ISBN Print: 978-3-8312-0410-6
ISBN E-Book: 978-3-8312-5757-7

Hinweis: Das vorliegende Buch ist sorgfältig erarbeitet worden. Dennoch erfolgen alle Angaben ohne Gewähr. Weder Autoren noch Verlag können für eventuelle Nachteile oder Schäden, die aus den im Buch gegebenen Hinweisen resultieren, eine Haftung übernehmen.

Redaktionsleitung: Julia Loschelder, Verena Schörner
Redaktion: Birgit Dauenhauer, Regensburg
Umschlaggestaltung, Layout und Satz: Katja Muggli, www.katjamuggli.de
Sämtliche Fotos auf dem Umschlag und im Innenteil, außer Seite 21 (Andreas Lober):
© Anja Richter, www.anja-richter-fotografie.de
Illustrationen: fotolia: 40/41 (high_resolution)
Litho Cover: Pinsker Druck und Medien, Mainburg
Druck: CPI – Ebner und Spiegel, Ulm
Printed in Germany

Wir wollen Fitness den Platz und die Anerkennung in der Gesellschaft verschaffen, die sie verdient. Sie bildet und verwirklicht das Individuum, stärkt die Gemeinschaft und beweist, worauf es ankommt: das Natürliche, Wunderbare am Menschsein erkennen und entfalten, um das Leben in die eigene Hand zu nehmen und die Welt aktiv mitzugestalten. Um diesen Prozess zu unterstützen schaffen wir Bücher, Filme und mehr.

Kostenlose Kataloge liegen bereit.
(Tel. 089/69989435-0)

Einen schnellen Überblick gibt auch das Internet:

FaszinationFitness.de